全国中医药行业高等职业教育"十二五"规划教材

康复护理

（供护理、康复治疗技术专业用）

主　　编　吴　军（大连医科大学附属第二医院）
副 主 编　李红玲（河北医科大学第二医院）
　　　　　陈　颖（海南医学院附属医院）
　　　　　向燕卿（重庆三峡医药高等专科学校）
　　　　　赵　霞（南阳医学高等专科学校）
　　　　　刘忠良（吉林大学第二医院）
编　　委　（按姓氏笔画排序）
　　　　　王小青（四川护理职业学院）
　　　　　王巧利（四川中医药高等专科学校）
　　　　　刘　芳（福建中医药大学）
　　　　　吴柱新（贵州工商职业学院）
　　　　　张国辉（上海中医药大学附属岳阳中西医结合医院）
　　　　　林　萍（佳木斯大学康复医学院）
　　　　　赵永娟（大连医科大学附属第二医院）
　　　　　郝福春（天津医学高等专科学校）
　　　　　段亚平（贵阳中医学院）

中国中医药出版社

·北　京·

图书在版编目（CIP）数据

康复护理/吴军主编．—北京：中国中医药出版社，2015.8（2017.6 重印）

全国中医药行业高等职业教育"十二五"规划教材

ISBN 978 - 7 - 5132 - 2604 - 2

Ⅰ.①康…　Ⅱ.①吴…　Ⅲ.①康复医学 - 护理学 - 高等职业教育 - 教材
Ⅳ.①R47

中国版本图书馆 CIP 数据核字（2015）第 129841 号

中国中医药出版社出版

北京市朝阳区北三环东路 28 号易亨大厦 16 层

邮政编码　100013

传真　010 64405750

保定市中画美凯印刷有限公司印刷

各地新华书店经销

*

开本 787 × 1092　1/16　印张 17　字数 378 千字

2015 年 8 月第 1 版　2017 年 6 月第 3 次印刷

书　号　ISBN 978 - 7 - 5132 - 2604 - 2

*

定价　34.00 元

网址　www.cptcm.com

全国中医药职业教育教学指导委员会

前　言

中医药职业教育是我国现代职业教育体系的重要组成部分，肩负着培养中医药多样化人才、传承中医药技术技能、促进中医药就业创业的重要职责。教育要发展，教材是根本，在人才培养上具有举足轻重的作用。为贯彻落实习近平总书记关于加快发展现代职业教育的重要指示精神和《国家中长期教育改革和发展规划纲要（2010—2020年）》，国家中医药管理局教材办公室、全国中医药职业教育教学指导委员会紧密结合中医药职业教育特点，充分发挥中医药高等职业教育的引领作用，满足中医药事业发展对于高素质技术技能中医药人才的需求，突出中医药高等职业教育的特色，组织完成了"全国中医药行业高等职业教育'十二五'规划教材"建设工作。

作为全国唯一的中医药行业高等职业教育规划教材，本版教材按照"政府指导、学会主办、院校联办、出版社协办"的运作机制，于2013年启动了教材建设工作。通过广泛调研、全国范围遴选主编，又先后经过主编会议、编委会议、定稿会议等研究论证，在千余位编者的共同努力下，历时一年半时间，完成了84种规划教材的编写工作。

"全国中医药行业高等职业教育'十二五'规划教材"，由70余所开展中医药高等职业教育的院校及相关医院、医药企业等单位联合编写，中国中医药出版社出版，供高等职业教育院校中医学、针灸推拿、中医骨伤、临床医学、护理、药学、中药学、药品质量与安全、药品生产技术、中草药栽培与加工、中药生产与加工、药品经营与管理、药品服务与管理、中医康复技术、中医养生保健、康复治疗技术、医学美容技术等17个专业使用。

本套教材具有以下特点：

1. 坚持以学生为中心，强调以就业为导向、以能力为本位、以岗位需求为标准的原则，按照高素质技术技能人才的培养目标进行编写，体现"工学结合""知行合一"的人才培养模式。

2. 注重体现中医药高等职业教育的特点，以教育部新的教学指导意见为纲领，注重针对性、适用性及实用性，贴近学生、贴近岗位、贴近社会，符合中医药高等职业教育教学实际。

3. 注重强化质量意识、精品意识，从教材内容结构、知识点、规范化、标准化、编写技巧、语言文字等方面加以改革，具备"精品教材"特质。

4. 注重教材内容与教学大纲的统一，教材内容涵盖资格考试全部内容及所有考试要求的知识点，满足学生获得"双证书"及相关工作岗位需求，有利于促进学生就业。

5. 注重创新教材呈现形式，版式设计新颖、活泼，图文并茂，配有网络教学大纲指导教与学（相关内容可在中国中医药出版社网站 www.cptcm.com 下载），符合职业院校学生认知规律及特点，以利于增强学生的学习兴趣。

在"全国中医药行业高等职业教育'十二五'规划教材"的组织编写过程中，得到了国家中医药管理局的精心指导，全国高等中医药职业教育院校的大力支持，相关专家和各门教材主编、副主编及参编人员的辛勤努力，保证了教材质量，在此表示诚挚的谢意！

我们衷心希望本套规划教材能在相关课程的教学中发挥积极的作用，通过教学实践的检验不断改进和完善。敬请各教学单位、教学人员及广大学生多提宝贵意见，以便再版时予以修正，提升教材质量。

国家中医药管理局教材办公室
全国中医药职业教育教学指导委员会
中国中医药出版社
2015 年 5 月

编写说明

　　随着社会的发展及科学技术的不断进步，人们对健康和生活质量的要求日益提高。康复医学的建立无疑对提高健康水平和生活质量有着至关重要的作用。随着人们康复意识不断增强，康复护理实践发生了很大变化。康复护理面对的主要是有功能障碍者及亚健康人群。作为康复护理人员，在学习基础护理的基础上，掌握康复护理的基本知识、基本技术是非常必要的。基于此，我们组织编写了全国中医药行业高等职业教育"十二五"规划教材《康复护理》。

　　本教材注重基础知识、基本理论和基本技能，内容突出"五性"，即思想性、科学性、实用性、启发性和教学实用性。同时注重基础理论与临床实践相结合，突出护理实践技能，反映现代康复护理的水平。本教材可作为高职高专护理专业、康复治疗技术专业及卫生保健教学使用，也可作为康复医学科和其他临床科室的护理人员及护理管理人员继续教育参考用书。

　　全书共分七章，包括概论、康复护理的理论基础、康复评定、常用康复治疗技术、康复护理基本技术、常见病症的康复护理和常见疾病的康复护理。全书在借鉴相关教材的基础上，结合康复护理现状，吸收目前先进的康复护理技术，注重简练、实用，并配有大量插图，以便学生理解和掌握。在每节中，增加了知识拓展、相关链接等内容，以便激发学生在自学时的兴趣。

　　共有15位来自不同院校的教师参与了本教材的编写，具体分工如下：第一章由吴军编写；第二章由张国辉编写；第三章第一、二节由王巧利编写，第三、七节由李红玲编写，第四节由刘芳编写，第五、六节由郝福春编写；第四章第一节由王小青、刘忠良、郝福春编写，第二、三节由林萍编写，第四节由李红玲编写，第五节由刘忠良编写，第六节由段亚平、吴柱新编写；第五章第一至三节由赵霞编写，第四、五节由赵永娟编写，第六节由刘芳编写；第六章第一节由陈颖编写，第二节由刘芳编写，第三、四节由赵霞编写，第五节由赵永娟编写；第七章第一、十一节由陈颖编写，第二节由李红玲编写，第三节由林萍编写，第四、五节及附一由向燕卿编写，第六、七节由张国辉编写，第八、九节由刘忠良编写，第十节由赵永娟编写，附二由刘芳编写。教材中的插图由吉林大学第三医院康复科的宗敏茹老师及长春理工大学的陈雪婷同学完成，在此表示感谢。

　　本教材在编写过程中得到了各级领导、专家的支持，在此表示衷心感谢！因康复护理涉及面较广，且在不断发展之中，加之编者水平有限，不足之处在所难免，希望各位专家、老师和同仁不吝赐教，以便再版时修订提高。

《康复护理》编委会

2015 年 6 月

目　录

第一章 概 论

康复护理是康复医学不可分割的一个重要组成部分，也是护理学的一个重要分支。随着社会的快速发展，人们对康复的需求不断增加，促进了康复医学、康复护理学的飞速发展。同时随着康复医学向临床各学科的不断渗透及护理模式的转变，康复护理将在老年病护理、慢性病护理、创伤性疾病护理及手术后护理等各个领域发挥重要的作用。

第一节 康复与康复医学

一、康复

1. **概念** 康复（rehabilitation）是指通过综合、协调地应用各种措施，消除或减轻病、伤、残者身心、社会功能障碍，恢复或重建最佳功能水平，增加自理能力，使其重返社会，提高生存质量。尽管有些病理变化无法消除，有些局部或系统功能无法完全恢复，但经过康复后，个体仍然可以带着某些功能障碍过着最佳生存状态的生活。

2. **康复范畴** 康复所采用的各种措施包括医学、工程、教育、职业、社会等一切手段，分别称为医学康复、康复工程、教育康复、职业康复和社会康复，从而构成全面康复。

（1）**医学康复** 医学康复也称医疗康复，是通过医学手段解决病、伤、残者的功能障碍，达到康复的目的。临床上使用的手术和非手术方法均属于医学康复的范畴，如眼科手术使白内障患者复明和小儿麻痹矫形手术等。临床医学更多地关注治病救命，而医学康复更多地关注改善因某种病、伤、残所导致的功能障碍。

（2）**康复工程** 是利用或借助于工程学的原理和手段，将现代科学技术和产品转化为有助于改善病、伤、残者功能的代偿或补偿，如截瘫患者的下肢行走训练器，截肢术后的人工假体（肌电手或假肢）及喉癌切除后的人工喉等。

（3）**教育康复** 是指对适龄病、伤、残儿童实施文化教育，可以在普通学校中开设特殊教育班或成立专门招收残障儿童的学校，如盲、聋哑等特教学校。

（4）**职业康复** 对成年残疾人或成年后致残的病、伤、残者，通过职业评定，根据其实际功能及残留的能力实施针对性训练，使其掌握一种或几种实用性的技能，并帮助其谋求职业、自食其力，成为有用之才。

（5）社会康复　是从社会学或宏观上对病、伤、残者实施康复，如国家对残疾人的权利和福利通过立法的方式予以保障。

3. 康复服务方式　世界卫生组织（WHO）提出的康复服务方式有以下 3 种：

（1）机构康复　包括综合医院的各临床相关学科、康复医学科、康复医院（中心）及特殊的康复机构等。其特点是有较完善的康复设施，有经过正规训练的各类专业人员，有较高的专业技术水平，能解决病、伤、残者各种康复问题。但是病、伤、残者必须到这些机构方能接受康复服务。

（2）上门康复服务　具有一定治疗技术的康复人员走出康复机构，到病、伤、残者的家庭或社区进行康复服务。其服务数量和内容受到一定限制。

（3）社区康复　是指在社区内或基层开展的康复治疗。它依靠社区资源（人、财、物、技术）为本社区的病、伤、残者就地服务，发动社区、家庭和患者参与，以医疗、教育、社会、职业等全面康复为目标。但社区康复应建立固定的转诊（送）系统，以解决社区无法解决的各类康复问题。

以上 3 种康复服务方式相辅相成，并互不排斥。没有良好的机构康复就难有良好的社区康复，机构康复也无法解决占总人口 10% ~15% 的残疾者的所有康复问题。

二、康复医学

（一）概念

康复医学源自于医学康复，是临床医学的一个重要分支。虽然临床上常常将康复医学简称为康复，但二者不能等同。从学术上来看，康复是一个事业，医学康复是一个领域，而康复医学是一个具体的专业或专科，具有自己的学科特点。简而言之，康复医学是以研究病、伤、残者功能障碍的预防、评定和治疗为主要任务，以改善躯体功能、提高生活自理能力、改善生存质量为目的的一个医学专科。在现代医学体系中，康复医学与预防医学、临床医学、保健医学并列构成全面医学。

（二）康复医学的服务对象

1. 各种原因引起的功能障碍者　康复医学的对象包括不能正常发挥身体、心理和社会功能的人群，如有躯体、内脏、精神、心理等方面功能障碍者。引起功能障碍的原因是多方面的，可以是现存的或潜在的、先天性的或后天性的、可逆的或不可逆的、部分的或完全的。功能障碍可以与疾病并存，也可以是疾病的后遗症。

2. 老年人群　我国正在步入老龄社会，60 岁以上的老年人已占全国人口的 10%。预测到 2020 年，60 岁以上的老年人口将占全部人口的 16% ~17%。而身体功能障碍与年龄老化成正比，大多数老年人患有各种疾病（包括内脏、肌肉、骨关节）或功能障碍。老年人群将成为康复护理的主要工作对象。为使老年人能参加力所能及的活动，需要康复医学及康复护理的介入，提高他们的生存质量。

3. 亚健康状态者　亚健康是人体处于健康和疾病之间的一种状态。亚健康状态者主观症状重，客观证据少，表现为不明原因的体力疲劳、情感障碍、焦虑或神经质、人际关系难以协调等。亚健康状态是一种动态的变化，如果处理得当，则身体可向健康状态转化，反之则容易患上各种各样的疾病。

（三）康复医学的内容

从专科内容上看，康复医学包括康复评定和康复治疗两个方面。

1. 康复评定 是指在临床检查的基础上，对病、伤、残者的功能状况及其水平进行客观的定性和（或）定量描述，并对结果做出全面、合理解释的过程，又称功能评定。康复评定是康复医学的重要组成部分，是实现康复目标和实施康复治疗的基础。主要包括以下内容：

（1）运动功能评定：包括肌力、肌张力、关节活动度、平衡与协调能力、步态分析等评定。

（2）认知功能评定：包括感觉、知觉和意识障碍、记忆力、注意力等功能评定。

（3）日常生活活动能力与生活质量的评定。

（4）脑高级功能评定：包括言语、心理等评定。

（5）神经肌肉电生理功能测定：包括肌电图、诱发电位、神经传导速度测定等。

（6）心肺功能评定：包括心电运动试验、运动气体代谢测定等。

（7）环境评定及就业前评定等。

（8）常见病症的评定：包括疼痛、压疮、大小便功能和吞咽功能障碍等评定。

2. 康复治疗 康复治疗是指通过各种有效的专科治疗手段，最大限度地改善病、伤、残者的功能障碍。康复治疗的原则是早期介入、综合实施、循序渐进、主动参与。常用的康复治疗手段包括：

（1）物理治疗 包括运动治疗和物理因子治疗，是康复治疗的主要手段之一。

（2）作业治疗 通过作业活动来治疗躯体和精神疾患，改善个体功能，使患者的功能和独立性在日常生活的各个方面均能达到最佳水平。

（3）言语治疗 治疗交流能力障碍的患者，提高其交流能力，包括听、说、读、写、理解能力及吞咽功能等。

（4）心理治疗 对心理、精神、情绪和行为有异常表现的患者进行个别或集体的心理治疗。

（5）康复工程 借助现代科技手段为伤残人士服务，主要是通过安装和使用假肢、矫形器、助听器及相应的辅助训练等，改善患者的躯体功能状态。

（6）文体治疗 以体育运动、文艺娱乐项目作为治疗手段对患者进行训练的一种疗法。通过该疗法可使患者的身体功能得到提高，心理状态得到改善，对于他们重返社会起着重要的作用。

（7）传统疗法 借助于针灸、中药、推拿手法及传统锻炼方法等（如太极拳、八段锦），达到改善功能的目的。

（8）康复护理 主要是预防各种并发症的发生，包括床上良肢位的摆放、肺部护理、预防压疮和下肢深静脉血栓，以及对患者及家属的健康教育等。

（9）社会服务 主要是对病、伤、残者提供社会康复方面的指导，如转诊系统、职业培训、指导再就业等。

（四）康复医学与临床医学的关系

康复医学与临床医学都是医学的重要组成部分，二者有一定的联系。但由于侧重点不同，二者亦存在明显的区别。

1. 康复医学与临床医学的联系 在现代医学体系中，预防、保健、医疗和康复是不可分割的，它们互相联系组成一个统一体。在近代康复医学的早期，康复医学曾被认为是临床治疗的延续，而被称为后续医学。随着康复医学的发展，20 世纪 80 年代以来，世界各国许多学者主张康复与临床应互相渗透，相辅相成，提倡医院的有关临床专科同时开展康复治疗。在许多情况下，单纯的临床处理对功能恢复有一定的局限性，需要各种康复技术进行功能训练、重建、补偿和替代。因此，应当建立和发展康复医学专科，配备专业康复医疗技术人员和康复设施，向患者提供康复治疗服务。

2. 康复医学与临床医学的区别 ①对象及侧重点不同：临床医学是以疾病为主体，以器官和治疗方法来分科，着眼于抢救生命、治愈疾病，治疗对象是临床各个学科的各种疾病；康复医学是以功能障碍为主体，治疗对象是急慢性病、老年病患者和伤残者，是针对疾病所引起的各种功能障碍。②实施治疗的方法与目的不同：临床医学应用医学的技术、方法和手段，其目的在于逆转疾病的病理过程，并创造机体康复的必要条件；康复医学则是应用专门的康复技术，强调机体的整体性和主动性，训练患者利用潜在能力、残余功能或应用各种辅助设备以达到最佳状态，其目的在于恢复功能障碍，提高生活质量，重返社会。

（五）康复医学的工作方式

康复医学的工作方式是指在实施康复治疗方案时所运行的方式。与其他临床专科不同，康复医学的工作方式是以康复治疗组的形式来运作的。

1. 组成 康复医学的工作方式采用多学科、多专业团队合作，称为"多学科工作方法"或"协作组工作方法"。领队是康复医师，成员包括物理治疗师、作业治疗师、言语治疗师、心理治疗师、假肢与矫形器师、文体治疗师、康复护士、社会工作者等。

2. 工作流程 当患者需要实施康复或进入康复阶段时，首先由康复医师接诊，并组织各专业人员对患者功能障碍的性质、部位、严重程度、预后、转归等进行评定。在治疗方案制定中各抒己见，提出各自的方案：包括近期、中期、远期目标与治疗方法，最终形成一个完整的治疗计划，再由各专业人员分别实施。治疗过程中定期召开治疗团队（组）的讨论会，对治疗计划的执行结果进行评价、修改、补充。当一阶段治疗结束时，需对康复效果进行总结，并对下阶段的治疗或出院后的康复提出意见。

健 康 概 念

1948 年，世界卫生组织（WHO）在《世界卫生组织宪章》确定的健康的定义是："健康不仅是疾病或羸弱的消除，而且是身体、精神和社会生活的完美状态。"健康包括生理、心理和社会适应性 3 个方面，即一个人是否健康不仅仅是看其是否有病，还包括心理是否健康和是否能适应社会，这三者相互依存，相互促进，有机结合，缺一不可。健康这一概念真正诠释了现代的"生物－心理－社会"新的医学模式。只有当人体在这几个方面同时健全时，才算得上是真正的健康。身体无病只是健康的最基本条件，心理健康是人生一切的保证，而适应社会是个体健康的和谐体现。以健康的新理念和医学的新模式作为理论基础，提出指导康复治疗的四大原则，即功能训练、全面康复、融入社会和改善生活质量。

第二节 康复护理

康复护理（rehabilitation nursing）是在康复计划的实施过程中，由康复护理人员配合康复医师和治疗师等康复专业人员，对康复对象进行基础护理和实施各种康复护理的专门技术。康复护理的目标是：最大限度地帮助病、伤、残者达到康复或减轻残疾的影响，使之回归家庭和重返社会。康复护理是康复计划的重要组成部分，并且贯穿于康复全过程，与预防、保健和临床护理共同完成以功能提高为主线的整体护理。同时，康复护理作为一种概念和指导思想，必须渗透到整个护理系统，包括门诊、住院、出院、家庭、社区患者的护理计划中去。

一、康复护理的特点

1. 自我护理 康复护理的方法是指导患者通过各种训练，发挥患者功能上的潜能，使患者由被动接受他人的护理变为自行照顾自己的主动护理，减少对他人或对辅助护理的依赖性，并且对患者及其家属进行必要的康复知识的宣传。

2. 康复治疗的延续 功能障碍的患者常常需要多种康复治疗，并经常需要在康复护理人员指导下在病房内继续进行康复治疗。如日常生活能力训练，轮椅、拐杖的使用及护理，言语障碍患者的手语交流、图片交流及心理治疗等，始终贯穿于康复护理的全过程。

3. 长期性和延伸性 对于病、伤、残者，他们的功能障碍存在时间均较长，有时甚至是终生的，患者不可能长期住在医院。因此，康复护理人员要指导和安排患者回归家庭和社会后的康复护理，包括帮助他们适应环境，进一步提高和巩固日常生活活动能力，进行必要的生活基础护理和接受康复护理的相关咨询等。

4. 重视心理护理 残疾人和慢性病患者有时康复治疗效果不显著，住院时间较长，容易产生悲观、绝望、急躁等不良情绪，甚至出现心理失调和人格偏差。康复护理人员应理解及同情患者，在心理上给予一定的支持。

二、康复护理与临床护理的区别

1. 护理对象 与康复医学一样，康复护理对象主要是针对因疾病或损伤而导致的各种功能障碍者，包括急性创伤或手术后患者、各种慢性疾病所导致的功能障碍者、老年体弱者、亚健康状态者等。康复护理主要是如何解决这些功能障碍和预防继发残障的护理问题。而临床护理的对象主要是临床疾病患者，包括急、慢性病和恶性疾病晚期的患者。

2. 护理目的 康复护理首先要使患者减轻病痛和促进健康，此外还要积极预防残疾及减轻残疾程度，最大限度地恢复其生活和活动能力，使患者早日回归社会。而临床护理主要是针对病因治疗原发病进行护理，以消除致病因素，恢复健康。

3. 护理内容 康复护理强调患者与家属积极主动地参与功能训练和完成日常生活活动。康复护理人员的主要作用是协助患者功能训练并给予指导与监督，使患者由被动变为主动。在病情允许的情况下，通过康复护理人员的引导、鼓励、帮助和训练，强化自我护理，使患者发挥身体残余功能和潜在功能，以替代丧失的部分能力，最终患者能部分或全部照顾自己，为重返社会创造条件。而临床护理是通过护理活动帮助患者维持生命，减少痛苦，促进恢复健康。

4. 病区环境 康复病区和临床其他专科病区不同，它不仅是治疗疾病的场所，也是功能训练的场所。因为入住康复科的患者大部分都有不同程度的功能障碍，在环境设施方面，康复病房更加注重患者的安全保护装置、功能训练设备、无障碍设施的设置等。如患者经常出入的门、卫生间、病床之间的距离应足够轮椅的进出，以方便患者转移；地面要防滑；走廊及卫生间两侧要装有扶手等，以适应患者的需要。

三、康复护理人员在康复治疗中的作用

1. 康复治疗的观察者 在康复治疗过程中，由于康复护理人员与患者的接触时间长，可及时了解到患者的心理状态、功能训练的恢复情况及对康复的需求等。应认真做好记录，提供信息，以利于康复治疗方案的顺利实施。

2. 康复治疗的实施者 在整个康复流程中，康复护理人员根据总体康复计划，落实职责，应用护理技术为患者服务。同时，教给患者必要的医学知识和自我护理技术，为患者回归家庭做准备。

3. 康复治疗的协调者 康复计划由康复医师、康复护理人员、治疗师共同合作完成。作为康复治疗小组的重要成员，康复护理人员必须与有关科室人员沟通情况，协调好各项工作，尤其是与护理有关的工作。这样，才能保证患者康复训练措施的落实。

4. 康复治疗的管理者 康复护理人员承担着病房管理者的角色，负责病房及周围环境的管理，协调医生、治疗师与患者和家属之间的关系。

5. 健康的教育者　康复护理人员应做好康复护理宣教工作，帮助和指导患者进行清洁卫生、排泄、压疮预防等，并提供相关资料，为患者出院做好精神、物质、技术等方面的准备工作，以便使康复目标全面实现。

6. 心理护理的先导者　心理康复是整体康复的先导。大量的心理康复工作是靠康复护理人员的语言、态度和行为来完成的。康复护理人员应理解、同情患者，不允许有任何的歧视行为。应具有帮助患者克服身体上的障碍、精神上的压抑和社会上的压力的技能，并进行功能训练，使其尽量发挥残余能力，最大限度地适应病后的生活，融入社会。

四、康复护理发展前景

康复护理学是一门新兴的学科。随着人口老龄化、慢性病患者的增多及医学技术的不断发展，人们对生活质量的要求不仅仅是能生存，而是要在疾病治愈后，尽快恢复机体各项功能。人类对健康的需求越来越迫切，对康复护理的要求更高，这为康复护理的发展提供了更广阔的空间。具体体现在以下几方面：

1. 康复护理与各学科相互渗透　康复护理已广泛应用于神经、精神、肿瘤、骨伤、内分泌等领域及伤病的各个阶段，成为现代护理工作的重要组成部分。这就要求康复护理人员在临床工作中始终贯彻康复护理理念，遵循整体护理观念，提高患者治愈率，促进患者早日康复。

2. 康复护理工作范围明显扩大　康复护理工作不仅在医院、康复中心、康复机构进行，还在养老院、疗养院、基层单位、家庭、社区广泛开展，而且社区将是实施康复服务的重要场所之一。

3. 中医传统康复护理与现代康复护理相结合　将中医传统康复护理同现代康复护理相结合，创建具有中国特色的康复护理，是促进我国康复护理事业发展的重要措施。

4. 培养较高层次的康复护理梯队　康复护理人员不仅要有临床护理人员的基础理论和实践经验，还要有康复医学及康复护理学的理论知识和技能。这就要求培养较高层次的康复护理人员，进行规范化培训和各种形式的继续教育，加强康复护理学科建设，加速康复护理学的发展。

第三节　社区康复

社区康复（community - based rehabilitation，CBR）是指在社区内利用和依靠社区的人力资源为本社区的病、伤、残者提供就地康复服务。发动社区、家庭和患者参与，以医疗、教育、社会、职业等全面康复为目标，建立固定的转（送）诊系统，以解决社区无法解决的各类康复问题。社区康复是1976 年WHO 提出的一种全新、有效、经济的康复服务途径，并提出在发展中国家大力倡导开展社区康复，其目的是在社区范围内促进所有残疾人得到全面康复，享有平等的康复机会。在20 世纪80 年代中期，我国引入了社区康复这个新型康复模式。与机构康复相比，社区康复具有灵活多样、简便易行、患者及家庭主动参与、满足残疾人需求、经济实用等优点。社区康复的对象是居住在社区内的所有病、伤、残者，老年人及亚健康群体。

一、社区康复的目标与模式

1. 目标 社区康复总的目标是依照全面康复的原则，为社区内的功能障碍者提供综合性的康复服务，包括医学的、教育的、职业的和社会的康复服务。通过社区康复，使病、伤、残者和慢性病、老年病者的身心功能得到改善，日常生活活动能够自理，积极参与社区活动；能享有与健康人均等的机会，包括入学和就业的机会；使病、伤、残者能融入社会，不受歧视；最终提高病、伤、残者的生存质量。

2. 模式 社区康复有 4 种模式：社区服务模式、卫生服务模式、家庭病床模式、社会化模式。开展比较多的是家庭病床模式，它是以家庭康复训练为主，家庭与社区康复站（或工作站）训练和咨询并举，二者互为补充，并充分发挥社区服务中心的作用。我国有独特而有效的中医传统治疗，如中草药、针灸、推拿等。充分发挥其优势，采取中西医结合的综合康复技术，是开展社区康复的有利条件。

二、社区康复护理

1. 概念 社区康复护理是将现代整体护理融入社区，在康复护理人员指导下，在社区层面上依靠残疾人家属、康复护理人员对社区残疾人进行家庭康复护理。社区康复的优点是服务面广、实用易行、方便快捷、费用低，有利于残疾人回归家庭和社会。这种方法应大力推广，以解决大部分残疾人的康复问题。社区康复护理是社区康复的重要内容，是实施康复治疗的一种重要形式。

2. 社区康复护理的特点 社区康复护理不仅是恢复期的护理，同时也是医院治疗护理的延续。

（1）*护理对象* 社区康复护理的对象主要是社区中有功能障碍者，尤其是伤、残人士及慢性病者、老年人。

（2）*护理目的* 社区康复护理的目的是要充分发挥残疾人的潜能，最大限度地恢复所丧失的功能，为其回归社会创造条件。

（3）*护理内容* 社区康复护理的内容主要是参与患者功能恢复与再建过程的训练指导。康复护理人员的主要作用是指导和督促患者，把对患者和残疾人的帮助降低到最低限度，使残疾人由被动接受转为主动参与，是"自我护理"形式。这种形式是社区康复护理的核心内容。

（4）*护理方法* 社区康复护理方法是由社区服务中心派康复护士定期到患者家中进行康复护理及指导患者或家属实施一般护理操作。通过运用各种护理手段，依靠社区的一切可能利用的资源，进行功能训练及日常生活活动训练，提高和改善残疾人的功能水平。

（5）*护患关系* 在社区康复护理中，康复护士与患者接触的时间比一般疾病护理要长得多，康复护士的行为举止对残疾人有较大的影响，因此要求康复护士与残疾人之间关系融洽，这是实施社区康复护理的重要保证。

我国开展社区康复护理具有一定优势，因为有 70% 的残疾人可以在县以下地区得到康复。社区康复工作与初级卫生保健和基层社会保险密切结合，并利用城乡基层的卫生和民政工作网点，实行一网多用、一员多能，形成福利与康复相结合、卫生与康复相结合的格局。

第四节　残疾分类与预防

残疾（disability）是指因外伤、疾病、发育缺陷或精神因素造成明显的身心功能障碍，以致不同程度地影响正常生活、工作和学习能力的一种状态。广义的残疾包括病损、残疾和残障，是人体身心功能障碍的总称。2011 年，WHO 在《世界残疾报告》中指出，全世界带有各类功能障碍的残疾人数占总人口的 15% 左右，80% 在发展中国家。常见的致残原因有遗传因素、孕期疾病、传染性疾病、营养不良、外伤、心理因素、人口老化等。

一、残疾分类

（一）国际使用的分类

1. 国际残疾分类　1980 年，WHO 推荐的《国际残损、残疾与残障分类》（international classification of impairment, disabilities and handicaps, ICIDH）已被康复医学界普遍采用。它从器官、个体和社会三个层次反映人体的功能损伤程度，将残疾划分为 3 类，即残损、残疾、残障。

（1）残损（impairment）　是指心理上、生理上、解剖结构上或功能上的任何丧失或异常，是发生在器官水平上的残损。包括心理残损、听力残损、言语残损、视力残损等。这些功能障碍虽然对活动、生活及工作造成一定影响，但仍能日常生活自理。

（2）残疾（disability）　是指由于残损使能力受限或缺乏，以致不能按正常的方式和范围进行活动，是发生在个体水平上的功能障碍。分为交流残疾、行为残疾、生活自理残疾、运动残疾、环境适应残疾等。

（3）残障（handicap）　是指由于残损或残疾限制或阻碍了个体发挥正常的（考虑年龄、性别、社会、文化等因素）社会活动和社会交往，是发生在社会水平上的残疾。分为定向识别（时间、地点、人物）残障、身体自主（生活不能自理）残障、行为残障、就业残障、社会活动残障等。

我国习惯上把残损、残疾、残障合称为残疾，只有后两者才是肯定的残疾。残损、残疾、残障之间没有绝对的界限，其程度可以相互转化。

2. 国际功能、残疾与健康分类　2001 年 5 月，第 54 届世界卫生大会通过了新分类方法——《国际功能、残疾与健康分类》（International Classification of Functioning, ICF）。ICF 提出的"功能""健康"和"残疾"的概念相互独立而又彼此相关，它们都从"损伤""活动"和"参与"这三个不同的水平分别进行评定和处理。同时，ICF 也指出功能和残疾情况，实际上是与背景性因素（包括个人因素及环境因素）之间有着动态交互作用的。ICF 为我们理解"功能"和"残疾"的概念提供了一种国际通用的语言，也为开展康复医学的评定和评估康复疗效确定了基本法则。

（1）身体的功能/结构与残损 身体功能是指身体系统的生理或心理功能。身体结构是指身体的解剖部分，如器官、肢体及其组成。身体功能和身体结构两者既不同又密切相关。残损是指身体解剖结构上的异常，是在身体各系统的功能和结构水平上评价肢体功能障碍的严重程度。残损可以是暂时的或永久的，也可以是进行性发展的。

（2）活动与活动受限 活动是指与生活有关的所有个人日常生活活动，是综合应用身体功能的能力。活动受限是指按照正常方式进行的日常生活能力的丧失和工作能力的受限，如进食、洗漱、步行、保持身体姿势、购物、交流和环境管理等方面能力受限。

（3）参与和参与受限 参与是个人生活各方面功能有关的社会状况，包括社会对个人功能水平的反应，这种社会反应既可促进也可以阻碍个体参与各种社会活动，是个人健康、素质与所生存的外在因素之间复杂关系的体现。参与受限是从社会水平评价功能障碍的严重程度，指由于残损、活动受限或其他原因导致个体参与社会活动受限，影响和限制个体的社会交往，使工作、学习和社会活动不能独立进行。参与和活动的不同在于影响前者的因素是社会水平，影响后者的因素是个体水平。

（4）情景性因素 是指个体生活和生存的全部背景，特别是能影响功能和残疾结果的情景性因素，包括环境因素和个人因素：①环境因素：是指社会环境、自然环境、家庭及社会支持，它与身体功能和结构、活动、参与之间是相互作用的。②个人因素：指个体生活和生存的特殊背景，如性别、年龄、生活方式、习惯、教育水平、社会背景、教养、行为方式、心理素质等。例如：个体在生活、社会活动中悲观、失望，有明显的焦虑、抑郁，无继续生存的愿望及信心，这样就会直接影响活动与参与能力，直接影响健康状况（图 1-1）。

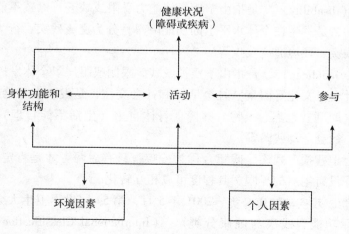

图 1-1 ICF 成分间的交互作用图

（二）我国残疾分类方法

1. 五类残疾分类　　1986 年 10 月，国务院正式批准了《五类残疾标准》，并于 1987 年 4 月在全国范围内对各类残疾人进行了一次抽样调查。此标准将残疾分成 5 类，包括视力残疾、听力语言残疾、智力残疾、肢体残疾和精神残疾。每类根据残疾情况由重到轻又分成 4 级。

2. 六类残疾分类　　1995 年，在《五类残疾标准》基础上将听力语言残疾分列，成为六类残疾分类。该分类立足于我国国情，主要依据残疾部位进行分类，暂未包括内脏残疾。2006 年，我国进行了第二次全国残疾人抽样调查，所使用的残疾标准是在 1995 年修订的六类残疾分类标准基础上做了适当的修改。

二、残疾预防

预防残疾是目前中国医疗卫生工作的重点。康复护理工作者应配合其他学科的工作人员，在国家、地区、社区、家庭不同层次进行康复的三级预防，为康复护理对象提供优质的康复护理服务。

1. 一级预防　　是指积极采取措施控制致残因素，从根源上消除或减少残疾的发生，可降低 70% 的残疾发生率。一级预防是最为有效的预防措施，如防止意外事故，宣传优生优育，预防接种，积极防治老年病、慢性病，合理用药等，都属于一级预防的措施。

2. 二级预防　　是指对伤病早期的患者积极采取措施防止伤病加重和伤残的发生，可降低 10% ~20% 的残疾发生率。二级预防既是预防措施，同时也是治疗措施。只要患者一般情况许可，就应该开始介入康复预防和康复治疗。这是一个重要的现代医学思维，如对上肢骨折的患者早期进行被动运动，防止患肢肌肉萎缩、关节僵硬。

3. 三级预防　　是指防止病情恶化，预防并发症和伤残导致残障的发生。医护人员可采取各种措施和方法，保持、提高患者残存能力，使患者能够回到家庭，并参与社会活动，尽可能地提高伤残患者的社会参与能力。可采取的措施包括康复医疗，如运动疗法、辅助器具、社会职业咨询、指导职业训练等，为缺乏自理能力或行动不便者提供适当的居住条件和交通工具等，都属于三级预防措施。

思考题

1. 何谓康复、康复医学、康复护理、社区康复、残疾？
2. 康复护理的特点与目标是什么？
3. 康复护理的对象有哪些？
4. 康复护理与临床护理有什么区别？
5. 国际残疾标准是如何分类的？

第二章 康复护理的理论基础

第一节 运动学理论基础

运动是生命的标志。运动学（kinematics）是运用物理学方法来研究人体节段运动和整体运动时，各组织和器官的空间位置随时间变化的规律，以及伴随运动而发生的一系列生理、生化、心理等因素的改变。运动学是运动疗法的理论基础之一。应用运动学的原理研究其变化规律或结果，可指导健康或者患病人群，达到增强体质、改善残损功能、提高生存质量、预防或治疗疾病的目的。

一、人体运动的种类

人体运动的分类方法很多，在人体运动时，往往几种方法交叉贯穿全过程。主要分类有：

1. 按照部位分类

（1）全身运动（general movement） 是指需要上、下肢体同时参与的运动方式。

（2）局部运动（local movement） 是指机体为了维持局部和关节活动能力，改善局部肌肉及骨骼的功能而进行的一种运动。

2. 按照肌肉收缩类型分类 依据肌肉在收缩时做功的形式，可将运动分为等长收缩与等张收缩。

（1）等长收缩（isometric contraction） 是指肌肉长度不变，张力改变，不产生关节活动的肌肉收缩，也称为静力收缩。等长收缩是固定体位与维持姿势时主要的肌肉运动形式，不产生运动作用，适用于早期康复，如肢体被固定时。

（2）等张收缩（isotonic contraction） 是指肌肉张力相对不变，但长度改变，产生关节活动的肌肉收缩。等张收缩又分为向心性收缩和离心性收缩：①向心性收缩：或称张力性收缩，是指肌肉收缩时，肌肉两端附着点间的距离缩短、接近，关节按需要进行屈曲。其作用是促发主动肌收缩，是运动疗法最常用的肌肉活动和维持正常关节活动范围的主要形式，如上楼梯时股四头肌的缩短。②离心性收缩：或称等张延伸，是指肌肉收缩时肌力低于阻力，两端肌止点距离变远，原先缩短的肌肉逐渐延伸变长。其主要作用是促发拮抗肌收缩，以稳定关节、控制肢体坠落速度或肢体动作，如下楼梯时股四头肌的延长收缩。

（3）等速运动（isokinetic contraction）　是指整个运动过程中运动的角速度保持不变，而肌肉张力与长度一直在变化的一种运动方式。这种运动在自然运动情况下不存在，只有借助专用设备方能实现。

3. 按照用力方式分类　按照机体用力方式可将机体运动分为被动运动和主动运动，其中主动运动又分为助力主动运动、主动运动和抗阻主动运动。

（1）被动运动（passive movement）　是指完全依靠外力作用来帮助机体完成的运动。

（2）主动运动（active movement）　是指机体通过自身的肌肉收缩进行的运动。

知识链接

超 量 恢 复

人体运动后各器官系统的能力和能量物质（ATP、蛋白质、糖等）在恢复到运动前的水平过程中，有一段时间内可以超过原来的水平，而随着休息时间的延长，又逐渐下降到原有的功能水平，这就是"超量恢复"。超量恢复理论被认为是运动负荷刺激超出了机体已经形成的内环境平衡，物质能量的贮备超过原来的水平，从而提高机体的工作能力，建立了新的平衡。正确运用超量恢复原理，能使训练效果更佳。力量性练习，主要是促使肌肉中蛋白质的超量恢复，肌纤维增粗，力量增大；速度性练习，主要促使肌肉中磷酸肌酸的超量恢复，肌纤维的收缩速度加快；耐力性练习，主要促使肝糖原的超量恢复，可以提高身体机能的耐力。上述 3 种能源物质中，肌肉中的磷酸肌酸出现超量恢复最快，但消失也快；肝糖原较磷酸肌酸超量恢复慢；蛋白质的超量恢复出现最慢，但消失的速度也最慢。

二、运动对机体的影响

（一）运动对心血管系统的影响

1. 血压调节　一般情况下，运动时收缩压增高，而舒张压不变。在无氧、等长收缩及仅有小肌群参与的大强度运动时，虽可明显增加心排血量，但由于此时局部血管扩张的作用较少，总外周血管阻力没有相应地下降，舒张压明显增高。另外，运动时血压的升高还与收缩肌群的神经冲动传入大脑高级中枢、抑制迷走神经、兴奋交感神经、促进儿茶酚胺分泌有关。

2. 循环调节　循环系统对运动的生理反应因运动形式的不同而表现不同，等张运动主要表现为心率加快、回心血量增加、外周阻力下降、收缩压增高、舒张压不变、心肌摄氧量增加。等长抗阻运动主要表现为心率加快、心输出量中度增加、每搏输出量和外周阻力变化不大、血压升高、心肌摄氧量增加等。

3. 心率调节　运动时心血管系统第一个可测反应是心率增加。心率增加是心排出量增加的主要原因（60% ~70%）。运动时心脏的做功负荷、心率与氧摄入量呈线性增加关系。在低强度运动和恒定的做功负荷中，心率将在数分钟内达到一个稳定的平台状态；而在高负荷状态下，心率需较长时间才能达到一个更高的平台。

4. 维持和增强心血管的功能 运动可使冠脉扩张、心脏舒张期延长，改善冠脉血供。另外，运动可增强纤溶系统活性，降低血小板黏滞性，防止血栓形成。仅持续运动数秒，心血管系统就会出现复杂的适应性变化，保证了运动肌肉和重要脏器的血液供应。随着运动时间的延长，发生 β 肾上腺素能刺激，通过正性收缩效应，提高心肌的收缩力。也就是说运动时心肌收缩力增强，心搏出量增加。长期运动的人，虽然安静时心率较慢，但由于每搏输出量大，因而每分输出量并不减少。

（二）运动对呼吸系统的影响

运动训练可改善肺组织的弹性和顺应性，增强膈肌的运动能力，提高肺活量，增加摄氧量。肺的功能在于进行气体交换、调节血容量和分泌部分激素。运动时主要表现为呼吸加深加快，肺通气量增加，增加 O_2 的摄入和 CO_2 的排出。肺通气量的变化取决于呼吸的深度，剧烈运动时肺通气量的增加主要靠呼吸频率的增多来实现。

（三）运动对代谢系统的影响

运动时除能量代谢发生变化外，物质代谢也发生变化。肌糖原是运动中的主要燃料，随着运动方式、运动强度、运动时间、饮食条件、训练水平和周围环境不同而变化。在一定强度的运动中，运动开始时肌糖原的降解较快，以后随着时间的延长呈曲线增长，在任何时间内，运动强度越大，肌糖原利用越多。同时，运动可提高脂肪组织脂蛋白酶的活性，加速富有甘油三酯的乳糜和极低密度脂蛋白的分解。因此，运动可降低血脂。最近的研究表明，剧烈运动中蛋白质也分解，提供能量。蛋白质供应能量可通过其分解产物丙氨酸、谷氨酸、天门冬氨酸在肝脏中脱氨基，分别形成丙酮酸、α - 酮戊二酸、草酰乙酸参与三羧酸循环，提供 ATP，也可以通过糖的异生作用形成葡萄糖供应能量。

（四）运动对肌肉的影响

人体骨骼肌存在 3 种不同功能的肌纤维：Ⅰ型慢缩纤维，又称红肌纤维；Ⅱa 型和Ⅱb 型快缩纤维，又称白肌纤维。运动是保持肌肉功能的主要因素。

1. 力量训练 大阻力、重复次数少的训练可增加肌肉力量，这是通过增加肌肉横截面积实现的。神经系统的参与是力量训练取得效果的重要因素。肌肉力量的增加与运动单位的募集程度密切相关。力量训练可改变神经系统对运动单位的作用，使更多的运动单位同步收缩而产生更大的收缩力。

2. 耐力训练 低阻力、重复次数多的训练可改善肌肉耐力。研究表明，耐力训练可增大线粒体的数目和体积，使肌纤维增粗，以红肌纤维为主，使肌肉的耐力增加。

3. 暴发力训练 持续数秒至 2 分钟的高强度训练主要依赖无氧代谢提供能量。训练过程中线粒体的数量减少，无氧代谢能力增加，肌纤维增粗，以白肌纤维为主，使肌肉单位时间内的暴发力增加。

（五）运动对神经系统的影响

运动可以提高中枢神经系统和自主神经系统的调节功能。运动是重要的生理刺激，它可保持中枢神经系统的紧张度和兴奋性，维持其正常功能，从而发挥对全身脏器的调节作用。运动达到一定强度时，促使大脑皮层形成更多更复杂的条件反射，使神经活动的兴奋性、灵活性和反应性大为提高，从而强化了中枢神经系统对全身脏器功能的调整和协调作用。长期锻炼还能促使迷走神经兴奋性增强，提高对人体脏器活动的自控能力。

（六）运动对骨关节的影响

在正常情况下，骨骼不断由成骨细胞和破骨细胞维持着钙、磷的平衡。骨代谢既受营养、激素的影响，也受重力和张力的影响。已知软骨并无直接血管供应，其营养主要来自软骨下骨组织的血液、关节滑囊壁和关节液。任何关节活动都可对软骨产生"挤压"效应，从而使软骨获得足够的营养。同时，运动还可以保持关节液的营养成分。若长期固定不动，即可引起关节囊挛缩、关节液变稀，其中长链的透明质酸和硫酸软骨素分子裂解，可降低软骨的营养，再加上缺乏"挤压"，使软骨变薄，进而使关节形态破坏，最终造成功能障碍。因此，运动在维护关节的形态和功能上起到了重要的作用。

（七）运动对消化系统的影响

低强度运动对胃酸分泌或胃排空仅有轻微的影响。随着运动强度的增加，胃酸分泌明显减少。中等至大强度运动时可延缓胃的排空，特别是过饱、高渗性饮食和高脂饮食后尤为明显。运动对胃肠道吸收功能影响不明显，只有当血流量下降低于50%时，才有吸收功能下降。运动有利于脂肪代谢及胆汁合成和排出，可降低肌肉中胆固醇，增加粪便排出胆固醇，还可减少胆囊结石的发生。

（八）运动对情绪的影响

适度运动可以对精神和心理产生积极的影响，改善人的情绪，扭转抑郁、悲观和失望等精神心理负面情绪。因为运动可反射性地引起人体下丘脑的兴奋性增高，下丘脑有"愉快中枢"，可表现兴奋、愉快、乐观的情绪，特别当患者看到自己参加运动并从中获益时，常能对治疗恢复信心，有助于疾病的康复。在运动中，机体代谢活动增强，肾上腺素分泌增加，以及由此产生的欣快感，可极大缓解精神和心理压力，增强患者的自信心。

三、肌肉运动学

肌肉收缩是人体运动的基础。由于肌肉能根据需要改变其能量消耗，因此肌肉在强烈收缩时，需要消耗比舒张状态下更多的能量。机体内肌肉组织包括平滑肌、心肌和骨骼肌。骨骼肌是运动系统的主要动力部分。完整的肌肉是由肌束组成，肌束由肌纤维组成。肌肉周围的结缔组织主要包括肌膜、肌腱和韧带，具有保证肌肉舒张活动、肌力传递与协调肌肉运动的功能。

（一）肌肉分类

肌肉分类方法很多，可根据形态、肌纤维、运动功能等进行分类。

1. 根据形态学分类　根据形态学分为梭形肌、羽状肌、半羽状肌、锯状肌、环状肌；根据肌肉头数分为二头肌、三头肌和四头肌；根据肌肉作用的关节数分为单关节肌、双关节肌、多关节肌；根据肌肉颜色分为红肌、白肌；根据肌腹数分为二腹肌和多腹肌；根据肌肉大小分为大肌和小肌。

2. 根据肌纤维组织学分类　根据肌纤维组织学分类，肌肉可分为横纹肌和平滑肌。横纹肌有骨骼肌和心肌。根据肌纤维内运输氧的蛋白的数量（即肌红蛋白的量），可将肌肉分为红肌与白肌。红肌主要由红肌纤维组成，较细小，血液供应丰富，有较多的血红蛋白，能承受较长时间的连续活动；白肌主要由白肌纤维构成，较宽大，血红蛋白少，但在较短时间内能产生较大张力，随后易进入疲劳状态。

3. 根据运动功能分类　肢体的每一个动作都需要多组肌肉合作才能完成。骨骼肌根据其在运动中的作用不同又分为原动肌、拮抗肌、固定肌和中和肌。

（1）**原动肌**　直接完成动作的肌群称为原动肌，其中起主要作用者称为主动肌，协助完成动作或仅在动作的某一阶段起作用者称为副动肌。例如，在屈肘运动中起作用的肌肉有肱二头肌、肱肌、肱桡肌和旋前圆肌。其中起主要作用的是肱二头肌和肱肌，称为主动肌；其余称为副动肌。

（2）**拮抗肌**　与原动肌作用相反的肌群称为拮抗肌。当原动肌收缩时，拮抗肌协调地放松或做适当的离心收缩，以保持关节活动的稳定性及增加动作的精确性，并能防止关节损伤。例如，在屈肘动作中，肱三头肌和肘肌即是肱二头肌和肱肌的拮抗肌。

（3）**固定肌**　为了发挥原动肌对肢体运动的动力作用，需将肌肉近端附着的骨骼做充分固定，参加这种固定作用的肌群，通称为固定肌。例如，在上臂体侧下垂的屈肘位做腕关节屈伸负重活动时，必须固定肩、肘关节，这时起固定肩、肘关节的肌群均称为固定肌。

（4）**中和肌**　其作用是抵消原动肌收缩时所产生的一部分不需要的动作。例如，做扩胸运动时，斜方肌与菱形肌都是原动肌，但斜方肌与菱形肌同时收缩时产生的动作可相互抵消，因此两者互为中和肌。

在不同的运动中，某块肌肉可担当原动肌、拮抗肌、固定肌或中和肌等不同角色。即使在同一运动中，由于重力的协助或抵抗力不同，同一块肌肉的作用也会改变。

（二）影响肌力的因素

肌力是肌肉收缩时产生的最大力量。影响肌力的因素有：

1. 肌肉的横断面　由于肌肉由肌纤维组成，每条肌纤维的横断面称为肌肉的生理横断面，单位生理横断面所能产生的最大肌力称为绝对肌力，肌肉的横断面越大，肌力越大。

2. 肌肉的初长度　即肌肉收缩前的长度。因为肌肉是弹性物质，故在生理限度内肌肉在收缩前被牵拉至适宜的长度则收缩时的肌力较大。当肌肉被牵拉至静息长度的1.2 倍时，产生的肌力最大。

3. 肌肉的募集　在单一运动中，同时参与收缩的运动单位数量越多，肌力也就越大，这种情况称为肌肉募集。肌肉募集受中枢神经系统功能状态的影响，当运动神经冲动的频率增加或者冲动强度增大时，被动员或者激活的运动单位数量也随之增多，参与收缩的运动单位数量越多，肌力也就越大。

4. 肌纤维走向　通常情况下，一般肌纤维走向与肌腱长轴相一致，但也有不一致的。例如，在一些较大的肌肉中，部分肌纤维与肌腱形成一定的角度成羽状连结。这种羽状连结的肌纤维越多，成角也越大，肌肉越粗，所能产生的肌力也就越大。

5. 杠杆效率　肌肉收缩产生的实际力矩输出受运动节段杠杆效率的影响。

6. 其他　包括年龄、性别等因素。

（三）肌肉特性

1. 肌肉的物理特性　包括伸展性、弹性和黏滞性：①伸展性：是指在外力的作用下肌肉被拉长的特性。②弹性：是指在外力取消后肌肉可以恢复到原状的特性。③黏滞性：是指肌浆内各分子之间相互摩擦而产生的阻力。人体肌肉伸长的程度与外力的大小不成正比，在用外力牵拉肌肉的初期，肌肉会随着外力的增加而出现明显的长度变化。但当牵拉的外力逐渐增加到一定程度时，肌肉长度的增加却逐渐减少。在外力去除后，肌肉并没有立即回复原状。这是由黏滞性造成的肌肉内阻力所致。当温度降低时，黏滞性增加，因运动中的肌肉内阻力加大；反之则肌肉内阻力减小。肌肉内阻力的改变可以影响肌肉伸长或缩短的速度。

2. 肌肉的生理特性　包括兴奋性和收缩性：①兴奋性：是指肌肉在受到刺激时产生兴奋的特性。②收缩性：是指肌肉兴奋时产生收缩反应的特性。

四、骨关节运动学

（一）关节构造

关节是四肢、脊柱赖以活动的基础。关节的结构包括：

1. 关节面　由关节头、关节窝和关节软骨构成。凸面叫做关节头，凹面叫做关节窝。各关节面通常由关节软骨所覆盖，关节软骨大多为透明软骨，关节软骨表面光滑，具有弹性，因而可承受负荷和减轻震荡，使关节头和关节窝运动中摩擦系数减少，运动更加灵活，同时保护关节头和关节窝。

2. 关节囊　关节囊包在关节的周围，两端附着于关节面周缘相邻的骨面。它包括外面的纤维层和内面的滑膜层。纤维层由致密结缔组织组成，厚而坚韧，其有丰富的血管、神经和淋巴管分布。滑膜层富含血管网，可产生滑液。滑液除润滑外，还是关节软骨、关节盘等新陈代谢的重要媒介。

3. 关节腔 为关节囊滑膜层和关节软骨共同围成的潜在腔隙，腔内有滑液，呈密闭的负压状态，具有维持关节稳定的作用。

4. 关节辅助结构 包括韧带、关节盘、关节唇、滑膜襞和滑膜囊。韧带由致密结缔组织构成。关节盘是关节腔内的纤维软骨板。关节唇是由纤维软骨构成的环，围绕于关节窝的周缘，增加关节的稳定性。滑膜襞是滑膜层突入关节腔所形成的皱襞，滑膜襞增大了滑膜的表面积，促进滑液的分泌和吸收，同时在关节运动时，起到缓和冲撞和震荡的作用。

在肌肉收缩的牵拉下，骨沿着关节轴所规定的轨迹进行位移运动，关节起着枢纽的作用。

（二）关节的分类

1. 根据关节组织结构分类 可以分为纤维性关节、软骨性关节和滑膜性关节。

2. 根据组成骨的数目分类 可以分为两块骨头组成的单关节，3 块及以上骨头组成的复合关节。

3. 根据运动多少分类 ①不动关节：相邻骨之间由结缔组织或透明软骨相连，无关节运动功能。②少动关节：关节活动范围小。③活动关节：系典型的关节结构，可自由活动，如肩关节和髋关节。

4. 根据运动轴多少分类

（1）**单轴关节** 此类关节只有一个自由度，即只能绕着一个运动轴在一个平面上运动，包括滑车关节和车轴关节：①滑车关节：关节头呈滑车状，另一块骨有与其相适应的关节窝，通常只有在冠状轴上做屈伸运动，如手指间关节、肱尺关节。②车轴关节：关节头的关节面呈圆柱状，关节窝常由骨与韧带连成的环构成，可沿垂直轴做旋转运动，如桡尺近、远侧关节。

（2）**双轴关节** 关节头为椭圆球面，关节窝为椭圆形凹面，此类关节有两个自由度，可沿水平额状轴（长轴）做屈伸运动，又可沿水平矢状轴（短轴）做收展运动。包括椭圆关节和鞍状关节：①椭圆关节：关节头呈椭圆形凸面，关节窝呈相应凹面，可沿额状轴做屈伸运动，沿矢状轴做收展运动，并可做环转运动，如桡腕关节。②鞍状关节：相对两关节面都呈鞍状，互为头和窝，可沿两轴做屈伸、收展和环转运动，如拇指腕掌关节。

（3）**多轴关节** 关节头为球面，关节窝为球形凹，因此能做三个方向的运动。包括球窝关节和平面关节：①球窝关节：关节头呈球形，较大，关节窝浅小，其面积不及关节头的1/3，可做屈伸、收展、旋转和环转运动，如肩关节。②平面关节：相对两骨的关节面平坦光滑，接近于平面，但仍具有一定弧度，可做多轴性滑动，如肩锁关节、腕骨间关节。

（三）关节的活动范围和稳定性

关节的活动范围和稳定性决定其功能。关节的独特结构表明，关节既具有活动度又具有稳定性。关节面的运动轴越多，运动形式就越多样化，越灵活，故凡具有两个或两个以上自由度的关节都可以做环绕运动。关节囊越坚韧，紧张度越高，周围韧带和肌腱越坚固，则关节运动范围越小，但是关节的稳定性越强。一般情况下，稳定性大的关节活动度小，稳定性小的关节活动度大。影响关节活动度和稳定性的因素有以下几方面。

1. 两关节面积差 两关节面积差越大，关节活动度越大，稳定性越低。

2. 关节囊的厚薄与松紧度 关节囊厚而紧张，活动度小，关节稳定性高；关节囊薄而松弛，活动度大，稳定性低。

3. 关节韧带的强弱和多少 韧带多而强，关节稳定性高，活动度小；韧带少而弱，关节稳定性低，活动度大。韧带损伤后可发生挛缩，降低关节的活动度，韧带松弛断裂则损害关节的稳定性。

4. 关节周围的肌肉 关节周围肌肉多而强，关节稳定性高；关节周围肌肉少而弱，且肌肉有良好的伸展性和弹性，关节的活动度就大。肌肉紧张痉挛影响关节的活动度；肌肉萎缩无力，使关节失稳。

（四）关节的运动链和杠杆原理

1. 关节的运动链 将人体一侧上、下肢借助关节按一定顺序衔接起来，即可组成运动链。在人体上，上肢由肩带、上臂、肘关节、前臂、腕关节和手等形成上肢运动链；下肢由髋关节、大腿、膝关节、小腿、踝关节和足等形成下肢运动链。在人体运动中，可以将各种运动分为开链运动和闭链运动两种形式。如将肢体近侧端固定远侧端游离，则可任意活动某一单独关节或同时活动若干关节，即为开链运动。若肢体远侧端固定近侧端关节任意活动，如接触地面、墙面，即为闭链运动。

2. 关节运动的杠杆原理 骨骼、关节和肌肉在人体运动中发挥重要的作用，其运动机制符合杠杆原理。肌肉收缩输出的力作用于骨骼，引发关节运动。各种复杂的运动均可以分解为一系列的杠杆运动。在运动学中，学习人体杠杆原理的目的是为了在运动中达到省力、提高速度和避免肌肉受损的目的。根据力学中力点、支点和阻力点的位置关系，可将杠杆分为3类。

（1）**第一类杠杆** 支点位于力点与阻力点之间。这类杠杆的主要作用是传递动力和保持平衡，故称之为"平衡杠杆"。支点靠近力点时有增大速度和幅度的作用，支点靠近阻力点时有省力的作用。例如，肱三头肌作用于尺骨鹰嘴产生伸肘动作，由于肌肉附着点接近肘关节，故手部有很大的运动范围，然而手部较小的阻力即可阻止肱三头肌的运动。

（2）**第二类杠杆** 阻力点位于力点和支点之间。这类杠杆力臂始终大于阻力臂，可用较小的力来克服较大的阻力，有利于做功，故称之为"省力杠杆"。例如，足承重时跖屈使身体升高，原理类似于抬起独轮推车的车把，其特点是阻力点移动的力矩小于肌肉的运动范围。

（3）第三类杠杆　力点位于阻力点和支点之间。此类杠杆由于力臂始终小于阻力臂，力必须大于阻力才能引起运动，不省力，但可以获得较大的运动速度，故称之为"速度杠杆"。例如，肱二头肌引起屈肘动作，运动范围大，但作用力较小。

人体中多数是第一、三类杠杆，其特点是将肌腱的运动范围在同方向或反方向上放大，但比较费力，肌肉附着点越靠近关节越明显。若一块肌肉跨过关节分别止于两块骨上，一块固定，另一块可动，肌肉收缩可产生两种效应，即转动效应和关节的反作用力。

思考题

1. 骨折术后的患者早期适合选择何种肌肉收缩类型进行肌力训练？
2. 仰卧起坐运动过程中腹肌主要完成何种肌肉收缩形式？
3. 运动对心血管系统有哪些影响？
4. 影响肌力的因素有哪些？

第二节　神经学理论基础

一、神经系统结构和功能

神经系统是由中枢神经系统及遍布全身的周围神经系统两部分组成。中枢部分包括脑和脊髓，分别位于颅腔和椎管内，是神经组织最集中、构造最复杂的部分，存在控制各种生理机能的中枢。周围神经系统包括各种神经和神经节等，其中同脑相连的称为脑神经，与脊髓相连的称为脊神经，支配内脏器官的称为自主神经，各类神经通过其末梢与其他器官系统相联系，以保证人体的完整统一及对环境的适应。

人体的结构与功能极为复杂，体内各器官、系统的功能和各种生理过程都不是孤立进行的，神经系统的功能主要有：①在神经系统的直接或间接调节控制下，互相联系、相互影响、密切配合，使人体成为一个完整统一的有机体，实现和维持正常的生命活动。例如，当参加体育运动时，随着骨骼肌的收缩，出现呼吸加快加深、心跳加速、出汗等一系列变化。②人体生活在经常变化的环境中，而环境的变化随时影响着体内的各种功能，这也需要神经系统对体内各种功能不断进行迅速而完善的调整，使人体适应体内外环境的变化。例如，气温低时，通过神经系统的调节，使周围小血管收缩，减少体内热量散发。③人类在长期的进化发展过程中，神经系统特别是大脑皮质得到了高度的发展，不仅进化成为调节控制人体活动的最高中枢，而且进化成为能进行思维活动的器官，使人类不仅能被动地适应外界环境的变化，而且能主动地认识客观世界，改造客观世界，这是人类神经系统最重要的特点。

二、中枢神经可塑性

为了主动适应和反映外界环境各种变化，神经系统能发生结构和功能的改变，并维持一定时间，这种变化称为可塑性或可修饰性。神经系统的可塑性决定了机体对内外环境刺激发生行为改变的能力。

（一）不同时期中枢神经系统的可塑性

神经系统结构和功能的可塑性是神经系统的重要特性。这种可塑性变化既可在神经发育期出现，也可在成年期和老年期出现。神经系统可塑性突出表现在：胚胎发育阶段神经网络形成的诸多变化、后天发育过程中功能依赖性神经回路的突触形成、神经损伤与再生（包括脑移植），以及脑老化过程中神经元和突触的各种代偿性改变等。

1. 发育期的可塑性 中枢神经系统在发育阶段如受到外来干预（如感受器、周围神经或中枢通路的损伤），相关部位的神经联系会发生明显的异常改变。中枢神经系统的损伤如发生在发育期或幼年，功能恢复情况比同样的损伤发生在成年时要好。研究表明，中枢神经可塑性有一个关键期，在这一时期之后神经组织可变化的程度则大大降低。同时，环境因素与基因因素对发育期神经系统的可塑性起决定性影响。

2. 成年后的可塑性 在发育成熟的神经系统内，神经回路和突触结构都能发生适应性变化，如突触更新和突触重排。神经学家在长期临床实践中发现，脑损伤后的功能是有可能或有条件恢复的。例如，脑卒中后的偏瘫，如果给予训练和药物治疗，肢体功能就可逐步恢复或改善，说明大脑皮质具有重组能力。皮质的重组能力很可能是脑损伤后功能恢复的神经基础。电生理研究证明，在损伤的皮质邻近区域存在着未曾启用的突触重现和突触连接的重建，是皮质缺损边缘轴突与树突重组的结果。

3. 老年期的可塑性 成年以后，神经系统即开始发生退行性改变，即脑老化。脑老化是指脑生长、发育、成熟到衰亡过程中的最后一阶段，包括一系列生理、心理、形体结构和功能的变化，其表现为脑功能降低、减弱和消失。研究发现，脑老化时，神经元生长的能力并不丧失，伴随着某些树突系统的进行性破坏，其他神经元长出进一步的树突延伸部分，从而增加了它们的有效突触面积来代偿。

（二）脑的可塑性

脑的可塑性是指脑有适应能力，即在结构和功能上有修改自身以适应改变的现实的能力。脑的可塑性表现为功能重组和环境因素两方面。

1. 功能重组

（1）**系统内的功能重组** 是指在功能相近的系统内，通过重新组织，由原来系统或损伤部分以外的系统承担丧失了的功能。其功能重组方式有：①轴突侧支芽生与突触更新：轴突侧支芽生有两种方式：一为再生长芽，一为侧支长芽。前者从损伤轴突的断端向损伤区生长，但是由于速度慢，距离长，往往尚未长到损伤区，该区已被生长迅速的神经胶质包围，形成神经胶质瘢，使轴突无法进入损伤区，无法恢复神经支配。侧支长芽则是从最靠近损伤区的正常轴突向侧方伸出分支支配损伤的区域，由于轴突本身正常，再加上距离近，因此能够迅速达到恢复支配。②轴突上离子通道的改变：在有髓鞘轴突上，神经冲动的传导是通过 Ranvier 结中 Na^+ 离子通道集中的髓鞘膜的结间跳跃前进的。在一些脱髓鞘疾病中，神经冲动的这种跳跃式前进消失，变为在脱髓鞘轴突上的连续性传导，从而表现为临床上的异常。③突触效率的改变方式：侧支芽生时使突触前端扩大，增加信息传输的面积和效率；侧支芽生时使单突触变为双突触，使原来的效率增加 1 倍；使新生的突触更靠近细胞体；增加突触间隙的宽度；增加神经递质的数量，并使之出现在以前不可能有的区域上；使破坏和灭活神经递质的机制失效；改变细胞膜的通透性，从而改变细胞的兴奋性；改变突触间隙内神经递质的浓度和回吸收的速度；改变突触后膜的敏感性；改变树突膜的通透性。

（2）系统间的功能重组　即损伤后由在功能上不完全相同的另一系统来承担损伤组织的功能。其形式有：①古、旧脑的代偿：哺乳类动物的中枢神经系统从发育上可分古、旧和新 3 个部分。新的部分在最外层，占人脑大部，位置暴露，由终末血管支配，难于形成侧支循环，不仅易受伤，而且伤后不易恢复。此外，新大脑部分单侧性支配也很明显，故伤后不易被对侧代偿。而古、旧部分在内层，循环较丰富，且有明显的双侧支配，故新大脑部分损伤后，有些较粗糙和低级的功能可由古、旧大脑部分来完成。②病灶周围组织或对侧大脑半球的代偿：1996 年，Nudo 等应用皮层内微刺激技术，可以精确地发现疾病发生后大脑皮质功能区的可塑性，即由梗死周边脑组织功能代偿。即使精细活动，如手指运动都可能有所恢复。临床研究表明，在切除半球的 520g 组织之后，人仍能保留步行在内的大量的运动控制。该研究证明，一侧半球损伤后其功能常可由对侧半球代偿。③由在功能上几乎完全不相干的系统代偿：如美国研究的触视取代系统充分证明，通过训练，可以让正常情况下完全不相干的系统承担某种功能。

2. 环境因素

（1）内环境因素　①神经生长因子：神经系统内存在各种神经生长因子，可促进神经元的发育生长，增加受伤后神经元的存活，对抗神经毒性，促进神经轴突长芽，促进正确的神经环路的形成等。②热休克和早期反应基因：热休克基因多为 72kD 的蛋白，故又称热休克蛋白 72。其中一部分存在于正常细胞中，由应激诱出，另一部分不存在于正常细胞中，也由应激诱导出。在脑卒中、颅脑外伤、癫痫发作时，热休克蛋白 72 均增多，对中枢神经系统有保护和修复的作用。

（2）外环境因素　影响脑可塑性的外环境因素有药物、环境和心理社会因素及功能恢复训练等：①药物：促进功能恢复的药物主要有：神经生长因子及在伤后早期提供的神经节苷脂和其他促进脑功能恢复的药物等。②环境和心理社会因素：环境和心理社会因素对中枢神经可塑性同样有着重要的影响。环境强化可促进皮质发育，有利于脑损伤后神经发育。心理社会因素的影响也是明显的，得到家庭的温暖和社会的支持显然有助于身心的恢复。③功能恢复训练：功能恢复训练是促进中枢神经损伤后功能恢复最为重要的因素。在神经损伤后康复中，无论在损伤早期、后期还是晚期，积极而系统的功能恢复训练都有十分重要的作用。功能恢复训练是通过重新学习以恢复功能的过程，也可以认为是通过与他人和环境相互作用，练习在接受刺激时及时和适当地做出反应，适应环境和重新学习生活、工作所需的技能的过程。

（三）脊髓的可塑性

脊髓是中枢神经的低级部位，与脑一样也具有可塑性。脊髓可塑性变化的一般表现形式主要为附近未受伤神经元轴突的侧支先出芽，以增加其在传入靶区的投射密度，随后与靶细胞建立突触性联系。在这一过程中，突触性终末除妊娠并发症发生数量变化之外，还出现终末增大、突触后致密区扩大的结构变化和一般生理生化改变。

脊髓损伤后轴突的出芽主要包括 3 种变化，即再生性出芽、侧支出芽和代偿性出芽。再生性出芽是指在受伤轴突的神经元仍存活时，该轴突近侧端以长出新芽的方式进行再生；侧支出芽是指在损伤累及神经元胞体或近端轴突进而造成整个神经元死亡时，附近未受伤神经元从其自身的侧支上生出支芽；代偿性出芽是指在发育过程中，当神经元轴突的部分侧支受伤时，其正常的侧支发出新芽以代偿因受伤而丢失的侧支。研究表明，脊髓损伤后的可塑性变化与大脑一样，具有发育阶段差异和区域差异特征。但是大脑的可塑性比脊髓大，其原因主要是脑的体积较大，不容易造成完全性的损伤，因此残留部分可以通过各种功能重组来代偿。而脊髓则不然，其横断面比脑小得多，较易造成完全性损伤，一旦出现完全性损害，代偿的机会就要小得多，主要依靠轴突长芽和神经移植来解决，这可能就是脊髓可塑性较小的原因。

知识拓展

神经干细胞

神经干细胞存在于中枢神经系统中，具有分化为神经元、星形胶质细胞的能力，能自我更新，并足以提供大量脑组织细胞的细胞群。神经干细胞主要通过以下途径发挥作用：①患病部位组织损伤后释放各种趋化因子，可以吸引神经干细胞聚集到损伤部位，并在局部微环境的作用下分化为不同种类的细胞，修复及补充损伤的神经细胞。②分泌多种神经营养因子，促进损伤细胞的修复。③增强神经突触之间的联系，建立新的神经环路。科学研究证明了神经干细胞的定向分化性，使修复和替代死亡的神经细胞成为现实，可减少神经损伤的后遗症，延缓或抑制疾病的进一步发展。神经干细胞的提出，为神经系统损伤修复的研究提供了新的治疗策略，将成为治疗运动神经元疾病、脑损伤等疾病的热点研究内容。

思考题

1. 脑卒中患者通过康复训练可实现生活自理，其脑功能恢复的可能途径有哪些？
2. 脑的可塑性与脊髓的可塑性的差异有哪些？

第三章 康复评定

第一节 运动功能评定

一、肌力评定

肌力（muscle strength）是指肌肉收缩时产生的最大力量，又称绝对肌力，与肌肉收缩时的张力有关。肌力评定是测定评定对象在主动运动时肌肉或肌群收缩的力量，以评定肌肉的功能状态，也是肌肉、骨骼、神经系统疾病的诊断及康复评定的最基本内容之一。肌力评定分为徒手和器械两种方法。

（一）评定方法

1. 徒手肌力检查 徒手肌力检查（manual muscle test，MMT）是评定者不借助任何器械，凭自身的技能和判断，要求评定对象在标准测试体位下，即在去除重力、抗重力和抗阻力的条件下完成标准动作，依据一定的标准来评定肌力和肌肉功能的方法。国际上普遍应用的徒手肌力检查方法是 Lovett 6 级分级法（表 3 - 1）。此检查不需要特殊的检查器具，不受检查场所限制。以自身各肢体重量作为评价基准，能反映个人体格相对应的力量，比器械肌力测试得到的数值更有实用价值。但是 MMT 分级方法较粗略，只能表明肌力大小，不能表明肌肉收缩耐力。

表 3 - 1 肌力 Lovett 6 级分级法

分级	名称	评级标准	相当正常肌力%
0	零（zero，O）	无可测知的肌肉收缩	0
1	微弱（trace，T）	可触及肌肉的收缩，但不能引起关节活动	10
2	差（poor，P）	在减重状态下能做关节全范围运动	25
3	尚可（fair，F）	能抗重力做关节全范围运动，但不能抗阻力	50
4	良好（good，G）	能抗重力，抗一定阻力运动	75
5	正常（normal，N）	能抗重力，抗充分阻力运动	100

2. 器械肌力测试 当肌力超过 3 级时，可以使用专门的器械对肌力进行测试，以取得比较精确、客观的定量数据。常用的检查方法有握力测试、捏力测试、背肌力测

试、四肢肌群肌力测试和等速肌力测试。

（1）握力测试　用握力计测定。测试时，评定对象站立位或坐位，上肢置于体侧自然下垂，前臂和腕呈中立位，握力计表面朝外，将把手握至适当宽度，用力握 2~3 次，取最大值。手的握力用握力指数来评定，握力指数 = 握力（kg）/体重（kg）×100，正常值大于 50。握力主要反映手内肌和屈指肌群的肌力。

（2）捏力测试　用捏力计测定。测试时，用拇指和其他手指相对，捏压捏力计上的指板，正常值约为握力的 30%。捏力主要反映拇对掌肌和其余四指屈肌的肌力。

（3）背肌力测试　用拉力计测定。测试时，评定对象两膝伸直，将拉力计把手调至膝关节高度，然后做伸腰动作用力上提。背肌力用拉力指数来评定，拉力指数 = 拉力（kg）/体重（kg）×100，正常值男性为 150~200，女性为 100~150。进行背肌力测定时，腰椎应力大幅度增加，易引发腰痛，故不适用于腰痛患者及老年人。

（4）四肢肌群肌力测试　借助滑轮、牵引绳，通过与肌力方向相反的重量来评定肌力。可测试四肢各组肌群的等张肌力。

（5）等速肌力测试　用等速肌力测试仪测定，此仪器是在整个运动过程中运动速度（角速度）保持不变的一种肌肉收缩的运动方式，即做关节全范围运动。目前应用的等速肌力测试装置有 Cybex、Kincom 等型号。等速肌力测试结果精确、客观，是目前肌肉功能评定的最佳方法。

（二）注意事项

1. 测试前与评定对象沟通，在其积极配合下进行测试，避免因主观因素影响结果的可信度。

2. 采取正确的测试姿位，测试动作应标准化、方向正确，近段肢体应固定于适当姿位，防止替代动作。测试时应进行左右侧对比。

3. 选择合适的测试时机，疲劳时、锻炼后或饱餐后不宜进行肌力测试。

4. 中枢神经系统病损所致痉挛性瘫痪患者，不宜采用肌力检查。

5. 对疼痛、骨质疏松、慢性软组织损伤、骨折术后等患者在进行等速肌力测试时需慎用。

二、肌张力评定

肌张力（muscular tension）是指肌肉组织在松弛状态下的紧张度，这种紧张度来自肌肉组织静息状态下非随意、持续、微小的收缩。肌张力是维持身体各种姿势及正常活动的基础。

（一）肌张力分类

1. **正常肌张力**　是指被动活动肢体时，没有阻力突然增高或降低的感觉。

2. **肌张力增高**　是指肌张力高于正常静息水平。肌张力增高的状态有痉挛和强直两种。

3. 肌张力减低 是指肌张力低于正常静息水平，对关节进行被动活动时感觉阻力降低或消失，表现为关节活动范围增加。

4. 肌张力障碍 是指肌肉张力紊乱，或高或低，无规律地交替出现。

（二）评定方法

1. 肌张力分级 肌张力临床分级是一种定量评定方法，常采用手法检查。根据肢体进行被动运动时所感受的阻力来进行分级评定（表3-2）。

表3-2 肌张力临床分级

等级	肌张力	标准
0	软瘫	被动活动肢体无反应
1	低张力	被动活动肢体反应减弱
2	正常张力	被动活动肢体反应正常
3	轻、中度高张力	被动活动肢体有阻力反应
4	高度高张力	被动活动肢体有持续性阻力反应

2. 肌痉挛分级 目前多采用改良 Ashworth 痉挛评定量表进行评定。评定时，被检者宜采用仰卧位，检查者分别对其上、下肢关节被动运动，根据被动运动过程中所感受到的阻力进行分级评定（表3-3）。

表3-3 改良 Ashworth 痉挛评定量表

级别	评级标准
0级	无肌张力增加
1级	肌张力稍增加，被动活动患侧肢体到终末端时有轻微的阻力
1⁺级	肌张力稍增加，被动活动患侧肢体时在前50%范围内突然出现卡住，然后始终有较小的阻力
2级	肌张力轻度增加，被动活动患侧肢体在大部分范围内均有阻力，但仍可能活动
3级	肌张力中度增加，被动活动患侧肢体在整个范围内均有阻力，活动比较困难
4级	肌张力高度增加，患侧肢体僵直，阻力很大，被动活动十分困难

（三）注意事项

1. 肌张力评定应避免在运动后或疲劳、情绪激动时进行，每次评定最好在同一个时间段进行，以保证可比性，正确判断康复疗效。检查室的室温应保持22℃~24℃。

2. 检查前应向患者说明检查目的、步骤、方法和检查中将出现的感觉，使患者了解检查全过程，以消除紧张情绪，取得患者配合。

3. 采取舒适体位，充分暴露检查部位，完全放松受检肢体。检查时应先检查健侧同名肌，再检查患侧肌肉，注意双侧对比。

三、关节活动范围测定

关节活动范围（range of motion，ROM）是指关节活动时可达到的最大弧度，是衡量一个关节运动量的尺度，常以度数表示。关节活动范围也称关节活动度，是肢体运动功能检查的最基本内容之一。关节活动范围评定就是测量远端骨所移动的度数。因为关节活动本身有主动和被动之分，所以 ROM 也分为主动 ROM 和被动 ROM。前者指肌肉主动收缩达到的最大的关节活动范围，后者是指由外力作用达到的最大的关节活动范围。

（一）评定方法

1. **测量工具**　包括通用量角器、电子角度计、指关节量角器、脊柱活动量角器等，根据测量部位和测量需要的不同，选择不同的测量工具。通用量角器是临床应用最普遍的一种工具，它由一个带有半圆形或圆形角度计的固定臂和一个移动臂构成，两臂交点为轴心。

2. **通用量角器的测量方法**　量角器的轴心与关节中心一致（参照一定的骨性标志），固定臂与关节近端的长轴一致，移动臂与关节远端的长轴一致。关节活动时，固定臂不动，移动臂随着关节远端肢体的移动而移动，移动臂移动终末所显示的弧度即为该关节的活动范围。通用量角器主要用于四肢关节活动范围的测量（表3－4）。

表3－4　四肢主要 ROM 测量方法

运动		体位	量角器放置方法			正常活动范围
			轴心	固定臂	移动臂	
肩	屈、伸	坐位或立位，臂置于体侧，肘伸直	肩峰	与腋中线平行	与肱骨纵轴平行	屈 0°～180° 伸 0°～50°
	外展	坐位或立位，臂置于体侧，肘伸直	肩峰	与身体中线平行	与肱骨纵轴平行	0°～180°
	内、外旋	仰卧位，肩外展90°，肘屈90°	鹰嘴	与腋中线平行	与前臂纵轴平行	各 0°～90°
肘	屈、伸	仰卧位、坐位或立位，臂取解剖位	肱骨外上髁	与肱骨纵轴平行	与桡骨纵轴平行	0°～150°
	旋前、旋后	坐位，上臂置于体侧，屈肘90°	尺骨茎突	与地面垂直	腕关节背面（测旋前）或掌面（测旋后）	各 0°～90°
腕	屈、伸	坐位或立位，前臂完全旋前	桡骨茎突	与前臂纵轴平行	与第2掌骨纵轴平行	屈 0°～90° 伸 0°～70°
	尺、桡侧偏移或外展	坐位，屈肘，前臂旋前，腕中立位	腕背侧中点	前臂背侧中线	第3掌骨纵轴	桡偏 0°～25° 尺偏 0°～55°
髋	屈	仰卧位或侧卧位，对侧下肢伸直	股骨大转子	与身体纵轴平行	与股骨纵轴平行	0°～125°

续表

运动		体位	量角器放置方法			正常活动范围
			轴心	固定臂	移动臂	
	伸	侧卧位，被测下肢在上	股骨大转子	与身体纵轴平行	与股骨纵轴平行	0°~15°
	内收、外展	仰卧位	髂前上棘	左右髂前上棘连线的垂直线	髂前上棘与髌骨中心的连线	各0°~45°
	内旋、外旋	仰卧位，两小腿于床缘外下垂	髌骨下端	与地面垂直	与胫骨纵轴平行	各0°~45°
膝	屈、伸	俯卧位，或仰卧位，或坐在椅子边缘	股骨外上髁	与股骨纵轴平行	与胫骨纵轴平行	屈0°~150° 伸0°
踝	背屈、跖屈	仰卧位，膝关节屈曲，踝处于中立位	腓骨纵轴线与足外缘交叉处 踝后方两踝中点	与腓骨纵轴平行	与第5跖骨纵轴平行	背屈0°~20° 跖屈0°~45°
	内翻、外翻	俯卧位，足位于床缘外		小腿后纵轴	轴心与足跟中点连线	内翻0°~35° 外翻0°~25°

（二）注意事项

1. 评定者应当熟悉各关节解剖和正常关节活动范围，严格规范测量，提高准确性与可重复性。

2. 测量前应对患者说明测量目的和方法，取得充分合作。

3. 测量时应充分暴露被测量关节，以免衣物影响测量的准确性。

4. 在正确的体位下操作，防止临近关节的替代作用，并注意双侧对比，若对侧肢体已不存在，则与相同年龄、相似体形的个体比较。脊柱关节活动度的测量亦如此。

5. 通常先测量主动关节活动范围，再测量被动关节活动范围。

6. 同一患者不同时期的测量应由专人进行，所使用的测量工具也应当保持一致。

7. 不宜在按摩、运动或其他康复治疗后立即进行测量。

四、平衡与协调功能评定

（一）平衡功能评定

平衡（balance）是指身体保持一种姿势及在运动或受到外力作用时自动调整并维持姿势的能力。正常的平衡功能可以使人体在各种情况下，如静止、运动或受到外力等能够保持正常的体位。

1. 平衡分类 人体平衡分为静态平衡、自动态平衡和他动态平衡：①静态平衡：指人体在无外力作用下，在睁眼和闭眼时维持某种姿势稳定的过程，如坐位或站立位时的平衡。②自动态平衡：指人体在无外力作用下从一种姿势调整到另一种姿势的过程，并在整个过程中保持平衡状态，如行走过程的平衡。③他动态平衡：指人体在外力的作用下当身体重心发生改变时，迅速调整重心和姿势，保持身体平衡的过程，如推、拉等。

2. 评定方法

（1）观察法　临床上普遍使用的观察法主要有 Romberg 检查法、强化 Romberg 检查法。此外，还可以观察在活动状态下能否保持平衡，如坐、站立时移动身体；在不同条件下行走，包括足跟着地走、足尖着地走、直线走、走标记物、侧方走、倒退走、环行走等。

（2）量表法　临床常用的平衡功能评定量表有 Berg 平衡量表、Fugl – Meyer 平衡量表、Lindmark 平衡量表等。此法属于主观评定，不需要专门的设备，结果量化，评分简单，应用方便，因而临床应用广泛。

（3）平衡测试仪　是近来发展起来的定量评定平衡能力的一种测试方法，包括静态平衡测试和动态平衡测试。测试结果可以以数据和图的形式显示出来。此系统既可以评定平衡功能障碍的程度及病变部位，评价康复治疗的结果，又可以用于平衡训练。

3. 注意事项

（1）患者不能独立完成所要求动作时，要注意给予安全防护，避免跌倒，必要时应给予帮助。

（2）对于不能进行站立的患者，可评定其坐位平衡功能。

（3）评定顺序应由易到难，可先进行静态的、坐位的平衡能力评定，再进行动态的、站立位的评定。

（4）评定者注意观察患者在不同状态下保持平衡的情况，不要用言语提示患者应采取的平衡措施。

（二）协调功能评定

协调（coordination）是指人体产生平滑、准确、有控制的运动的能力，应包括按照一定的方向和节奏，采用适当的力量和速度，达到准确的目标等几个方面。协调与平衡密切相关。

1. 协调分类　中枢神经系统中参与协调控制的部位主要有小脑、基底节、脊髓后索。因此，根据中枢神经系统的病变部位不同，可将共济失调分为小脑性共济失调、大脑性共济失调和感觉性共济失调3个类型。

2. 评定方法　临床上主要通过观察患者在完成指定动作中有无异常来进行协调功能的评定，常用的检查方法有：

（1）指鼻试验　手臂外展伸直，再以食指尖指触自己的鼻尖。

（2）指–指试验　两上肢向外展开，伸出两个食指，再使两食指在前方相碰，先睁眼后闭眼，反复进行。

（3）拇指对指试验　用拇指尖依次触及其他手指指尖。

（4）轮替试验　屈肘90°，一手向上，一手向下，快速做旋前、旋后动作。

（5）跟 – 膝 – 胫试验 仰卧位，抬高一侧下肢，屈膝后将足跟置于对侧膝盖上，然后贴胫骨向下推移。

（6）拍地试验 坐位，足跟着地，用足掌拍地，膝不能抬起。

3. 注意事项

（1）选择适当的评定方法，一般首先进行非平衡协调性运动的检查，若患者平衡功能较好，可进一步进行平衡协调性运动的检查。

（2）注意观察运动完成情况，观察患者完成运动是否直接、精确，有无震颤、晃动或不稳，完成运动的时间是否正常；加快速度时，运动质量有无变化；注意睁眼、闭眼和静止、运动时情况的差异。

（3）其他相关功能情况检查，有无肌力、关节活动度感觉的异常，因这些方面的功能异常可影响运动的协调。

（4）评定者要将检测方法向患者解释清楚，取得充分合作。

五、步态分析

步态（gait）是一个人行走时表现出来的姿态，即行走的模式。步态分析（gait analysis）是研究步行规律的评定方法，通过生物力学和运动学手段，揭示步态异常的关键环节和影响因素，为制订康复治疗方案、评价康复效果提供客观依据。

（一）正常步态

1. 步行周期 指行走过程中一侧足跟着地至该侧足跟再次着地时所经过的时间，包括支撑相和摆动相两个阶段。支撑相是指步行中足与地面接触的阶段，约占步行周期的60%，包括单支撑相和双支撑相。摆动相是指支撑腿离开地面向前摆动的阶段，一侧下肢摆动相时间等于对侧下肢单支撑相时间，约占步行周期的40%。

2. 正常步态的主要参数

（1）步长 行走时左右足跟或足尖先后着地时两点间的纵向直线距离，正常人50~80cm。

（2）跨步长 又称步幅，行走时由一侧足跟着地到该侧足跟再次着地的距离。通常为单步长的两倍。

（3）步频 又称步调，指每分钟内行走的步数，正常值为每分钟95~125步。

（4）步速 指单位时间内行走的距离，正常值为每分钟65~95m。

（5）步宽 行走中左右两足间的横向距离，通常以足跟中点为测量点。

（二）常见异常步态

1. 周围神经损伤导致的异常步态

（1）臀大肌步态 由于伸髋肌群无力，行走时支撑相早期臀部突然后退，中期腰部前凸，以保持重心在髋关节之后，躯干前后摆动显著增加，类似鹅行走，又称为"鹅步"。

（2）臀中肌步态 由于髋外展肌群无力，行走时在支撑相早期和中期，患者骨盆向患侧下移超过5°，髋关节向患侧凸，肩和腰出现代偿性侧弯增加骨盆稳定度。表现为躯干左右摆动显著增加，形似鸭行走，又称"鸭步"。

（3）股四头肌无力步态　由于伸膝肌群无力，行走时支撑相早期膝关节处于过伸位，臀大肌代偿性收缩使膝过伸，膝过伸导致躯干前屈。如伸髋肌群也无力，则患者俯身手压大腿，使膝伸直。

（4）胫前肌步态　由于踝背伸肌群无力，行走时患侧下肢在摆动相呈现足下垂，患者通过增加屈髋和屈膝来防止足尖拖地，又称跨门槛步或跨栏步。

2. 中枢神经疾病常见的异常步态

（1）偏瘫步态　偏瘫患者常因患侧上肢摆动时协同屈曲、内收，同侧下肢伸肌协同运动，迈步时患侧足下垂内翻，摆动相时骨盆代偿性抬高，髋关节外展、外旋，患侧下肢向外划圈，又称"划圈步态"。支撑相由于痉挛性足下垂限制胫骨前向运动，常采用膝过伸姿态代偿。部分患者还采用侧身，健肢在前，患肢在后，患足在地面拖行的步态。

（2）截瘫步态　截瘫患者如果损伤平面在L3以下，有可能独立步行，但由于小腿三头肌和胫骨前肌瘫痪，摆动相表现为跨阈步态；足落地时缺乏踝关节控制，稳定性降低，患者常采用膝过伸增加膝关节和踝关节的稳定性。L3以上平面损伤与损伤程度有关，步态变化很大。

（3）脑瘫步态　痉挛型患者常见于小腿三头肌和胫骨后肌痉挛导致的足下垂和足内翻及股内收肌痉挛导致的摆动相足偏向内侧，表现为踮足剪刀步态。

（4）帕金森步态　帕金森病以普遍性肌张力异常增高为特征，表现为步行启动困难，行走时身体前倾，髋膝关节轻度屈曲，下肢摆动幅度减小，步伐细小、快速，上肢几乎无摆动，又称慌张步态。

（5）小脑共济失调步态　见于小脑损伤，步行时摇晃不稳，不能走直线，状如醉汉，故又称酩酊步态。

（三）步态分析方法

1. 目测分析　是一种定性分析的方法。评定者以目测法观察评定对象的行走过程，根据观察所得资料，记录并进行分析，最终对步态做出结论。一般采用自然步态，即最省力的步行姿态。评定者从前面、侧面和后面观察评定对象全身姿势和步态，包括神态与表情、步行节律、稳定性、流畅性、对称性、重心转换、手臂摆动、各个关节的姿态与角度、辅助装置（矫形器、助行器）的作用等。

2. 定量分析　是一种定量分析的方法。通过器械或专用设备获得具体数据来对步态进行分析，常用足印法。其方法是在足底涂上墨汁或滑石粉，在步行通道（一般为4～6m）上留下足印，用秒表记录步行时间，并通过足迹测量步行空间参数，进行分析。

（四）注意事项

评定对象应尽量少穿衣服以便于真实的观察。侧面观察时，应分别从两侧（左侧和右侧）观察评定对象步态；如果行走时出现疼痛则应观察疼痛出现的步行周期的时相。

思考题

1. 何谓肌力、肌张力？
2. 肌张力的分类有哪几种？
3. 在进行关节活动范围测定时注意事项有哪些？
4. 平衡功能评定的方法有哪些？
5. 中枢神经疾病常见的异常步态有哪几种？

第二节　心肺功能评定

心肺功能是人体新陈代谢的基础，是维持人体生命活动不可缺少的部分。心肺功能评定不仅对慢性心肺疾病患者的康复治疗及预后判断非常重要，而且可为其他残疾患者在康复治疗前确定心肺功能状况，以便制订切实可行的康复计划。

一、心电运动试验

心电运动试验是通过逐步增加运动负荷，观察和检测评定对象运动前、中、后的各种反应（呼吸、血压、心率、心电图、气体代谢、临床症状与体征等），来判断其心肺功能。该试验是心功能的重要检测方法，在心血管疾病康复方面广泛应用。

（一）试验方法

1. 活动平板试验　运动强度以 METs 值表示，METs 值的大小取决于活动平板运动速度和坡度的组合。Bruce 方案：应用最早，以增加速度和坡度来增加运动强度。Naughton 方案：运动起始负荷低，每级负荷增量均为安静代谢量的 1 倍。Balke 方案：增加坡度，速度固定。STEEP 方案：不同时地增加速度和坡度（表3-5）。

表3-5　活动平板改良 Bruce 方案

分级	速度（km/h）	坡度%	时间（min）	METs
0	2.7	0	3	2
1/2	2.7	5	3	3.5
1	2.7	10	3	5
2	4	12	3	7
3	5.5	14	3	10
4	6.8	16	3	13
5	8	18	3	16
6	8.9	20	3	19
7	9.7	22	3	22

2. 踏车试验 运动负荷男性从 300kg·m/min 开始，每 3 分钟增加 300kg·m/min。女性从 200kg·m/min 起始，每 3 分钟增加 200kg·m/min。

3. 手摇车试验 用于下肢功能障碍者。运动起始负荷 150~200kg·m/min，每级负荷增量 100~150kg·m/min，时间 6 分钟。

4. 简易运动试验 ①定时运动法：行走时间固定，计算步行距离。通常采用 6 分钟步行，可延长到 12 分钟步行或者 12 分钟跑，也可降低为 2 分钟步行。②定距离运动法：步行距离固定，计算完成该距离步行的时间。如心肌梗死患者出院前常用 200m 步行试验。

（二）适应证和禁忌证

1. 适应证 心电运动试验可对不典型胸痛或可疑冠心病患者进行鉴别诊断；评价已知或可疑冠心病患者的严重程度、危险性、心脏负荷能力和预后；评价冠心病的药物或手术治疗效果；进行冠心病易患人群流行病学调查筛选试验。基于以上目的，病情稳定、无明显步态和骨关节异常、无感染及活动性疾病、意识清醒可配合检查者皆为试验适应证。

2. 禁忌证 ①绝对禁忌证：急性心衰或未控制的心衰、严重的左心功能不全引起症状和血流动力学不稳的严重心律失常、药物未能控制的不稳定型心绞痛、心肌梗死后非稳定期、急性心肌炎或心包炎、急性肺动脉栓塞或梗死、严重主动脉瓣狭窄、严重动脉压升高、全身急性炎症或传染病、血栓性脉管炎、精神疾病发作期或严重神经症。②相对禁忌证：左右冠状动脉主干狭窄或类似病变、严重高血压（收缩压 ≥200mmHg 或舒张压 ≥120mmHg）和肺动脉高压、中度瓣膜病变、心肌病、明显心动过速或过缓、中至重度主动脉瓣狭窄、严重阻塞型心肌病、高度房室传导阻滞及高度窦房传导阻滞、心脏明显扩大、血清电解质紊乱、严重肝肾疾病、未能控制的糖尿病或甲亢、严重贫血、慢性感染性疾病、晚期妊娠或有妊娠合并症、精神障碍或肢体活动障碍不能配合检查或可能使病变恶化者。

（三）试验阳性评定标准

试验中符合下列条件之一为阳性：①运动中诱发典型心绞痛。②以 R 波为主的导联在运动中或运动后出现 ST 段下移 ≥0.1mV，并持续 2 分钟以上。③运动中收缩压下降超过 10mmHg，或有全身反应，如低血压休克。④无病理性 Q 波导联在运动中或运动后出现 ST 段弓背向上抬高 ≥0.1mV，并持续 1 分钟以上。

（四）注意事项

1. 试验前向患者介绍试验方法，取得合作。

2. 试验前 1 天不参加重体力活动，停用影响试验结果的药物，如洋地黄制剂、硝酸甘油、咖啡因、麻黄碱等。试验前 2 小时禁止吸烟、饮酒，适当休息 30 分钟，试验时不可饱餐或空腹。

3. 患感冒或其他病毒、细菌感染者 1 周内不宜进行本试验。

二、运动气体代谢测定

临床上肺功能评定包括主观的呼吸功能障碍感受评定分级和客观指标测定，通过定性、定量的分析评定反映呼吸功能不全的严重程度，了解通气障碍类型，预测耐受康复训练的能力和评估康复治疗训练效果。下面主要介绍运动气体代谢测定，即机体在运动时肺换气功能的评定。

（一）主要测定指标

1. 最大吸氧量（VO₂max） 运动强度达到最大时，机体所摄取并供组织细胞消耗的最大氧量称为最大吸氧量，也称为最大耗氧量、最大摄氧量。它是综合反映心肺功能状况和体力活动能力的最好生理指标。最大吸氧量取决于心排血量、动静脉氧分压差，受心肺功能、血管功能、血液携氧能力和肌肉细胞有氧代谢能力的影响。最大吸氧量随着年龄的增加逐渐减低，可通过运动锻炼减轻衰退程度。最大吸氧量通过极量运动试验直接测定，运动达到极量时所测定的吸氧量即为最大吸氧量。判定达到最大吸氧量的标准为：①分级运动中两级负荷的摄氧量差小于 5% 或小于 2mL／（kg·min）。②呼吸商大于 1.1（成人）或 1（儿童）。③继续运动时吸氧量开始降低。④评定对象精疲力竭或出现其他停止运动试验的指征。

2. 峰值吸氧量 严重心肺疾病的患者若不能进行极量运动试验，测定其运动终点时的吸氧量，称为峰值吸氧量，可作为疗效评定和运动处方制订的指标。

3. 无氧阈（AT） 指人体在逐级递增负荷运动中，有氧代谢已不再能满足运动肌肉的能量需求，开始大量动用无氧代谢供能的临界点。达到 AT 时，机体血乳酸含量、肺通气量、二氧化碳排出量急剧升高。AT 测定通常采用无创的通气无氧阈（通气阈）测定法和有创的乳酸无氧阈（乳酸阈）测定法。中老年人和心血管患者的运动训练应控制在 AT 水平或以下较安全。训练机体的无氧耐力，运动强度应在 AT 以上。

4. 代谢当量 是一种表示各种活动时相对能量代谢水平的常用指标，以安静坐位时的能量消耗为基础，健康成年人为 3.5mL／（kg·min），将此定为 1METs。根据其他活动时的耗氧量可推算出其相应的 METs 值。由于大量日常活动的 METs 已经测得，临床上多参考人群平均 METs 表示运动强度，用于制订个体化运动处方，指导日常生活活动和职业活动，判定最大运动能力和心肺功能水平等。

（二）测定方法

1. 血气分析 抽取评定对象的动脉血，通过血气分析仪测定血液中的气体分压和含量，以此推算全身的气体代谢和酸碱平衡状况。但该检查只反映采血瞬间的情况，需抽取动脉血，所以不能进行运动试验及长时间观察，在康复评定中受到限制。

2. 呼吸气分析 是使用呼吸器分析仪测定通气量及呼出气体中二氧化碳和氧的含量，以此推算二氧化碳排放量、吸氧量等气体代谢参数。这一方法可以实时进行气体成分和通气量检测，对评定对象无创伤，并可在活动中长时间动态观察，在康复评定中具有较大的实用价值。

3. 运动方案　运动方式多采用平板运动，也有采用功率自行车、手臂摇轮运动、台阶试验等。活动平板试验采用 Bruce 方案或 Naughton 方案，可参考心电运动试验。

（三）注意事项

1. 由于活动的肌群数量和机械效率的差异，不同运动方式所测得的 VO_2max 不同。参与运动的肌群越多，测得的 VO_2max 越高，结果分析时应注意。

2. 评定对象的情绪和主观努力程度对结果有显著影响，因此需取得患者积极合作，才能准确地反映实际情况。

3. 注意评定的适应证和禁忌证（与心电运动试验相似）。

思考题

1. 应如何选择心电运动试验的运动形式？
2. 临床评价心功能的方法有哪些？
3. 如何提高患者有氧代谢能力？

第三节　认知功能评定

认知功能属于大脑皮质的高级活动，是大脑为解决问题而摄取、储存、重整和处理信息的基本功能。认知（cognition）是认识和知晓事物过程的总称，是大脑在认知客观事物时对感觉输入信息的获取、编码、操作、提取和使用的过程，包括感觉、知觉、注意、记忆、思维、推理、想象等。人类认知事物的过程包括感觉、知觉、思维、意识 4 个阶段。

一、感觉功能评定

感觉是人脑对作用于感觉器官的客观事物的个别属性的直接反映。个别属性有大小、形状、颜色、坚实度、湿度、味道、气味、声音等。感觉是信息的输入过程，是知觉、记忆、思维、想象的源泉和基础。感觉分为一般感觉和特殊感觉。

（一）评定方法

1. 一般感觉　包括浅感觉、深感觉和复合感觉：①浅感觉：包括痛觉、温度觉和触觉，是皮肤和黏膜的感觉。②深感觉：包括运动觉、位置觉、振动觉，是肌腱、肌肉、骨膜和关节的感觉。③复合感觉：包括皮肤定位觉、两点辨别觉、实体觉、体表图形觉、重量觉、形体觉等。是大脑顶叶皮质对各种感觉进行分析比较和综合而形成的结果。

2. 特殊感觉　包括视觉、听觉、嗅觉、味觉等。

以上具体检查方法可参考神经内科检查。

（二）注意事项

1. 首先让被检查者了解检查的目的与方法，以取得充分的合作。
2. 检查时采取左右、近远端对比的原则，从感觉缺失区向正常部位逐步移行检查。
3. 检查时被检查者一般闭目，以避免主观或暗示作用。
4. 检查者需耐心细致，必要时可多次重复检查。

二、知觉功能评定

知觉是人脑对直接作用于感官的客观事物的整体反映，是将多种感觉互相联系起来综合分析、理解，从而得到对外部客观事物和内部机体状态的整体的反映。知觉障碍是指在感觉输入系统完整情况下，大脑对感觉刺激的认识和鉴别出现障碍，常见表现为失认症和失用症。

（一）评定方法

1. 失认症（agnosia） 失认症是在没有感觉功能障碍、智力减退、意识不清、注意力不集中的情况下，对视觉、听觉、触觉等感觉途径获得的信息缺乏正确的分析和识别能力，因而造成对感知对象的认识障碍。包括躯体失认、半侧空间失认、左右失认、疾病失认、视觉失认、物品失认、触觉失认等。检测半侧空间失认的常用方法简介如下：

（1）Albert 删除试验 40 条 2.5cm 长的线段有规律地分布在一张 16 开白纸的左、右、中，让患者将全部线段划掉，出现遗漏为阳性。

（2）Diller 试验 让患者删掉指定的字母和数字，这些字母和数字随机出现在一张纸的各行，出现遗漏为阳性。

（3）二等分试验 20cm 长的直线进行二等分，中点向右偏 1cm 以上考虑为阳性。

（4）绘画试验 模仿画一个人体图或图形，如有偏歪或缺少部分为阳性。

（5）画钟试验 让患者画一个钟面，如数字位置不准确或集中书写在一侧为阳性。

（6）其他 如高声朗读一段文字，书写一段短文，辨别躯体左右方向，命名左右各手指，辨认物品、相貌、颜色、图形、声音等。

2. 失用症（apraxia） 失用症是指由于中枢神经损伤后，在运动、感觉和反射觉无障碍的情况下，患者不能按命令正确地计划和执行某些有意识的行为和动作，但可以做一些无意识的活动。在失用症中，发病率最高的为结构性失用、运动性失用和穿衣失用。评定方法如下：

（1）结构性失用 是患者对三维空间结构的感知觉和运动程序的障碍，表现为不能描绘或拼接简单的图形。评定方法为：①画空心十字：让患者画一个空心十字图形，不能完成为阳性。②火柴棒拼图：患者用火柴棒看图拼接各种图形，不能完成为阳性。③积木拼图试验：看图将 4 块或 6 块积木拼成指定的图案，不能完成为阳性。

（2）意念运动性失用 意念中枢与运动中枢的联系中断，运动意念不能传达到运动中枢。表现为有意识的运动不能，无意识行为却能进行。即患者能自动地进行习惯性的活动并能讲述活动如何去做，却不能按他人指令完成此活动。评定方法为：①模仿动作：检查者做出举手、伸食指和中指、刷牙等动作，让患者模仿，不能模仿者为阳性。②按口令动作：检查者发出口令，让患者执行，不能完成者为阳性。如把牙膏、牙刷放在桌上，让患者打开牙膏盖，将牙膏挤在牙刷上，然后刷牙。如果患者动作顺序紊乱则为阳性。

（3）意念性失用 意念中枢受损时，不能产生意念，即使肌力、肌张力、感觉、协调能力正常也不能产生运动。既不能自主又不能按指令完成有目的的活动，甚至做出与指令活动无关的动作。患者在日常生活中给他人一种漫不经心、听话极不注意的印象。模仿动作一般无障碍。这类患者常伴有智力障碍。评定以活动逻辑试验为主，即给出刷牙、贴信封、倒茶水等指令及相应实物，如患者动作顺序错乱，即为阳性。

（4）运动性失用 最简单的失用症，常见于上肢或舌。患者能理解某项活动的概念和目的，但不能付之行动，有时能做一些粗大运动但动作笨拙，不能完成精细动作。评定方法为：①让患者按照命令执行上肢的各种动作，如洗脸、刷牙、梳头、敬礼、指鼻、鼓掌等，不能完成者为阳性，提示上肢运动性失用。②让患者按口令执行吹口哨、伸舌及用舌顶侧颊部等动作，不能完成者为阳性，提示口颊舌肌运动性失用。

（5）穿衣失用 体像失认和空间关系障碍所致，患者不能认识衣服的各个部位及相互关系，穿衣时将衣服上下倒置或内外反穿、前后反穿，或将双腿穿进一只裤筒内，将纽扣扣错位等。评定时让患者给玩具娃娃穿衣或给自己穿衣，不能完成者为阳性。

（6）步行失用 若患者有不能发起迈步动作，但遇到障碍物能够自动越过，遇到楼梯能够上楼，迈步开始后拐弯有困难等异常表现，就可以明确诊断。

（二）注意事项

1. 评定环境应选择安静房间，避免干扰。

2. 评定前应对患者或家属说明评定目的、要求和主要内容，以取得同意及充分合作。熟悉检测方法，正确使用指导语。最好以"一对一"的形式进行，陪伴人员在旁时，嘱其不得暗示或提示患者。

3. 评定要在融洽的气氛中进行，注意观察患者的状态，是否合作，是否疲劳。不要随意纠正患者的错误反应。

4. 评定之中不仅要记录患者反应的正误，还应记录患者的原始反应，包括替代语、手势、体态语、书写表达等。患者身体情况不佳或情绪明显不稳定时，不得勉强继续检查。根据患者恢复情况，在适当的时候完成标准化的系统评定。

三、意识障碍评定

意识是指人对周围环境及身体状态的识别和觉察能力。评定方法多用格拉斯哥昏迷量表（Glasgow coma scale，GCS）（表3-6）。

表 3 – 6　格拉斯哥昏迷量表（GCS）

项目	试验	患者反应	评分
睁眼反应	自发	自己睁眼	4
	言语	大声向患者提问时患者睁眼	3
	疼痛	捏患者时能睁眼	2
	疼痛	捏患者时不睁眼	1
运动反应	口令	能执行简单命令	6
	疼痛	捏痛时患者拨开医生的手	5
	疼痛	捏痛时患者撤出被捏的部位	4
	疼痛	捏痛时患者身体呈去皮质强直（上肢屈曲，内收内旋；下肢伸直内收内旋，踝屈曲）	3
	疼痛	捏痛时患者身体呈去大脑强直（上肢伸直，内收内旋，腕指屈曲；下肢去皮质强直）	2
	疼痛	捏痛时患者毫无反应	1
言语反应	言语	能正确会话，并回答医生他在哪、他是谁及年月日	5
	言语	言语错乱，定向障碍	4
	言语	说话能被理解，但无意义	3
	言语	能发出声音但不能被理解	2
	言语	不发声	1

注：总分为 15 分，13 ~ 15 分为轻度脑损伤，9 ~ 12 分为中度脑损伤，≤8 分为重度脑损伤。

四、记忆力评定

包括瞬时记忆、短时记忆和长时记忆。其评测方法有韦氏记忆测验、Rivermead 行为记忆测验等。

五、注意力评定

注意力是一种在指定时间内关注某种特定信息的能力，是一切意识的基础。注意力不是一个独立的心理过程，而是伴随着感知、记忆、思维、想象等心理过程的一种心态。测定方法有韦氏记忆测定中的数字长度测验，韦氏智力测验中的算术测验、数字广度测验和数字符号测验。

六、思维评定

思维是对客观事物间接性及概括性的反映。它反映的是客观事物共同的、本质的特征和内在联系。分为动作思维、形象思维和抽象思维。其形式主要是概念、判断和推理。评定包括修订的韦氏成人智力测验中图片排列和卡片分类测验等。

七、简易精神状态量表

简易精神状态量表（mini mental status examination，MMSE）作为认知障碍的检查方

法应用广泛，可用于临床和社区人群中的痴呆筛选。该方法作为认知障碍初步筛查方法，具有简单、易行、效度较理想等优点。总分范围 0~30 分，正常和异常的分界值与受教育程度有关：文盲（未受教育）组 17 分，小学（受教育年限 <6 年）组 20 分，中学或以上（受教育年限 >6 年）组 24 分；分界值以下为有认知功能障碍，以上为正常（表 3-7）。

表 3-7 简易精神状态量表（MMSE）

问题	得分		问题	得分	
1 今年是哪个年份	1	0	16. 计算：86-7	1	0
2. 现在是什么季节	1	0	17. 计算：79-7	1	0
3. 今天是几号	1	0	18. 计算：72-7	1	0
4. 今天是星期几	1	0	19. 回忆：皮球	1	0
5. 现在是几月份	1	0	20. 回忆：国旗	1	0
6. 你现在在哪个省（市）	1	0	21. 回忆：树木	1	0
7. 你现在在哪个县（区）	1	0	22. 辨认：手表	1	0
8. 你现在在哪个乡（镇、街道）	1	0	23. 辨认：铅笔	1	0
9. 你现在在哪一层楼上	1	0	24. 复述：四十四只石狮子	1	0
11. 复述：皮球	1	0	25. 按卡片闭眼睛	1	0
12. 复述：国旗	1	0	26. 用右手拿纸	1	0
13. 复述：树木	1	0	27. 将纸对折	1	0
14. 计算：100-7	1	0	28. 手放在大腿上	1	0
15. 计算：93-7	1	0	29. 说一句完整的句子	1	0
			30. 按样画图	1	0

注：计算方法：正确回答或完成一项计 1 分，30 项的得分相加即为总分。

八、Loeweistein 作业治疗认知评定

Loeweistein 作业治疗认知评定（Loeweistein occupational therapy cognitive assessment, LOTCA）是以色列西伯来大学和洛文斯顿康复中心的专家们提出的，最先用于脑损伤患者认知能力的评定。该方法与其他方法相比，有效果肯定、项目简单、费时少等优点，可将脑的认知功能检查时间从 2 小时缩短到 30 分钟左右，而且信度和效度检验是良好的。LOTCA 是目前国内外应用最为广泛的脑损伤后认知功能测评方法之一，能够全面了解患者定向、视失认、颜色失认、失写、空间知觉、命名障碍、视空间组织推理能力、思维能力、注意力等各个方面的能力。根据需要，评价也可分几次进行。

九、神经行为认知状态测试

神经行为认知状态测试（the neurobehavioral cognitive status examination, NCSE）是一个全面的标准认知评估量表。评估内容包括意识能力、定向能力、专注能力、语言能

力、结构组织能力、记忆能力、计算能力、推理能力8个方面。

意识障碍评定、记忆力评定、注意力评定、思维评定、简易精神状态量表、Loe-weistein作业治疗认知评定、神经行为认知状态测试的注意事项参见感觉功能评定注意事项。

思考题

1. 感觉功能评定包括哪些方面?

2. 何谓失认症? 常见失认症有哪些?

3. 何谓失用症? 请举例说明。

第四节 日常生活活动能力和生存质量评定

一、日常生活活动能力评定

日常生活活动能力(activities of daily living,ADL)是指人们为了维持生存及适应生存环境而每天必须反复进行的、最基本的、最具有共性的活动。ADL是在个体后天发育成长过程中逐步习得,是人类从事其他一切活动的基础。ADL对康复对象而言,具有十分重要的现实意义。要最大限度地恢复和改善病、伤、残者的日常生活活动能力,首先要对其进行科学、客观的评定。因此,ADL评定是康复综合评定中不可缺少的一个重要方面。ADL评定主要通过各种标准化量表来进行。

(一) ADL分类

1. 躯体性日常生活活动能力(basic or physical ADL,BADL or PADL) 指人们为了维持基本的生存、生活需要而每天必须反复进行的基本活动,包括进食、更衣、个人卫生等自理活动和转移、行走、上下楼梯等身体活动。

2. 工具性日常生活活动能力(instrumental ADL,IADL) 指人们为了维持独立的社会生活所需的较高级的活动,包括购物、洗衣、炊事、交通工具的使用、处理个人事务、休闲活动等,大多需借助工具进行。IADL是在BADL or PADL的基础上发展起来的体现人社会属性的一系列活动,它的实现是以BADL or PADL为基础的。

(二) ADL评定内容

1. 自理方面 ①进食:包括摄食动作(使用筷子、汤勺、刀叉等餐具摄取食物,用杯子和吸管喝水,用碗喝汤)及咀嚼和吞咽能力。②穿衣:包括穿脱上身衣物和下身衣物、解系纽扣、拉拉链、解系鞋带、穿脱矫形器和假肢等。③个人卫生:包括刷牙、洗脸、洗头、洗澡、梳头、化妆、剃须、剪指甲等。④如厕:包括进出厕所、大小便的控制、便后清洁、厕所冲洗等。

2. 运动方面 ①床上运动:包括床上的体位转换、位置移动、坐起、躺下等。②

转移：包括床与轮椅之间、轮椅与座椅之间、轮椅与浴盆或淋浴室、轮椅与坐厕之间的转移等。③行走：包括室内行走、室外行走、上下楼梯、使用辅助器械行走。④交通工具的使用：包括使用自行车、摩托车，上下公共汽车，驾驶汽车等。

3. 家务方面 包括购物、炊事、洗衣、打扫卫生、使用家具及家用电器、安排家庭财务等。

4. 交流与认知方面 包括理解、表达、阅读、书写、听广播、看电视、打电话、使用电脑、记忆、解决问题、社会交往等。

（三）ADL 评定常用量表

1. Barthel 指数（Barthel index，BI） 评定 Barthel 指数评定于 20 世纪 50 年代中期设计并用于临床。由于该方法简单，可信度、灵敏度高，是目前临床应用最广、研究最多的一种 ADL 评定方法。评定内容包括大便控制、小便控制、修饰、如厕、穿衣、进食、转移、步行、上下楼梯、洗澡共 10 项。根据患者是否需要帮助及被帮助的程度分为 0 分、5 分、10 分、15 分 4 个等级，总分 100 分，评分越高，独立性越强。结果提示：<20 分者生活完全依赖，20~40 分者生活需要很大帮助，41~60 分者生活需要帮助，>60 分者生活基本自理。当 Barthel 指数得分在 40 分以上时康复治疗的效益最大（表 3-8）。

表 3-8 Barthel 指数评定表

项目	评分标准	评分
穿衣	0 分 = 依赖他人 5 分 = 需一半辅助 10 分 = 能自理（系开纽扣、开闭拉锁、穿鞋、穿脱矫形器）	
修饰	0 分 = 需要帮助 5 分 = 独立洗脸、梳头、刷牙、剃须	
进餐	0 分 = 依赖他人 5 分 = 需部分辅助（夹菜、盛饭、切面包） 10 分 = 能自理	
如厕	0 分 = 依赖他人 5 分 = 需部分辅助（穿脱衣裤、清洁） 10 分 = 能自理	
大便控制	0 分 = 失禁或昏迷 5 分 = 偶尔失禁（每周≤1 次） 10 分 = 能控制	
小便控制	0 分 = 失禁或昏迷或由他人导尿 5 分 = 偶尔失禁（每 24 小时≤1 次，每周 >1 次） 10 分 = 能控制	
洗澡（盆浴或淋浴）	0 分 = 依赖他人 5 分 = 能自理	

续表

项目	评分标准	评分
转移	0 分＝完全依赖别人，不能坐	
	5 分＝能坐，但需大量（2 人）辅助	
	10 分＝需少量（1 人）帮助或指导	
	15 分＝能自理	
平地行走 45m（在病房及其周围，不包括走远路）	0 分＝不能步行	
	5 分＝在轮椅上能独立行动	
	10 分＝需 1 人辅助步行（体力或言语指导）	
	15 分＝独立步行（可用辅助器）	
上下楼梯（上下一段楼梯，用手杖也算独立）	0 分＝不能	
	5 分＝需帮助（体力或言语指导）	
	10 分＝能自理	
总分		

2. 功能独立性评定（functional independence measure，FIM） 是 20 世纪 80 年代美国物理医学会与康复学会制定的。目前 FIM 量表已获得国际普遍认可，在许多国家的医疗康复机构都得到广泛的应用，其信度、效度已得到大量研究证实。FIM 可用于记录入院、出院、随访时的功能评分，观察动态变化，综合反映患者功能及独立生活能力。FIM 内容为 6 方面 18 项功能，每项功能被分为 7 级，最高级得 7 分，最低级得 1 分，总积分最高 126 分，得分越高表明独立水平越好，反之越差。由于 FIM 是一项专利，它的正式使用需要加入美国医学康复统一数据系统进行注册，并每年缴纳一定的维持费用（表 3 - 9，表 3 - 10）。

表 3 - 9　FIM 量表

项目		得分	
		入院	出院
自理活动	1. 进食		
	2. 梳洗修饰		
	3. 沐浴		
	4. 穿上装		
	5. 穿下装		
	6. 如厕		
括约肌控制	7. 膀胱控制		
	8. 直肠控制		
转移	9. 床、椅、轮椅		
	10. 坐厕所		
	11. 浴盆、浴室		
行走	12. 步行/轮椅		

续表

项目		得分	
		入院	出院
交流	13. 上下楼梯		
	14. 理解		
	15. 表达		
社会认知	16. 社会交往		
	17. 解决问题		
	18. 记忆		
总计			

表 3 – 10　FIM 各项目具体评分标准

分值	评价标准
7 分	完全独立：安全规范完成活动，不需要辅助设备和帮助，并在规定的时间内完成
6 分	有条件的独立：活动中需要辅助设备才能完成，或超过规定的时间，或需要考虑安全问题
5 分	监护：需要他人给予提示或示范就可以完成活动，不需要接触身体的帮助
4 分	最小量帮助：患者需要接触身体的帮助，其主动用力程度≥75%
3 分	中度帮助：患者需要接触身体的帮助，其主动用力程度达到 50% ~75%
2 分	最大帮助：患者需要接触身体的帮助，其主动用力程度为 25% ~50%
1 分	完全依赖：患者需要接触身体的帮助，其主动用力程度≤25%

　　总分评分标准如下：126 分为完全独立；108 ~ 125 分为基本独立；90 ~ 107 分为极轻度依赖或有条件的独立；72 ~ 89 分为轻度依赖；54 ~ 71 分为中度依赖；36 ~ 53 分为重度依赖；19 ~ 35 分为极重度依赖；18 分为完全依赖。

　　3. 功能活动问卷（functional activities questionnaire，FAQ）　是 Pfeffer 于 1982 年提出的，1984 年重新修订。该问卷包括与日常生活密切相关的 10 项内容，如理财、工作、娱乐等活动，根据患者完成各项活动的难易程度评分，所得总分越高，表示障碍越重。小于 5 分为正常，大于等于 5 分为异常。FAQ 主要用于研究社区老年人的独立性和轻度老年性痴呆。FAQ 评定项目较全面，且效度是目前 IADL 量表中最高的，提倡在 IADL 评定时首先使用（表 3 – 11）。

表 3 – 11　功能活动问卷（FAQ）

	正常或从未做过，但能做（0 分）	困难，但可单独完成或从未做过（1 分）	需要帮助（2 分）	完全依赖他人（3 分）
每月平衡收支的能力，管理钱财的能力				
患者的工作能力				
能否到商店买衣服、杂货和家庭用品				
有无爱好，会不会下棋和打扑克牌				

	正常或从未做过，但能做（0分）	困难，但可单独完成或从未做过（1分）	需要帮助（2分）	完全依赖他人（3分）
会不会做简单的事，如点炉子、泡茶等				
会不会准备饭菜				
能否了解最近发生的事件（时事）				
能否参加讨论和了解电视、书、杂志的内容				
能否记住约会时间、家庭节目和吃药				
能否拜访邻居、自己乘公共汽车				

（四）ADL 评定实施方法

1. 直接观察法 指由评定者亲自观察患者进行 ADL 的具体情况，评估其实际活动能力。测定时，由评定者向患者发出动作指令，让患者实际去做，必要时患者可以通过辅助设施或自助具完成。尽量做到客观，避免主观。评定地点可以在患者实际生活环境中，也可以在 ADL 评定训练室内。ADL 评定训练室的设计应尽量接近患者实际生活环境，设置有卧室、浴室、厕所、厨房及家具、电器、餐具等。ADL 评定训练室内除了可进行 ADL 评定外，还可以在其中对患者进行 ADL 训练。评定应注意选择在合适的时间进行，如在患者早上起床时观察其穿衣、洗漱、修饰等活动，在进餐时间观察其进食能力等。这种方法所需评定时间较长，对于体弱的患者，为避免疲劳，可分次进行。直接观察法能使评定者详细观察患者的每一项日常生活活动的完成细节，得到的结果较为可靠、准确，并有利于评定者针对患者的活动缺陷进行康复训练及指导。

2. 间接评定法 指通过询问的方式来收集资料和进行评定，包括口头提问和问卷提问，也可以采取电话、书信、邮件等形式进行。尽量让本人回答问题，如患者不能回答问题（因体力虚弱或认知障碍等），可请患者家属或康复护理人员回答。间接评定法有利于评定一些不便直接观察的较私密的活动（如穿脱内衣、如厕、洗澡等），可在较短时间内得到评定结果，评定较为简便。但其准确性不如直接观察法，应与直接观察法结合使用。

（五）ADL 评定注意事项

1. ADL 评定前 应了解患者的一般病情和肌力、肌张力、关节活动范围、平衡能力、感知觉及认知状况等整体情况。

2. ADL 评定过程中 强调评定的是患者现有的实际能力，而不是潜在能力或可能达到的程度。故应注重观察患者的实际活动，而不是仅依赖其口述或主观推断。对动作不理解时可以由评定者进行示范。

注意加强对患者的保护，避免发生意外。重复评定时，应尽量在同一环境下进行，按照时间顺序记录每次评定的时间和详细结果。

3. 分析评定结果 应考虑有关因素，如患者的生活习惯、工作性质、文化素质、所处的社会和家庭环境、所承担的社会角色及残疾前的功能状况、评定时的心理状态和合作程度等。这些都可能对评定结果产生影响。

二、生活质量评定

生活质量（quality of life，QOL）是指生活于不同文化和价值体系中的个人对于其目标、期望、标准及所关注问题有关联的生存状况的体验，也称为生存质量、生命质量。它包含了个体的生理健康、心理状态、独立能力、社会关系、个人信仰及与周围环境的关系。QOL 起源于 20 世纪 30 年代的美国，最初是作为社会学指标被提出。直到 20 世纪 70 年代后期，QOL 的研究广泛进入医学领域。目前 QOL 评定已广泛应用于人群的健康状况评价、预防保健和临床治疗的效果评价、资源分配和决策的制定。康复医学着重关注患者存活后的功能恢复和 QOL 的保持与提高，故 QOL 评定是康复评定的一项重要内容。

在康复医学领域，QOL 是指个体生存的水平和体验，这种水平和体验反映了病、伤、残者在不同程度的伤残情况下，维持自身躯体、精神心理及社会活动处于一种良好状态的能力和素质。QOL 是一个广泛而抽象的概念，对其内涵的理解还存在一定争议，目前主要达成的共识有：①QOL 是一个多维的概念，由人的躯体、心理和社会功能等方面的状态所决定。②QOL 是评定对象的主观体验，主要依靠评定对象的主观判断。③QOL具有文化依赖性，必须建立在一定的文化价值体系之上。

（一）QOL 评定内容

在进行 QOL 评定时，主要是围绕这些因素来选取特定的指标做出评判，具体包括：

1. 躯体功能评定 包括睡眠、饮食、行走、大小便自我控制、自我料理、家务操持、休闲活动等内容。

2. 精神心理功能评定 包括抑郁感、忧虑情绪、孤独感、自尊、记忆力、推理能力、应变能力等。

3. 社会功能评定 包括家庭关系、社会支持、与他人交往、就业情况、经济状况、社会整合、社会角色等。

4. 疾病特征与治疗 包括疾病症状、治疗及副作用等。

（二）QOL 评定方法

应用标准化量表对患者的生活质量进行多维综合评价，是目前广为采用的方法。

1. 世界卫生组织生活质量评定量表（WHO QOL） 是目前应用最广泛的量表之一。评定内容包括 6 大方面，即躯体功能、心理状况、独立能力、社会关系、环境、宗教信仰与精神。量表包括 WHO QOL－100 和 WHO QOL－BREF。WHO QOL－BREF 是 WHO QOL－100 的简化版，有 26 个项目，每个问题的备选答案分为 1～5 个等级，得分越高，生存质量越好。

2. 健康状况 SF-36（36-item short-form，SF-36） 是美国医学结果研究组开发的一个普适性评定量表。评定内容包括 8 个领域，36 个项目。SF-36 是目前世界上公认的具有较高信度和效度的普适性生活质量评价量表之一（表 3-12）。

表 3-12 SF-36 各项问题内容

项目	问题内容
躯体功能（10）	进行激烈的活动
	进行适度的活动
	手提日用品
	上几级楼梯
	上一级楼梯
	弯腰、屈膝、下蹲
	步行 1500m
	步行 800m
	步行 100m
	自己洗澡、穿衣
心理健康（5）	精神紧张
	垂头丧气，什么事不能振作
	心情平静
	情绪低落
	心情好
角色-躯体功能（4）	减少了工作或其他活动的时间
	只能完成一部分事情
	工作或活动的种类受限
	工作或活动困难增多
躯体疼痛（2）	身体疼痛的程度
	疼痛对工作和家务的影响
总体健康观念（6）	对现在健康状态的评定
	与 1 年前相比现在的健康状态
	易生病
	与别人一样健康
	健康状况正在变坏
	健康状况非常好
活力（4）	生活充实
	精力充沛
	筋疲力尽
	感觉疲劳
社会活动功能（2）	身体或心理的原因妨碍社会活动的程度
	身体或心理的原因妨碍社会活动的时间

3. 健康生存质量表（quality of well-being scale，QWB） 是由 Kaplan 等在 1967

年设计的。评定内容包括日常生活活动、走动或行动、躯体功能活动、社会功能活动等方面。该量表指标定义清晰明确，权重较合理。

4. 生活满意指数 A（1ife satisfaction index A，LSIA） 是一种常用的、主观的生存质量评定方法，共计 20 个项目，每个项目的备选答案分为"同意""不同意""其他"，满分 20 分，评分越高者生活质量越好。

（三）QOL 评定实施方法

1. 访谈 通过当面访谈或电话访谈的方式，来了解患者的心理特点、行为方式、健康状况、生活水平等，从而对其生活质量进行评价。

2. 观察 在一定时间内由评定者对特定个体的心理行为表现或活动、疾病症状及治疗副作用等进行观察，从而判断其综合的生活质量。此法比较适合一些特殊患者的生活质量评价，如精神病患者、植物人、阿尔茨海默病、危重患者等。

3. 自我报告 由患者根据自己的健康状况和对生活质量的理解，自行在评定量表上打分。

（四）QOL 评定注意事项

1. 应做好解释工作，取得患者的理解与配合。

2. 选择恰当的评定环境和时间，在患者实际生活环境中或 ADL 评定训练室中进行；评定的内容若是日常生活中的实际活动项目，应尽量在患者实际实施时进行。

3. 应根据患者情况正确选择合适的评定方式和评定量表。评定过程中应注意安全，避免疲劳。

4. 在对结果进行分析判断时，应考虑患者的生活习惯、文化程度、工作性质、所处的社会和家庭环境、所承担的社会角色、患者残疾前的功能状况、评定时的心理状态和合作程度等有关因素，对评定结果进行正确分析。

📚 知识拓展

关于康复评定室有关规定

为促进我国康复医学的发展，加强康复医院的建设，根据《医疗机构管理条例》及其实施细则等法律、法规，卫生部组织 1994 年发布的《康复医院基本标准》进行了修订，形成了《康复医院基本标准（2012 年版）》，并以此作为新建康复医院的验收标准。该标准规定：三级康复医院应设置评定科室，要求至少设运动平衡功能评定室、认知功能评定室、言语吞咽功能评定室、作业日常活动能力评定室、心理评定室、神经电生理检查室、心肺功能检查室、听力视力检查室、职业能力评定室中的 7 个。二级康复医院评定科室至少具备运动平衡功能评定、认知功能评定、言语吞咽功能评定、作业日常生活活动能力评定、神经电生理检查、听力视力检查中的 5 项功能。

思考题

1. ADL 分为哪两大类?
2. ADL 评定的注意事项有哪些?
3. 何谓生活质量? 生活质量评定的内容有哪些?

第五节 言 语 评 定

言语 (speech) 和语言 (language) 是两个不同的概念。言语是指说话及表达的能力, 或者说是个体运用语言的机械过程, 是人类交流最基本的部分。语言是人类最重要的交际工具和认知功能之一, 是包含了口语、书面语、手势语和体态语等交流符号的集合系统, 是一个自然发展起来的语音、词法、句法的规则体系。语言活动有 4 种形式, 即口语表达、口语理解、阅读理解和书写表达。只有明确了"言语"和"语言"的区别, 才能使评定者对各种言语和语言障碍有正确的理解并对患者进行康复治疗。

一、失语症评定

失语症是指正常获得语言后, 因神经系统的高级部位——大脑半球发生了器质性损伤, 因而产生的后天性语言机能的障碍, 表现为听、说、读、写、计算等几个方面或某一个方面的功能障碍。产生失语症最常见的病因有脑血管病, 其次为脑外伤、脑肿瘤、感染等。

失语症评定总的目的是通过系统全面的语言评定, 发现患者是否患有失语症及其程度, 鉴别失语症的类型, 了解各种影响患者交流能力的因素, 评估患者残存的交流能力并制订治疗计划。评定程序是先进行病史采集, 个人生活史、患者心理状况等一般资料的收集。

1. 失语症主要症状

(1) 听觉理解障碍 是失语症患者常见的症状, 是指患者对听到的言语理解能力降低或丧失。根据失语症的类型和程度不同而表现出在字词、短句和文章不同水平的理解障碍。

(2) 口语表达障碍 发音障碍, 说话费力, 错语, 语法错误, 找词和命名困难, 刻板语言, 模仿语言, 持续症, 复述困难等。

(3) 阅读障碍 因大脑病变致阅读能力受损, 称为失读症。阅读包括朗读和文字的理解, 两者可以出现分离现象。

(4) 书写障碍 书写不仅涉及语言本身, 而且还有视觉、听觉、运动觉、视空间功能和运动参与其中, 所以在分析书写障碍时, 要判断书写障碍是否是失语性质的, 检查项目包括自发性书写、分类书写、看图书写、写句、描述书写、听写和抄写。

2. 各类失语症的分类和临床特征 我国的汉语失语症主要类型见表 3 – 13。

表 3 – 13 各型失语症的特点

失语症类型	病灶部位	流利型	听理解	复述	命名	阅读		书写
						朗读	理解	
Broca 失语	左额下回后部	非流利型	+ ~ + +	+ + +	+ + +	+ / + +	+ ~ / + +	+ + +
Wernicke 失语	左颞上回后部	流利型	+ + +	+ + +	+ + +	+ / + +	+ / + +	+ + +
传导性失语	左弓状束及缘上回	流利型	+	+ + ~ + / + +	+ +	+ +	+ +	+ +
完全性失语	左额颞顶叶病灶	非流利型	+ +	+ + +	+ + +	+ / + +	+ / + +	+ + +
经皮质运动性失语	左 Broca 区前上部	非流利型或中间型	+	- ~ +		+	- / + +	+ + +
经皮质感觉性失语	左颞顶分水岭区	流利型	+ +	+	+ +	+ ~ / + +	+ ~ / + +	+ ~ +
经皮质混合性失语	左颞顶分水岭区病灶	非流利型	+ + +		+ + +	+ / + +	/ + +	+ + +
命名性失语	左额顶枕结合区	流利型			+ + ~ + / + +		~ +	~ +
皮质下失语	丘脑或基底节内囊	中间型	+ ~ + +		+ + +	+		+ +

注：－为正常，＋为轻度障碍，＋＋为中度障碍，＋＋＋为重度障碍。

3. 失语症评定内容

（1）口语表达 包括回话、复述和命名等。

（2）听理解 包括是非判断、听辨认、执行口头命令等。

（3）阅读 包括视读、听字辨认、读词并配话、选词填空等。

（4）书写 包括自发性书写、听写、抄写、描述书写等。

（5）其他 包括计算、定向力、视觉空间等。听理解和口语表达是语言最重要的方面，应视为评定的重点。

4. 失语症评定方法 国际与国内常用的失语症评定方法有以下几种：

（1）波士顿诊断性失语症检查（Boston diagnostic aphasia examination，BDAE） 此检查是目前英语国家普遍应用的标准失语症检查。此检查由 27 个分测验组成，分会话和自发性言语、听觉理解、口语表达、书面语言理解、书写 5 个大项目。在我国已将此检查方法翻译成中文，在国内应用并通过常模测定。

（2）西方失语症成套测验（western aphasia battery，WAB） 此检查可看作是BDAE 修改后的短缩版，它克服了 BDAE 冗长的缺点，在 1 小时内检查可以完成，比较实用，而且可单独检查口语部分。根据检查结果可做出失语症的分类。此检查法的内容除了检查失语症之外，还包含运用、视空间功能、非言语性智能、结构能力、计算能力等内容的检查，因此可做出失语症以外的神经心理学方面的评价。

（3）日本标准失语症检查（standard language test of aphasia，SLTA）　此检查是日本失语症研究会设计完成，检查包括听、说、读、写、计算 5 大项目，共包括 26 个分测验，按 6 阶段评分。在图册检查设计上以多图选一的形式，避免了患者对检查内容的熟悉，使检查更加客观。此方法易于操作，而对训练有明显的指导作用。

（4）汉语失语症成套测验（aphasia battery of chinese，ABC）　此检查包括自发谈话、复述、命名、理解、阅读、书写、结构与视空间、运用和计算 9 大项目，并规定了评分标准。1988 年开始用于临床，也是目前国内较常用的失语症检查方法之一。

二、构音障碍评定

构音障碍是由于神经系统受损，与言语有关的肌肉麻痹、肌张力异常或运动不协调所致的言语障碍。

1. 临床分型

（1）运动性构音障碍　由于参与构音的器官（肺、声带、软腭、舌、下颌、口唇）的神经及肌肉的疾病所致的运动功能障碍，结果使构音方面出现各种症状，主要是由于发音说话器官的肌肉系统疾患、运动麻痹、协调运动障碍所致，一般分为 6 种类型（表 3 - 14）。

（2）器质性构音障碍　由于发音说话器官的构造异常所致。根据障碍的部位不同出现的症状也不同，如口唇裂、腭裂、咬合不全、巨舌症、舌系带短缩症及外伤手术等导致的构音器官的损伤变形。器质性构音障碍的典型原因是腭裂。

（3）功能性构音障碍　错误的发音呈固定状态，但找不到作为构音障碍的原因，与听觉接受、辨别、认知因素、获得性构音动作技能的运动因素、语言发育相关因素有关。多数病例通过构音训练可以完全治愈。

表 3 - 14　运动性构音障碍的分类

名称	病因	言语症状
痉挛型	脑血管病、假性球麻痹、脑瘫、脑外伤、脑肿瘤、多发性硬化	说话费力，音拖长，不自然的中断，音量、音调急剧变化，粗糙音、费力音、元音和辅音歪曲，鼻音过重
弛缓型	脑神经麻痹、球麻痹、肌肉本身障碍、进行性肌营养不良、外伤、感染	伴有呼吸音、辅音不准确，单音调，气息音、辅音错误
共济失调型	脑卒中、肿瘤、多发性硬化、酒精中毒、外伤	元音、辅音歪曲较轻，主要以韵律失常为主，声音的高低强弱呆板、震颤，初始发音困难，声音大，重音和语调异常，发音中断明显
运动过多型	舞蹈病、手足徐动	构音器官的不随意运动破坏了有目的运动而造成元音和辅音的歪曲，失重音，不适宜的停顿，费力音，发音强弱急剧变化，鼻音过重
运动过少型	帕金森病、药物中毒	由于运动范围和速度受限，发音为单一音量、单一音调，重音减少，有呼吸音或失声现象
混合型	威尔森病，多发性硬化，肌萎缩性侧索硬化症	各种症状的混合

2. 评定方法 包括构音器官功能检查和仪器检查。

（1）构音器官功能检查 常用的构音器官功能检查方法是 Frenchay 评定法，该方法是由英国的 Pamela 博士编写的。此检查分为 8 个大项目，包括反射、呼吸、唇的运动、颌的位置、软腭的运动、喉的运动、舌的运动、言语可理解度。影响因素包括听力、视力、语言、情绪、体位等。我国修订的中文版 Frenchay 评定法能为临床动态观察病情变化、诊断分型和评定疗效提供客观依据，并对康复治疗有明确的指导作用。内容包括：①反射：通过观察患者的咳嗽反射、吞咽动作和流涎情况来判断。②发音器官：观察患者在静坐时的呼吸情况，能否用嘴呼吸，说话时是否气短；口唇、颌、软腭、喉和舌静止状态时的位置，鼓腮、发音和说话时动作是否异常。③言语：通过读字、读句及会话评定发音、语速和口腔动作是否异常。

（2）仪器检查 依靠现代化的设备仪器，对说话时喉、口腔、咽腔和鼻腔的情况进行直接观察，对各种声学参数进行实时分析，并进行疗效评价。仪器检查包括：鼻流量计检查，喉空气动力学检查，纤维喉镜、电子喉镜检查，电声门图检查，肌电图检查，电脑嗓音分析系统。

三、言语评定的注意事项

1. 意识障碍、严重痴呆、情绪不稳定、病情急性期等无法合作者不宜进行。
2. 评定环境应安静，最好采取"一对一"形式评定，避免干扰。
3. 评定前根据掌握的患者背景材料，进行检查内容和顺序的准备。
4. 评定要在融洽的气氛中进行，评定时注意观察患者的情况，是否合作、疲劳等。
5. 评定过程中不要随意纠正患者的错误，注意记录患者的各种反应，如替代语、手势、肢体语言、书写表达等。

思考题

1. 何谓语言和言语？
2. 运动性失语和传导性失语的主要区别是什么？
3. 失语症评定的内容及方法有哪些？

第六节 心理评定

心理是人对客观事物的主观反映，是感觉、知觉、记忆、思维、情感、性格、能力的总称。换句话说，情绪、情感反映和认知的内容就是心理活动。躯体残疾者由于本身形体的损坏、某些能力的丧失和随之而来的社会角色、经济收入等的改变，以及社会上对残疾者所持有的不公正的态度，必然会引起残疾者一系列的心理变化，甚至伤残后的心理障碍可以超过躯体障碍的影响，严重地影响着躯体功能障碍的恢复。了解患者的心理状态变化，准确地掌握其心理状况，对于患者的康复具有重要意义。因此，需要在康复初期、中期和末期对患者进行心理评定。心理评定是依据心理学的理论与方法对人的心理品质及水平所做出的评定。所谓心理品质包括心理过程和人格特征等内容，如情绪状态、记忆、智力、性格等。通过心理评定可以解决康复对象的一系列心理问题，帮助他们接受并逐渐适应残疾现实。

一、智力测验

智力（intelligence）是人们在获得知识和运用知识解决实际问题时所必须具备的心理条件或特征，其核心是理解、判断或抽象思维能力。智力测验（intelligence test）是根据有关智力概念和智力理论经标准化过程编制而形成的量表。用于康复医学的治疗测验主要是鉴别儿童智力发展迟缓及其程度，测量颅脑损伤患者的认知功能障碍，判断康复的效果及其预后，为修改康复治疗计划提供依据。智商（IQ）是智力测验结果的量化单位，衡量个体智力发展水平的一种指标。智力测验的形式多样，有的采用单个测验形式，测查单一智力功能（如注意力、记忆力等），其结果不能用 IQ 表示；有的采用成套测验形式，测查多种智力功能，结果可用 IQ 表示，称为 IQ 测验，目前这类智力测验有很多。在临床中用得最多的是韦克斯勒智力量表，包括韦氏儿童智力量表（WISC）、韦氏成人智力量表（WAIS）、韦氏幼儿智力量表（WPPSI），覆盖 4 岁儿童至 74 岁老人。中国修订版韦氏成人智力量表（WAIS - RC）是由龚耀先教授主持修订，适用于 16 岁以上的成人。WAIS - RC 包括言语量表和操作量表两部分，共 11 个分测验。

二、人格测验

人格测验（personality test）是以测量人的非认知性人格特质为目的的心理测验的总称，涉及性格、气质、动机、兴趣、态度、情绪和人际关系等心理特征。评估个体人格的技术和方法有很多，包括观察、谈话、行为评定量表、问卷法和投射测验等。每一种人格理论都假定个别差异的存在，并假定这些差异是可以测量的。临床上常用的人格测验有两类：问卷法和投射法。问卷法有明尼苏达多相人格问卷、艾森克人格问卷和卡特尔人格问卷等，投射法有洛夏墨迹测验等。

1. 明尼苏达多相人格问卷　明尼苏达多相人格问卷（Minnesota multiphasic personality inventory，MMPI）是由明尼苏达大学教授哈撒韦和麦金利于 1940 年制定，由我国宋维真修订成适合我国情况的量表，是一种寻求鉴别正常人和精神病患者人格特征差异的测量方法。1989 年，美国明尼苏达大学出版社正式推出由 Butcher 等人修订，并加以标准化的 MMPI - 2。

（1）内容　MMPI 共有 566 个自我陈述形式的题目，其中 1～399 题是与临床有关的。在临床工作中，MMPI 常用 10 个临床量表和 4 个效度量表：①临床量表：疑病量表（Hs）、抑郁量表（D）、癔病量表（Hy）、精神病态性偏倚（Pd）、男子气或女子气量表（Mf）、妄想量表（Pa）、精神衰弱量表（Pt）、精神分裂症量表（Sc）、躁狂症量表（Ma）、社会内向量表（Si）。②效度量表：疑问量表（Q），反映被试者不能回答的题目；说谎量表（L），反映被试者对个人情况的掩饰或不真实回答；诈病量表（F），高分表明被试者答题随意，或有意诈病，或有偏执的倾向；校正量表（K），测量被试者过分防御或不现实的倾向。

（2）适用范围　MMPI 适用于 16 岁以上并有超过 6 年以上教育年限者，MMPI - 2 提供了成人和青少年常模，可用于 13 岁以上青少年和成人，既可个别施测，也可团体测查。尽管 MMPI 原来是根据精神病学临床实践而编制的，但是并不仅仅用于精神科临床和研究工作，也广泛用于其他医学各科及人类行为的研究、司法审判、犯罪调查、教育和职业选择等领域。因此，在心理咨询中心、心身医学门诊、精神病院、人才市场、职业介绍所、大中学校等都有广泛的运用，对人才心理素质、个人心理健康水平、心理障碍程度的评价都有较高的使用价值。MMPI 还是心理咨询工作者和精神医学工作者必备的心理测验之一。

2. 艾森克人格问卷　艾森克人格问卷（Eysenck personality questionnaire，EPQ）是由英国伦敦大学艾森克教授编制的，分儿童（7～15 岁）和成人（16 岁以上）两种版本。国外 EPQ 儿童生版本有 97 项，成人版本有 101 项。我国龚耀先的修订本成人和儿童均为 88 项，陈仲庚修订本成人有 85 项。

（1）内容　EPQ 包括 4 个分量表：内外倾向量表（E），情绪性量表（N），心理变态量表（P，又称精神质）和掩饰性量表（L）（表 3 - 15）。

表 3 - 15　艾森克人格问卷分量表

分量表名称	高分特征	低分特征
E 量表——内向与外向	外向性格，爱交际，易兴奋，喜欢活动和冒险	内向性格，安静离群，不喜欢冒险，很少进攻
N 量表——神经质	焦虑、紧张，对刺激有强烈的情绪反应	情绪反应缓慢、弱，平静，有节制，不紧张
P 量表——精神质	倾向于独身，不关心他人，难以适应外部环境	能与人相处，较好地适应环境
L 量表——测谎分值	掩饰性强，或较老练，或成熟	掩饰倾向低，有纯朴性

（2）适用范围　EPQ 是英国伦敦大学心理系和精神病研究所有关人格度研究的测定方法，此问卷由数个调查表几经修改发展而来。针对问卷的项目，让被试者根据自己的情况回答是否，然后按照计分标准登记分数，用以测量人格度，即内外向、精神质和神经质。艾森克的人格度不但经过许多数学统计上的和行为观察方面的分析，而且也得到实验室内多种心理实验的考察，被广泛应用于医学、司法、教育等领域，适合各种人群测试。

三、情绪测验

残疾人心理最明显的变化是情绪变化，很多患者对自我形象产生不满、自卑、羞愧、焦虑和抑郁等，个别的出现厌世和轻生行为，极大地影响了康复训练的进行和效果。20 世纪 60 年代后，临床心理学家对于焦虑和抑郁研究较多，制定了很多量表。主要有汉密尔顿焦虑量表和汉密尔顿抑郁量表。

1. 汉密尔顿焦虑量表 汉密尔顿焦虑量表（Hamilton anxiety scale，HAMA）由 Hamilton 于 1959 年编制。最早是精神科临床常用的量表之一，包括 14 个项目，又分为两个因子（躯体性焦虑与精神性焦虑）。《CCMD - 3 中国精神疾病诊断标准》将其列为焦虑症的重要诊断工具，临床上常用于焦虑症的诊断及程度划分的依据。

（1）适用范围 主要用于评定神经症及其他患者的焦虑症状的严重程度，但不太适宜于估计各种精神病时的焦虑状态。同时，与汉密尔顿抑郁量表比较，有些重复的项目，如抑郁心境、躯体性焦虑、胃肠道症状及失眠等，故对于焦虑症与抑郁症也不能很好地进行鉴别。

（2）评定方法 HAMA 应由经过训练的两名评定员进行联合检查，一般采用交谈和观察的方法，待检查结束后，两名评定员独立评分。在评估心理或药物干预前后焦虑症状的改善情况时，首先在入组时评定当时或入组前 1 周的情况，然后再干预 2 ~ 6 周后再次评定来比较焦虑症状的严重程度和症状谱的变化。HAMA 所有 14 个项目采用 0 ~ 4 分的 5 级评分法，各级的标准为：0 分：无症状；1 分：轻；2 分：中等；3 分：重；4 分：极重。

（3）结果分析 HAMA 总分能较好地反映焦虑症状的严重程度。总分可以用来评价焦虑和抑郁障碍患者焦虑症状的严重程度和评估对各种药物、心理干预效果。按照我国量表协作组提供的资料：总分超过 29 分，可能为严重焦虑；超过 21 分，肯定有明显焦虑；超过 14 分，肯定有焦虑；超过 7 分，可能有焦虑；如小于 7 分，无焦虑症状。

2. 汉密尔顿抑郁量表 汉密尔顿抑郁量表（Hamilton depression scale，HAMD）由 Hamilton 于 1960 年编制，是临床上评定抑郁状态时应用最为普遍的量表。HAMD 常用的测定内容有 24 项。

（1）适用范围 本量表适用于有抑郁症状的成年患者。可用于抑郁症、焦虑症、神经症等多种疾病的抑郁症状之评定，尤其适用于抑郁症。然而，本量表对于抑郁症与焦虑症，却不能较好地进行鉴别，因为两者都有类似的项目。

（2）评定方法 一般采用交谈和观察的方式，由经过训练的两名评定员对被评定者进行 HAMD 联合检查，待检查结束后，两名评定员独立评分。在评估心理或药物干预前后抑郁症状的改善情况时，首先在入组时评定当时或入组前 1 周的情况，然后在干预 2 ~ 6 周后再次评定来比较抑郁症状严重程度和症状谱的变化。HAMD 大部分项目采用 0 ~ 4 分的 5 级评分法：无（0 分），轻度（1 分），中度（2 分），重度（3 分），很重（4 分）。少数项目评分为 0 ~ 2 分的 3 级评分法：无（0 分），轻 - 中度（1 分），重度（2 分）。

（3）结果分析 总分是一项很重要的资料，能较好地反映病情的严重程度，即症状越轻，总分越低；症状越重，总分越高。例如，对于 24 项版本，总分超过 35 分可能为严重抑郁；超过 20 分，可能是轻度或中度的抑郁；如小于 8 分，则没有抑郁症状。通过总分在心理咨询或药物治疗前后的变化来衡量各种心理、药物干预的效果。同时，在研究入组病例时，通过 HAMD 的测评，可以较详细地了解研究对象症状的严重程度，用于不同研究结果之间的类比和重复。

知识拓展

抑郁症和焦虑症的区别

抑郁症是一种以长久心情低落为主要临床特征的常见精神性疾病，症状往往与所处环境不相符，在临床上的表现多是闷闷不乐，严重的可有悲痛欲绝甚至出现木僵状态。抑郁症一旦发病，很容易反复发作，但是每次发作在大多数情况下可以得到缓解，有些情况下会留有后遗症或者转为慢性病程。焦虑症也是一种以不愉快和痛苦且常伴有身体方面不舒服感觉为主要症状的常见精神性疾病，有 3.6% ~28.8% 的人终身患此病，患者 90% 以上都是在 35 岁以前发病，女性焦虑症患者往往多于男性。抑郁症与焦虑症虽然是两种不同的精神性疾病，但是两者往往会在临床上同时出现，并且有很多临床症状是相同的，包括睡眠不佳、食欲下降、精力衰退、易发怒等。研究显示，60% ~90% 的抑郁症患者同时具有焦虑症状，有 50% 以上的抑郁症患者同时具有符合诊断标准的焦虑障碍。

四、残疾的心理反应特征

1. 新近残疾的心理反应 突然发生明显的残疾，身体状态因而发生根本性变化。患病后的即刻反应分 3 期：①心理休克期：特点是茫然失措，不知道该干什么，出现一些无目的、下意识的动作和行为，有时可出现与现实的分离感。②心理冲突期：特点是思维混乱，无法集中注意力，出现丧失感、无助感，感到绝望、抑郁、焦虑，患者不知道如何面对现实、如何有效地去解决或改善环境，病前对未来完整的生活计划变得不确定，患者表现为惶惶不可终日。③退让或重新适应期：特点是患者在回避的基础上，不得不开始面对现实，降低原来的生活期望，搁置原来的生活计划，开始调整自己的心理状态和行为来适应患病及减轻这一现实。

2. 残疾认同过程中的心理反应 随着患者逐步接受伤残的现实，患者的心理反应以情绪变化为主，伴有行为和社会功能改变，表现为：①依赖性增加，被动性加重，要求别人关心自己。②主观感觉异常，常有不适感。③易激惹、情绪波动、容易发怒、容易伤感，常因为小事发火。④焦虑、恐怖反应及抑郁情绪相当常见。⑤害怕孤独，希望有人陪伴，不敢独处。⑥猜疑心重。⑦自卑感加重。

五、心理评定的注意事项

1. 了解评定对象的测试情境，选择与评定目的相符的测验和量表。
2. 用规定的指导语告诉评定对象如何接受测试和做出反应。
3. 要严格按手册要求的程序，依次施测。
4. 要协调好与评定对象的关系，激发评定对象的兴趣和测试动机，减少焦虑。
5. 不能直接告诉评定对象或相关人员心理评估的精确结果，特别是智力测验，要对测试结果保密。

思考题

1. 心理评定的重要性有哪些?
2. 残疾后的心理反应是什么?
3. 心理评定的注意事项是什么?

第七节　神经肌肉电生理检查

神经肌肉电生理检查是通过定量的电流刺激神经和肌肉的各个部分,记录神经肌肉组织的电活动,根据神经解剖学和神经电生理学的原则,为神经肌肉的相关疾病诊断提供依据。是保障康复医学诊断、治疗及评价的科学性及客观性的重要条件,其检查方法包括肌电图、神经传导速度测定、神经反射检查及诱发电位等。

一、肌电图

肌电图(electromyography,EMG)是记录肌肉静止和收缩时的电活动以诊断肌肉疾病的电生理学方法。EMG 可用于鉴别神经源和肌源性肌肉萎缩,了解神经损伤的程度、部位和再生等情况,帮助制定正确的神经肌肉康复治疗计划。

知识链接

肌电图的基本参数

肌电图是记录神经和肌肉生物电活动以判断其功能的一种电诊断方法。检查时将电极插入肌肉,通过放大系统将肌肉在静息和收缩状态的生物电流放大,再由阴极射线示波器显示出来。肌肉在正常静息状态下,细胞膜内为负电位,膜外为正电位;肌肉收缩时,细胞膜通透性增加,大量正离子转移到细胞内,使细胞膜内、外与静息时呈相反的电位状态。于是,收缩与未收缩肌纤维间产生电位差,并沿肌纤维扩散,这种扩散的负电位称为动作电位。依据动作电位的形态来判断肌电图正常与否,常用参数包括:①相数:波形偏离基线再回到基线为一相,向下为正相,向上为负相。四相以上为多相。②时限:动作电位时限是指自第一相偏离基线始,至最后一相回归基线止的时间。③波幅:动作电位最大负峰和最大正峰之间的电位差,单位为 mV或 μV。

1. 检查方法

(1)准备　检查前了解患者的病史及检查肌电图的目的,以便确定检查哪些肌肉及检查的步骤。然后在被检查肌肉相应体表皮肤进行常规消毒。

(2)检查部位　如为肌源性病变,萎缩的肌肉病变多见于肩胛带和骨盆肌,必要时进行双侧同名肌肉对比检查；如为神经根或神经丛病变，应寻找神经根支配下的肌肉进行检查；如为全身性疾病，需检查 5 块肌肉，至少 3 块出现异常。

（3）步骤　待患者放松后，将消毒的针电极插入被检查肌肉并观察：①插入时的电活动及放松时的自发活动。②肌肉轻收缩时的运动单位特性。③肌肉最大用力收缩时的运动单位募集情况。

2. 不同状态下的肌电图表现

（1）插入时肌电图表现　①插入电活动：当针插入肌肉时，由于针的机械刺激，引起肌纤维的活动，在肌电图示波屏上出现一串电位波动。②插入电位延长：正常插入电位延续不到 0.3 秒，插入电位延长常见于肌炎、失神经支配或肌强直病等。③插入电位缩短：见于周期性瘫痪的瘫痪期，肌病致肌肉被结缔组织或脂肪代替时。④肌强直电位：是指针插入时、针电极移动时、叩击肌肉时、轻用力时，均可诱发成串密集的波形规则的单纤维活动电位。见于肌强直性肌营养不良、先天性肌强直、副肌强直等。

（2）放松时肌电图表现　①当肌肉放松时，一般无任何电活动，称为电静息。有时正常情况下，肌肉放松时也可出现一些正常的自发电活动。②终板电位是一种负相的单相电位，波幅极低（10 ~ 20μV）而时限极短（1 ~ 2 毫秒）是电极位于终板而终板异常局限性兴奋的结果。③束颤电位：即自发的完整运动单位电位，束颤电位可以没有确定的病理意义，也可以是前角细胞或神经纤维受刺激而自激的结果。相位过多的束颤电位成为复杂多相电位，多为病理性的。④纤颤电位：纤颤电位为针电极在肌细胞外时记录到的单根肌纤维的自发电活动。始为正相，主相为负，时限 1 ~ 5 毫秒，振幅 20 ~ 200μV，发放频率为 2 ~ 20Hz。可见于神经源性或肌源性异常、神经肌肉接头异常。⑤正相电位：是只有一个正相的电位，时限为 10 ~ 230 毫秒，振幅 20 ~ 200μV，为针电极正好置于损害肌纤维处记录的结果，其临床意义同纤颤电位。

（3）轻度用力时肌电图表现　①正常的运动单位电位：多为三相电位，四相电位被称为多相，多相不超过 20%，时限与电压正常。②长时限电位：常见于神经损害后或再生后的神经传导减慢，也可见于神经损害后的代偿后期运动单位数量减少而范围扩大。③短时限电位：在肌肉疾病患者运动单位内肌纤维数目减少时出现，可见于神经性损害早期或神经再生的早期。④高压电位：是神经再生时残存或再生的轴突代偿性支配到其他运动单位，使运动单位的肌纤维总数增加的结果，常见于脊髓或周围神经性损害。⑤低压电位：由于肌纤维散在变形而使运动单位肌纤维密度减少。低压电位见于各种肌源性疾病。⑥多相波增加：过多的多相波或过分复杂的多相波均为异常。多相波发生的原因是肌纤维或神经轴索再生，使运动单位的各肌纤维不同时兴奋，可见于各种脊髓与周围神经疾病和肌肉疾病。⑦群发电位：是一种自发的、有节律的、波形多样的、群发的运动单位电位，多见于帕金森病、舞蹈病、手足徐动症等。

（4）最大用力收缩时肌电图表现　①单纯相：运动单位数量减少，相当于正常肌肉做轻度收缩时的动作电位数，见于神经源性病变。②混合相：肌肉最大收缩时，出现较正常干扰相弱的电活动形式，即基线无静止区，相当于正常肌肉做中等程度随意收缩时的动作电位数。③无随意运动：完全瘫痪的肌肉，使之随意用力，无任何动作电位出现，肌电图上呈电静息状态，称为病理性电静息。见于严重的神经肌肉病变及癔症性瘫痪。

3. 表面肌电图 表面肌电图检查应用表面电极，最初用于运动学研究，分析运动训练中各个肌肉的协调性和兴奋性等情况，继而用于生物反馈，增加运动的选择性和协调性，进行疲劳分析，加速运动功能的恢复。表面肌电图的优点是记录大面积范围的肌电信号，无痛、不侵入皮肤，为临床提供了一种无创、简单、安全的肌肉功能状态检查手段。它可以对所检查的肌肉进行工作情况、工作效率的量化，指导患者进行神经、肌肉功能训练；缺点是不能记录 10～20mm 的深部肌肉的电活动，不能保证所记录的仅仅是电极下肌肉的电活动，不能观察单个运动单位电位，故对形态较小的肌肉无法准确分析，同时表面肌电图测定的不是肌肉的力量，而是运动过程中肌肉的电活动，即无法直接量化肌肉收缩所产生的力量大小。

4. 注意事项

（1）有出血倾向者和易反复感染者不宜做肌电图检查。

（2）对接受抗凝剂治疗，或有血友病和血小板减少的患者，应检查出凝血时间。血小板低于 $200 \times 10^9/L$ 时，不宜做肌电图检查。

（3）肌电图检查后，最好不要在同一部位进行肌肉活检，以免造成解释上的困难。因为在插针或移动针电极过程中，可能会导致肌肉损伤，并出现局部炎症，偶尔也可能发生肌肉的病理改变。

（4）在某些肌肉疾病，如肌营养不良或多发性肌炎，以及其他一些情况，如心肌缺血、甲状腺功能减退或持续剧烈运动后，血清磷酸肌酸激酶浓度可升高。肌电图检查后 6 小时，可导致磷酸肌酸激酶升高，48 小时恢复正常。因此，为避免引起混淆，血清肌酸激酶的检查最好在肌电图检查之前进行。

（5）肌电图是一种创伤性检查，插针时可能使有些患者感到不适，因而不能为患者接受。事先要和患者解释清楚，肌电图检测者与患者的就诊医师进行协商，根据病情需要做出适当决定。

（6）肌电图仪要放在空气干燥、温度适宜（15℃～25℃）、无干扰的房间，最好有屏蔽。操作完毕，电流输出回零，避免再次开机电击患者。

二、神经传导速度测定

神经传导速度测定（nerve conduction velocity，NCV）是研究周围神经的感觉或运动兴奋的传导功能，是应用一定参数的电流刺激运动神经或感觉神经，以引出肌肉或神经的动作电位，测定运动或感觉的传导速度。神经传导研究一般用表面电极刺激和记录，其优点是方便、无痛，易为评定对象接受。有时也用针电极，可以准确定位。随着记录设施的不断改善及方法学的标准化，神经传导速度检测技术的应用价值越来越大。

1. 运动神经传导速度（motor nerve conduction velocity，MNCV）测定 是通过对运动神经干给予刺激，在其支配的相应的肌肉上记录复合性肌肉动作电位，此时记录的复合性肌肉动作电位称为 M 波。在神经干的两点进行刺激，获得两个潜伏时，然后测量出两点的距离并除以两个潜伏时的差值，即可计算两个刺激点间的这一段运动神经的传导速度。对 M 波的测量分析参数有潜伏期、波幅、波宽、波形及运动传导速度。

2. 感觉神经传导速度（sensory nerve conduction velocity，SNCV）测定 与运动神经传导速度的不同之处在于其不涉及神经 - 肌肉接头和肌肉，因而只需在神经的某一点给予刺激，而在另一点进行记录即可。采用顺向法或逆向法进行测量均可。前者是在指（或趾）端或皮肤进行刺激，在相应的神经干记录；后者与之相反。研究表明，顺向与逆向感觉神经传导速度无明显差异。在感觉神经传导速度检查的各个分析参数中，一般认为潜伏期和传导速度最有价值。

3. 注意事项

（1）测试前全面了解患者的症状和体征，以确定神经传导速度测定的部位。

（2）神经传导速度测定，要对某一肢体至少检查两根神经的功能状态，以确定有无其他神经受累。

（3）测定神经传导速度时，保持电极固定，防止压迫性移动所致距离改变引起的误差。

（4）影响神经传导的物理因素有温度、神经节段的长度及检测技术本身固有的误差、统计学方面的问题等，测定时需注意。

知识链接

影响神经传导的生物学因素

①性别：女性的运动传导速度慢于男性，感觉传导速度快于男性。②身高：个子越高，传导速度越慢，波幅越低。③记录部位：远侧节段的神经传导速度慢于近侧。④手偏利：利手的传导速度稍快些。身体左右侧的神经传导一般无差异。⑤年龄：是影响神经传导功能最重要的生物学因素。周围神经呈跳跃式传导，取决于其髓鞘的成熟。人类髓鞘在 1 岁时出现，所以在神经传导检测中必须考虑年龄因素。

三、神经反射检查

神经反射检查包括物理检查及电生理学检查两种方法。这里主要介绍电生理学检查方法的 F 波检查、H 反射检查。

1. F 波检查 运动神经纤维在受到刺激产生兴奋时，其冲动会向近、远端双向传导。冲动逆向传至脊髓前角运动神经元使之兴奋，该兴奋性冲动再顺向传导至肌肉，使之再次兴奋而产生一个所谓的迟发性反应，此即 F 波。F 波检查可作为常规神经传导速度检查的一个补充，用于评估近端运动神经的传导功能。

2. H 反射检查 H 反射是一种单突触性节段性反射，因其最先由 Hoffman 于 1918 年描述，故而得名。H 波是在低于 M 波的阈值的强度刺激混合神经干时，在该神经支配的肌肉上引出的一个迟发性复合性肌肉动作电位。H 波引出后，其振幅将随刺激强度的上升而上升，在刺激强度接近 M 波阈强度时，波幅最大，然后随着刺激强度的增大和 M 波振幅的上升而下降。H 反射涉及感觉和运动神经元的反射活动，仅仅见于胫神经和正中神经等少数神经。已有研究表明，H 反射潜伏期是最可靠的指标，因而目前在临床上应用最多。

四、诱发电位

诱发电位（evoked potential，EP）是刺激人体器官、感觉神经、运动皮质或运动神经，刺激沿相应的神经通路向中枢或外周传导。记录并分析传导过程中的复合电位变化并可以此评价神经功能。常用的诱发电位方法有体感诱发、视觉诱发、听觉诱发、运动诱发和事件相关电位等，可反映脑干、周围神经、脊髓后索、感觉皮质及上/下运动神经元的各种病变。事件相关电位用于判断脑损害患者注意力和反应能力，以便对康复患者的脑部恢复程度进行诊断和评价。

通过诱发电位的波形、主波潜伏期、波峰间期和波幅等记录结果的判断，可为康复医学诊断和治疗提供参考。因其具有高度敏感性并可对感觉障碍进行客观评估，被广泛应用于神经系统疾病的早期诊断、康复过程的随访、康复疗效判断及预后评估等各方面。

思考题

1. 何谓肌电图？何谓诱发电位？
2. 何谓神经传导速度测定？
3. 常见神经反射检查方法有哪些？

第四章　常用康复治疗技术

第一节　物　理　治　疗

物理治疗（physical therapy or physiotherapy，PT）是康复医学中的一个重要组成部分，包括运动治疗和物理因子治疗。

一、运动治疗

运动治疗是通过徒手及借助器械进行运动训练，达到恢复或改善躯体、生理、心理和精神功能障碍的治疗方法，是物理治疗的主要部分。

（一）肌力训练

肌力训练是根据超负荷的原理，通过肌肉的主动收缩来改善或增强肌肉力量。肌力下降的原因有：25 岁以后随着年龄的增长肌力将逐渐下降，下肢较上肢下降得快；因长期制动导致肌肉萎缩；因神经系统疾病如脑卒中、脑瘫，导致的偏瘫或四肢瘫；因肌营养不良导致肌源性肌力下降等。

1. 训练方法

（1）被动运动　采用被动活动或电刺激的方式诱发肌肉收缩或活动，以预防肌肉萎缩和关节粘连，为主动运动做准备。适用于 0～1 级肌力的患者。

（2）助力运动　在外力辅助下，患者主动收缩肌肉完成动作或运动。根据助力来源不同分为徒手助力主动运动和悬吊助力主动运动。适用于 1～2 级肌力的患者（图 4－1）。

（3）主动运动　指患者主动收缩肌肉完成动作或运动。运动时不需要助力，也不需要克服阻力。在训练中采取正确体位和姿势，将训练肢体置于抗重力位，避免代偿运动。适用于 3 级肌力的患者。

（4）抗阻运动　指在肌肉收缩过程中，需要克服外来阻力完成的主动运动。阻力的形式可利用徒手、滑轮、重物、摩擦力、弹簧等，但作用的方向与运动的方向相反，以提高肌力和肌肉耐力。适用于 3 级以上肌力的患者（图 4－2）。

1）等张抗阻运动：指肌肉收缩时，肌肉长度有变化而肌张力不变，产生关节运动，又称为动力性运动。等张训练分为向心性收缩和离心性收缩。根据患者肌力和功能需要，可将阻力施加在肌肉缩短或拉长时。

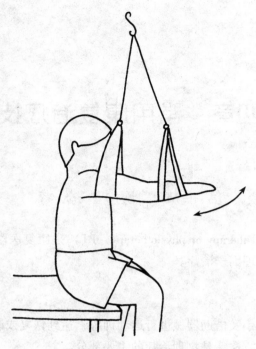

图 4 - 1 悬吊助力运动

2）等长抗阻运动：指肌肉收缩时，肌张力增加而肌肉长度不变，不产生关节运动，又称为静力性运动，是增强肌力最有效的方法。

3）等速运动：指运动时速度和力矩恒定，在外加阻力的作用下运动中的每一点肌肉都能达到最大收缩力的活动。该训练需要专门的等速训练仪。

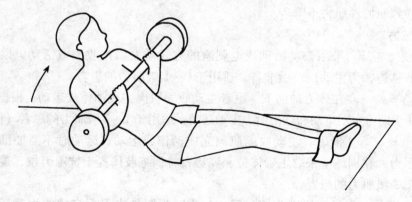

图 4 - 2 腹肌肌力增强的抗阻运动

2. 注意事项

（1）合理选择训练方法 根据功能需要和现有设备，选用合理的负荷量、肌肉收缩类型、重复次数等，每次肌力训练使患者第 2 天不感到疲劳和疼痛为宜，避免过度训练。

（2）做好正确详细的训练记录　包括患者对负荷的适应能力、运动量、训练中患者的状况、训练前后肌力的进展，并根据患者的状况随时调整训练时间、强度等。

（3）注意心血管反应　运动时心血管会出现应激反应，患有高血压、冠心病或其他心血管疾病患者应注意运动时的心血管反应，避免过度的训练导致发生心血管意外。

（二）关节活动范围训练

关节活动范围即关节所能达到的活动范围，有主动和被动之分。关节活动范围训练，是利用各种方法维持和恢复因组织粘连或肌痉挛等多种因素引起的各种关节功能障碍的治疗方法。训练时肌肉主动收缩参与运动，也可以借助他人、器械或自我肢体辅助来完成。

1. 训练方法

（1）被动关节活动范围训练　指患者完全不用力的情况下，全靠外力来完成运动或动作。外力主要来自于治疗师、患者健肢及各种康复训练器械。适用于肌力在 3 级以下的患者。训练时，治疗者持握被治疗关节附近的肢体部位，以控制运动。施力不要超过无痛范围的极限，每个关节平滑、有节律地重复 5~10 次。例如，肩关节内、外旋被动活动，肘关节屈伸被动活动，髋关节屈曲、伸展被动活动等。

（2）辅助–主动关节活动范围训练　指患者在外力的辅助下，主动收缩肌肉来完成关节活动的运动训练，助力可由治疗师、患者健肢、各种康复器械（如棍棒、滑轮和绳索装置等）及引力或水的浮力提供。适用于由被动运动向主动运动过渡的患者。训练时，治疗者要求患者完成所需的关节活动，必要时治疗者将手置于患者需要辅助或指导的部位。例如，肩轮练习、肩梯训练、肋木训练、平行杠训练、体操棒训练等。

（3）主动关节活动范围训练　指患者主动用力完成关节活动的运动训练，通常与肌力训练同时进行。适用于肌力在 3 级及以上的患者。训练时，通过主动关节活动度训练改善和扩大关节活动度，如医疗体操等。

2. 注意事项

（1）因伤病暂时不能主动活动的关节，要尽早在不加重病情的情况下进行关节被动活动，活动范围尽可能接近正常最大限度。

（2）关节活动范围的维持训练应包括身体各个关节，且每个关节应进行全方位范围的活动。

（3）必须熟练掌握关节解剖学结构、关节运动方向、运动平面及各个关节活动范围的正常值等。

（4）关节被动活动前应耐心向患者解释，得到患者的合作。

（5）对于活动受限的关节或长期处于屈曲位、内收位的关节，应多做被动牵拉运动，如屈曲的肘关节多做伸展活动等。

（三）关节松动技术

关节松动技术是指治疗师在患者关节可动范围内完成的一种针对性很强的手法操作

技术，属于被动运动范畴。澳大利亚的麦特兰德（Maitland）对此技术的发展贡献很大，故也称为"麦特兰德手法"。

1. 手法分级 关节松动技术操作的手法分为4级。

（1）Ⅰ级 在关节活动起始端，小范围、节律性地来回松动关节。

（2）Ⅱ级 在关节生理活动范围内，大范围、节律性地来回松动关节，但不接触关节的起始端和终末端。

（3）Ⅲ级 治疗者在关节活动允许范围内，大范围、节律性地来回松动关节，每次均接触到关节的终末端，并能感觉到关节周围软组织的张力。

（4）Ⅳ级 治疗者在关节活动的终末端，小范围、节律性地松动关节，每次均接触到关节活动的终末端，并能感觉到关节周围软组织的张力。

其中，Ⅰ级、Ⅱ级适用于治疗因疼痛引起的关节活动受限，Ⅲ级适用于治疗关节疼痛并伴有僵硬，Ⅳ级适用于治疗关节因周围组织粘连、挛缩而引起的关节活动受限（图4-3）。

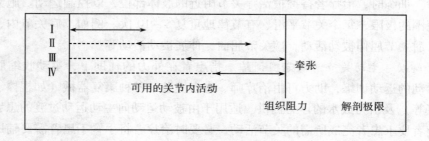

图4-3 关节松动术分级

2. 注意事项

（1）关节活动已经过度、关节肿胀、关节炎症、恶性疾病及未愈合的骨折禁忌做关节松动技术。

（2）治疗后即感到舒服，如有轻微疼痛多为正常的治疗反应，通常在4~6小时后消失。若治疗后24小时疼痛仍不减轻，甚至加剧，说明治疗强度过大或持续时间过长。

（3）操作时，患者和治疗者都应处于一种正确的体位。

（4）治疗时，每一种手法可以重复3~4次，每次治疗总时间在15~20分钟，根据患者的反应，可每天或隔1~2天治疗1次。

（四）软组织牵伸训练

牵伸训练是使病理性缩短的软组织（肌腱、肌肉、韧带、关节囊等）延长的治疗方法。该训练可防止发生不可逆的组织挛缩，调节肌张力，增加或恢复关节活动范围，预防或降低躯体在活动或从事某项运动时出现的肌肉、肌腱损伤。

1. 训练方法 分为手法牵伸、器械牵伸和自我牵伸3种。

（1）**手法牵伸** 是治疗者对发生紧张或挛缩的组织或活动受限的关节，通过手力牵伸，并通过控制牵伸的方向、速度和持续时间来增加挛缩组织的长度和关节活动范围。

1）牵伸跟腱：治疗师一只手握患者足跟，另一只手固定患者踝关节上方。利用治疗者的前臂屈曲动作牵拉跟腱（图4-4）。

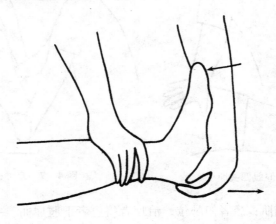

图4-4 牵伸跟腱

2）牵伸腘绳肌：患者仰卧，屈髋、伸膝，上举患侧下肢。治疗者一只手握住患者踝关节，另一只手压在患者足底上，治疗者利用自身的体重向患者头部方向牵拉，让髋关节做屈曲动作，此过程中应保持膝关节的伸展位（图4-5）。

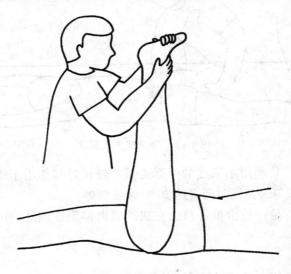

图4-5 牵伸腘绳肌

3）牵伸股四头肌：患者俯卧位，治疗者一只手固定患者的骨盆部位，另一只手位于膝关节下方将患侧下肢屈曲，当达到关节的末端活动范围时，用力牵拉肢体并停留数秒（图4-6）。

4）牵伸髋关节内收肌：患者仰卧位，治疗者一只手放在患者腘窝处，另一只手抓握患者踝关节上方。将患者下肢沿额状面方向移动，当达到关节的末端活动范围时，用力牵拉肢体并停留数秒（图4-7）。

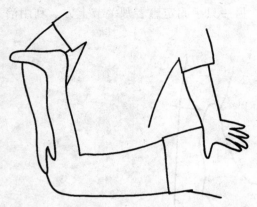

图4-6 牵伸股四头肌

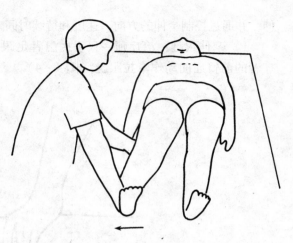

图4-7 牵伸髋关节内收肌

5）牵张髋关节屈肌：患者俯卧位，治疗者将患者下肢屈曲，一只手固定患者骨盆部位，另一只手固定在患者大腿内侧。用前臂支持患者小腿部位，并缓慢用力向患者头部方向进行牵拉（图4-8）。

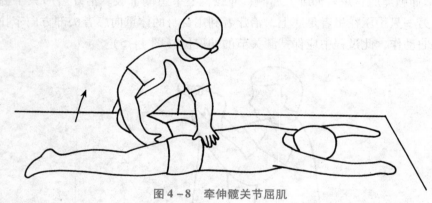

图4-8 牵伸髋关节屈肌

（2）器械牵伸　是利用小强度的外部力量，较长时间作用于缩短组织。可采用重锤、滑轮系统、夹板等，持续时间可达20分钟或更多。

（3）自我牵伸　是一种由患者自己完成的肌肉伸展性训练，可利用自身的重量作为牵伸的力量。

2. 注意事项

（1）患者应尽量使自身处于舒适、放松的治疗体位。

（2）必要时患者需脱去妨碍治疗的衣物。

（3）治疗者应注意操作规范，避免过度牵伸长期制动、水肿或无力的组织等。

（4）牵伸后若局部疼痛持续时间超过24小时，则表明牵伸力量过大。

（五）平衡训练

平衡训练是指改善人体平衡功能的训练，用以锻炼本体感受器，刺激姿势反射，适用于治疗神经系统或前庭器官病变所致的平衡功能障碍。

1. 训练方法

（1）坐位平衡训练　患者取坐位，手置于身体两侧或大腿部，保持心情放松：①Ⅰ级坐位平衡训练：患者不受外力且无身体动作，通过自身协调躯干肌肉以保持身体直立。开始时需要有人在身旁保护，逐步过渡到无保护独立坐位。②Ⅱ级坐位平衡训练：患者在保持坐位平衡的同时能独立完成身体重心转移、躯干屈曲与伸展、左右倾斜及旋转运动。可采取拾取身体周围物品的方式进行训练。③Ⅲ级坐位平衡训练：可以抵抗外力保持身体平衡的训练。患者在胸前双手抱肘，由治疗者施加外力破坏患者坐位的稳定，诱发头部及躯干向正中线的调正反应。

（2）站立位平衡训练　①Ⅰ级站立位平衡训练：患者用下肢支撑体重保持站立位，必要时治疗者可用双膝控制患者下肢，或使用支架帮助固定其膝关节。开始时两足间距较大，以提高稳定性，能够独立站立后逐步缩小两足间距，减小支撑面，增加难度。②Ⅱ级站立位平衡训练：患者在站立姿势下，独立完成身体重心转移、躯干屈曲与伸展、左右倾斜及旋转运动。开始由治疗者双手固定患者髋部，逐步过渡到患者独立完成。③Ⅲ级站立位平衡训练：患者可以利用平衡板、站立作业训练等方式进行训练。

2. 注意事项

（1）平衡训练前，要求患者放松，减少紧张或恐惧心理。若患者存在肌肉痉挛，应先设法缓解肌肉痉挛。

（2）加强安全措施，应选择与患者水平相当的平衡训练，一般初始时选择低水平的训练，逐渐从简单到复杂过渡。训练环境应除去障碍物和提供附加稳定的措施（保护腰带、治疗者的辅助、平行杠等）。

（3）若训练中发生头晕、头痛或恶心症状时，应减少运动量或暂停训练。

（六）步行训练

步行训练是针对患者疾病的特点，利用各种康复手段，最大限度地帮助患者提高步行能力，矫治异常步态，促进患者独立转移，提高生活质量，早日回归家庭和社会的训练方法。以因伤病损害而造成步态障碍者为主要训练对象，如偏瘫、截瘫、截肢及下肢损伤或术后的患者等。

1. 训练方法　在进行步行训练前先进行平衡训练，包括坐位平衡训练、站立位平衡训练、静态平衡训练、动态平衡训练等。

（1）平行杠内的步行训练　①四点步：这是在平行杠内最先进行的步行训练项目。以先左腿向前迈步为例：患者右手沿平行杠向前伸出 15cm 距离，左手置于同侧髋关节稍前处，重心移至右腿，使右髋关节与同侧足、膝、踝在同一条垂直线上。左肩稍前伸，左手支撑并使左肩下降，将左下肢向上提起，左下肢上提后向前摆动，迈出的步子足够大后，将左下肢放下。将重心移至左腿，左手沿平行杠向前移动，做好迈出右腿的准备。②摆至步：患者首先将躯干处于过伸位保持平衡，双手分别或同时沿平行杠内向前伸出，距离足趾约 15cm。身体前倾，使头和肩位于手的上方，提起双足，并向前摆动使双腿正好落在手的后方。③摆过步：患者将双手沿平行杠向前伸（同摆至步），双足提起并落在手的前方，距离手的位置约等于摆动前与手的距离。当双足稳定后，双手沿平行杠向前移动，准备迈出下一步。这是截瘫患者行走最快、最实用的步行方式，但需要患者具备较高的平衡能力。

（2）利用手杖、拐杖、助行架的步行训练　使用步行辅助器时，正确的步行模式如下（图示说明：空白脚印——健腿；黑色脚印——部分负重腿；有斜线的脚印——病腿，但能充分负重；○——辅助器的足；→——运动的方向；0——起始位置；图中的1、2、3、4——运动的细步骤，运动开始由左至右）。

1）用轻型助行架的步态模式：方法为提起架子放在身体前方（1）；向前迈一步，落在架子两后腿连线的水平附近（2）（如有一腿较弱，先迈弱腿）；迈上另一腿（3）（图4-9）。

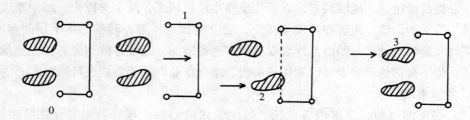

图4-9　用轻型助行架的步态

2）恢复早期利用腋拐、托槽拐、肘拐、交互式助行架的四点步：将一侧的辅助器移向前（1）；迈对侧的腿（2）；移对侧的辅助器（3）；移另一侧的腿（4）（图4-10）。

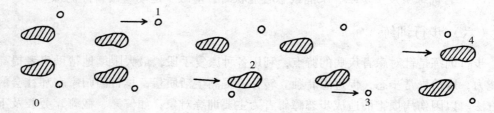

图4-10　恢复早期的四点步

3）恢复后期利用腋拐、托槽拐、肘拐、交互式助行架的四点步：移一侧辅助器及其对侧的腿（1，1）；移另一侧的辅助器及其对侧的腿（2，2）（图4-11）。

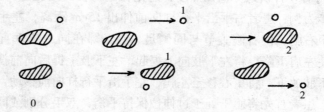

图4-11　恢复后期的四点步

4）应用腋拐或助行架的免负荷步态：图4-12中免负荷腿由于不着地负重，故脚印未绘出。行走时先将腋拐向前（1），然后负重腿向前（2）。虚线右方为用助行架时第（2）步的情况。注意迈步腿的落足点不要越过助行架两后腿的连线（图4-12）。

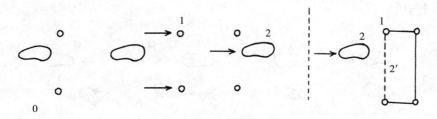

图4-12　免负荷步态

5）应用腋拐、肘拐或助行架时的部分负重步态：将辅助器与部分负重腿同时向前移动（1，1），健腿迈越拐杖的足（2）或迈至助行架两后腿的连线上（图4-13）。

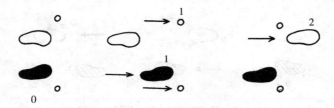

图4-13　部分负重步态

6）应用腋拐或助行架的摆至步：是将双腿同时摆至前移后的腋拐双足连线或助行架双后腿的连线处。先将辅助器的两侧同时前移（1，1），然后同时将双足摆至上述指定点（2，2）（图4-14）。

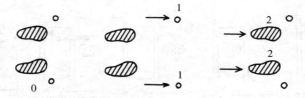

图4-14　摆至步

7）应用腋拐的摆过步：是先将腋拐的双侧同时移向前（1，1），然后双足同时摆出并越过腋拐双足的连线（2，2）。这是一种快而姿势较好的步态，但需要较好的平衡，一般在恢复后期才使用（图4-15）。

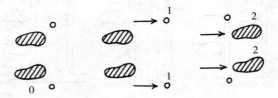

图4-15　应用腋拐的摆过步

8）恢复早期用单足、三足或四足手杖的步态：与前述辅助器相比，手杖的稳定性较差。恢复早期用手杖步行往往用于病情较轻的患者；至于病情较重者，仍以先用双拐或助行架为宜。步行时将手杖放在前方（1），迈出病腿（2），将健腿摆过手杖落地点（3）（图4－16）

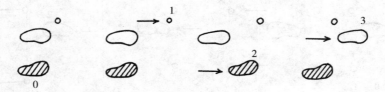

图4－16　恢复早期利用手杖行走的步态

9）恢复后期利用单足、三足、四足手杖行走的步态：步行时同时前移手杖和病腿（1，1），然后让健腿迈越手杖（2）（图4－17）。

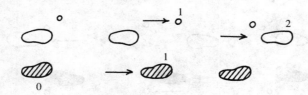

图4－17　恢复后期利用手杖行走的步态

10）利用单手杖和楼梯扶手上、下楼梯：这种方式仅在手足够有力时用。上楼时，开始以健手扶楼梯扶手，手杖放病腿侧。健手先前上移（1），健腿迈上一级楼梯（2），将手杖上移（3），最后迈上病腿（4）（图4－18）。下楼时，以健手先向前下移（1），手杖下移（2），病腿下移（3），健腿下移（4）（图4－19）。

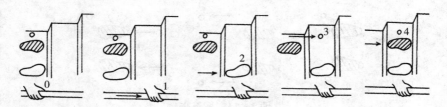

图4－18　利用单手杖和楼梯扶手上楼梯

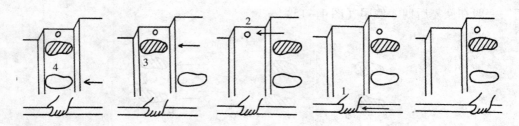

图4－19　利用单手杖和楼梯扶手下楼梯

11）部分负重腿利用双手杖或拐上、下楼：上楼时先迈上健腿（1），双拐与病腿同时迈上（2）（图4－20）。下楼时，先迈双拐和病腿（1），然后迈健腿（2）（图4－21）。

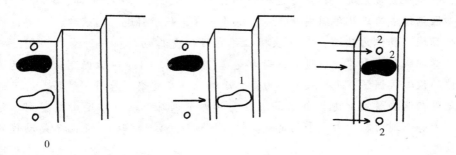

图4－20 利用双手杖或拐上楼梯

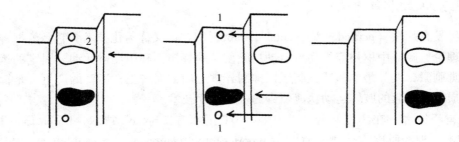

图4－21 利用利双手杖或拐下楼梯

2. 注意事项

（1）根据需要选择适当的行走辅助器和行走步态。训练开始时，以稳定性为重点，之后重点训练耐久性和步行速度。

（2）使用手杖行走时，眼睛注视前方而不要看地面，避免跌倒；使用腋杖时，应以上肢的臂力与腋窝同时支撑身体，注意负重会对臂丛神经的损伤；使用带轮式助行架行走时，要有康复护理人员在其旁边看护，以免发生危险。

（3）鼓励患者尽可能独立完成动作，不可过分依赖他人。

知识拓展

核心肌力训练

核心肌力在运动中越来越受到重视。核心肌群是加固脊柱和人体稳定性的束缚带，并在脊柱康复保健中起着重要作用。现代生活中，人们无论是工作还是娱乐，都是手机、电脑等电子设备不离身，成为"低头一族"，久坐不动。长期保持错误的姿势，往往会导致不同的脊柱问题。通过对核心肌群的训练达到康复保健脊柱的目的，亦是目前流行的运动训练方式之一。

核心通常是指我们所说的躯干，是腰、骨盆、髋关节形成的一个整体；是人体的中间环节，是以腰椎－骨盆－髋关节为主体，包括附着在其周围的肌肉、肌腱及韧带系统。具体可进一步划分为核心上部、核心中部、核心下部。核心区训练成为近几年国内外体能训练的热点，一经引进，迅速推广，渗透到多个领域。具体方法有：①反映核心稳定性的支撑动作：俯卧支撑、侧卧支撑、背部肌耐力支撑、前腹部肌耐力支撑、实心球（4kg）后抛测试。②运用器械的核心区训练：平衡板、弹力棒、小蹦床、充气垫、悬吊训练等。练习者多是站在这些器械上进行负重或不负重的力量训练。训练难度由稳定到非稳定，由静态到动态，由徒手到负重。核心区训练关注动作的质量而不是动作的数量。

（七）神经发育疗法

神经发育疗法（neurodevelopmental therapy，NDT）又称易化技术，它是依据神经生理学的理论，顺应中枢神经损伤后运动功能恢复的规律，利用反射活动、固定的运动模式、感觉刺激，尤其是本体感觉刺激以抑制异常运动，促进正常运动的产生，是针对中枢神经损伤后引起的肢体运动功能障碍的一种治疗技术。

1. 常用技术　在康复治疗中常用的 NDT 技术有：Bobath 技术、Brunnstrom 技术、Rood 技术、神经肌肉本体感觉促进（proprioceptive neuromuscular facilitation，PNF）技术等。

（1）Bobath 技术　是治疗中枢神经系统损伤引起的运动障碍最有效的方法之一，主要用于脑瘫和偏瘫患者。主要是通过控制关键点，运用反射性抑制模式，利用生理或病理反射调节反应：①控制关键点：利用人体关键点（key point）来控制身体其他部位或肢体肌张力，如胸骨柄下段为中心控制点，上肢的肩峰、拇指，下肢的髂前上棘、大脚趾，这些部位对身体其他部位或肢体的肌张力具有重要影响。②反射性抑制模式：是对抗原有的痉挛引起的异常姿势而进行的一种被动运动，包括反射性抑制模式、影响张力性姿势。例如，头后仰促进身体伸肌紧张，抑制屈肌紧张；头屈曲促进身体屈肌兴奋，抑制高张力的伸肌。③促进技术：先促进翻正、平衡和上肢伸展防护反射的出现，然后再将运动由反射向随意引导，逐步促进随意运动的恢复。④感觉刺激：加压、抗阻负重、轻拍、叩打肌肉、挤压关节等，以提高肌张力或刺激平衡反应。

（2）Brunnstrom 技术　是针对中枢神经系统损伤后所致运动障碍的治疗技术。主要依据患者运动功能恢复的各个不同阶段，提出"恢复六阶段"理论。训练偏瘫患者时，治疗者要充分利用原始反射、联合反应、共同运动、部分分离运动、交互抑制等各种运动模式诱发运动反应，再从异常运动模式中引导、分离出正常运动的成分，达到恢复患者运动功能的目的。

（3）Rood 技术　又称多种感觉刺激技术。基本技术与手法包括触觉刺激、温度刺激、牵拉肌肉、轻叩肌腱、牵伸、挤压、特殊感觉刺激等。常用于脑瘫、成人偏瘫及其他运动控制障碍的脑损伤患者的康复治疗：①诱发肌肉反应的基本技术：该技术适用于弛缓性瘫痪、收缩力弱、吞咽和发音障碍等情况。触觉的刺激：快速刷擦，用一个软毛刷子，刺激肌肉表面的皮肤或毛发，持续3~5秒，可重复刺激3~5次。轻敲受刺激的皮肤，可促进梭外肌的反应，轻敲手背后指间、足背趾间皮肤或掌心、足底可引起肢体的回撤反应。温度的刺激：主要应用冰刺激局部，持续3~5秒，可促进肌肉收缩。特殊的感觉刺激：光线明亮、色彩鲜艳的环境可以产生促进效应，而光线暗淡、色彩单调的环境则有抑制作用；节奏性强的音乐具有易化作用，轻音乐或催眠曲则具有抑制作用。护士说话的音调和语气也可影响患者的动作、行为。②抑制肌肉反应的基本技术：适用于痉挛或其他肌张力高的情况。常采用轻轻压缩关节以缓解痉挛；在肌腱附着点加压；用较轻的压力从头部开始沿脊柱直到骶尾部按压；持续的牵张等。

（4）神经肌肉本体感觉促进（PNF）技术　通过刺激人体本体感受器，来激活和募集最大数量的运动肌纤维参与活动，促进瘫痪肌肉收缩，同时通过调整感觉神经的兴奋性以改变肌肉的张力，缓解肌痉挛。PNF技术是利用牵张、关节压缩和牵引、施加阻力等本体刺激和应用螺旋、对角线状运动模式来促进运动功能恢复的一种治疗方法。

2. 注意事项

（1）严格掌握各种治疗技术的适应证和禁忌证，根据评估结果选择适宜的治疗技术。训练时根据患者的反馈，调节运动量及治疗技术。

（2）训练时要应用多种感觉刺激，包括视觉、听觉、触压觉、言语等；注意手法的应用技巧，避免动作粗暴，应做到稳、准、适量；语言提示需简洁、清晰、目标性强。

（3）保证患者的训练安全，训练前、中、后都要对患者的生命体征进行监测。避免患者过度疲劳，以免影响治疗效果。

知识拓展

　　如今，康复医学在世界各国向着多极化趋势发展。现代脑功能康复理论与实践研究证明，通过康复治疗可以观察到中枢神经系统的可塑性改变，中枢神经系统（central nervous system，CNS）一边破坏，一边自行修复。CNS残留部分有巨大代偿能力，通过运动训练可以学会以前不具有的运动方式；通过训练可使一个系统承担与本身功能毫不相干的功能；通过训练不仅恢复功能，而且在脑的相应部位也发生相应的形态结构性改变。电刺激能促进轴突再生，能使损伤神经缝合区以下或导管内再生轴突量增加。轴突再生速度加快，运动轴突数目增加，并与肌肉建立相应联系。目前康复医学研究重点正从经验较成熟的肢体残疾康复，转向失语、失认、失用及认知康复方向发展。

（八）运动再学习技术

运动再学习技术（motor relearning program，MRP）主要以生物力学、运动科学、神经科学、行为科学等为理论基础，以作业或功能动作为导向，在强调患者主观参与和认知重要性的前提下，对患者进行再教育、再训练，让患者尽早恢复运动功能。该技术的基本原则是以脑损伤后的可塑性和功能重组为理论依据，限制不必要的肌肉运动，强调反馈对运动控制的重要性，调整重心和环境控制，对患者进行再训练以恢复其运动功能。

1. 训练方法　运动再学习方法由 7 部分组成，涵盖了日常生活中的基本运动功能，即上肢功能、口面部功能、从仰卧到床边坐起、坐位平衡、站起与坐下、站立平衡、步行。康复护理人员可根据情况选择最适合患者的任何一部分开始训练。

2. 注意事项

（1）强调重复学习的重要性，要求患者尽可能在日常动作中反复练习。

（2）充分利用反馈。视、听和言语反馈是非常重要的，训练要循序渐进，制定的目标要符合患者的现状，训练过程中应多给患者鼓励，不要使患者丧失信心。

（九）强制性使用运动疗法

强制性使用运动疗法（constraint – induced movement therapy，CIMT）是指在生活环境中限制脑损伤患者使用健侧上肢，强制性反复使用患侧上肢。CIMT 介入的基本标准是：慢性期脑卒中患者（发病 6 个月~1 年后）的上肢治疗。至少要具备伸腕 10°，拇指掌侧或桡侧外展 10°，其余四指中任意两指的掌指和指间关节可以伸 10°；没有明显的平衡障碍，能自己穿戴吊带，能安全地戴着吊带走动；无严重的认知障碍和严重的失语症。同时，还要除外严重的心肺和其他脏器疾病。

1. 训练方法

（1）限制技术　健侧手或健侧上肢佩戴特制手套或夹板，以限制健侧肢体活动。CIMT 要求在整个治疗的 90% 时间内限制健侧肢体活动，睡眠时可以摘下手套。

（2）塑形技术　使患者在集中反复的训练过程中克服"习得性废用"习惯，诱导大脑产生使用 – 依赖性皮质功能重组，从而提高患侧肢体的运动功能和日常生活活动能力，核心目的是功能重组。

（3）行为技术　是督促和提醒患者在日常生活环境中反复使用患侧上肢和手，是一种提高患者对 CIMT 治疗方案的依从性的技术。这些行为技术包括日常活动日志和家庭日记、作业练习等。

2. 注意事项

（1）要严格掌握适应证和禁忌证，CIMT 有别于其他治疗技术，它具有严格的入选标准，目前尚未有统一的规定。

（2）CIMT 重视提高患者的运动功能，包括完成运动的能力和质量，尤其是生活环境中患者使用患侧上肢完成日常生活活动的能力，这亦是 CIMT 的主要目的。

（十）运动处方

运动处方是指用处方的形式规定运动种类、运动强度、运动时间及运动频率，提出运动中的注意事项。运动处方指导人们有目的、有计划、科学地进行锻炼。

1. 运动治疗项目

（1）力量性运动治疗项目　主要以发展肌力和消除局部脂肪为目的的运动类型，如主动运动、抗阻运动等，可徒手进行，也可借助器械进行。适用于骨骼肌和外周神经损伤引起的肌肉力量减弱。但应该注意，如果合并高血压、冠心病或其他心肺疾病者，不应选择等长收缩的运动类型。

（2）耐力性运动治疗项目　是中等强度较长时间的有氧代谢性运动，以改善心脏和代谢功能，防治冠心病、糖尿病、肥胖等为目的，如步行、慢跑、走跑交替、游泳、骑自行车、上下楼梯、划船、跳绳等。

2. 运动治疗量　包括运动强度、运动持续时间和运动频率。

（1）运动强度　是运动处方中最关键的因素，直接影响运动治疗的效果和安全性，一般采用心率、机体耗氧量、代谢当量及主观感觉等指标来确定其大小：①心率：是确定运动强度的可靠指标，除去环境、心理应激或疾病等因素，心率和运动强度之间呈线性关系。在制定运动处方时，应注明运动治疗中允许达到的最大运动强度时的心率即最高心率和应该达到的安全、适宜的运动心率即目标心率或靶心率。临床上最常用的指标是心率。②机体耗氧量：以运动时耗氧量占机体最大耗氧量的百分数（$VO_2max\%$）为指标。大强度运动耗氧量约为最大耗氧量的70%；中等强度为50%～60%；小强度约为40%。最合适的运动强度范围应是最大耗氧量的50%～70%。③代谢当量（MET）：1MET代表机体静息状态下的代谢率，约为每分钟每公斤体重3.5mL摄氧量 [3.5mL/（kg·min）]。④主观感觉：运动治疗中的主观感觉是患者身体对运动治疗量的反应。合适的运动治疗强度是在治疗中患者感觉舒适或稍有气喘，但呼吸节律不紊乱（表4-1）。

表4-1　常用运动强度指标

强度	最大耗氧量% （$VO_2max\%$）	代谢当量 （MET）	心率（HR）次/分				
			20～29岁	30～39岁	40～49岁	50～59岁	≥60岁
较大	80	10	165	160	150	145	135
	70	7	150	145	140	135	125
中等	60	6.5	135	135	130	125	120
	50	5.5	125	125	115	110	110
较小	40	<4.5	110	110	105	100	100

（2）运动持续时间　每次锻炼持续的时间应以25～60分钟为宜，时间长短与运动强度成反比。运动产生的效应是与运动强度和持续时间的乘积有关。每次锻炼过程应分为：①热身期：5～8分钟，高龄者可适当延长。在此期内应做一些伸展性的、柔软性的体操和轻度的大肌群的活动。②锻炼期：15～30分钟，在此期内的运动量要使心率达到和保持在靶心率的范围。③结束期：5～8分钟，在此期内做一些轻活动，防止血液在组织中堆积，保持静脉回流和心脏输出，直到周围血管床关闭，使身体逐步恢复到运动之前的状态，心率降至100次/分以下。

（3）运动频率　根据患者情况，运动频率以每周 3 ~ 5 次为宜，获得明显改善后，每周 2 ~ 3 次维持。心绞痛、心肌梗死和冠状动脉搭桥术后者，每次锻炼多限于 5 分钟，每日应进行几次。肥胖患者，每星期应进行 5 ~ 7 次，每次锻炼时间在 45 ~ 60 分钟。

3. 注意事项

（1）掌握好适应证　对不同的疾病应选择不同的运动治疗方法：心脏病和高血压患者应以主动运动为主，如有氧训练、医疗体操；肺部疾病患者应以呼吸体操为主；慢性颈肩腰腿痛的患者在手法治疗后，常常需要参加一些医疗体操以巩固疗效，预防复发；肢体瘫痪性疾病除了主动运动之外，大多需要给予"一对一"的治疗，如神经发育促进技术、运动再学习技术等。

（2）循序渐进　运动疗法的目的是要改善患者的躯体功能，提高适应能力。因此，在实施运动处方时，内容应该由少到多，程度由易到难，运动量由小到大，使患者逐渐适应。

（3）持之以恒　大部分的运动疗法项目需要经过一定的时间后才能显示疗效，尤其是对年老体弱患者或神经系统损伤患者。因此，在确定运动治疗方案后，要坚持训练才能积累治疗效果，切忌操之过急或中途停止。

（4）个别对待　虽然运动治疗的适应范围很广，但在具体应用时仍需要根据不同的病种、不同的对象制定具体的治疗方案，才能取得理想的治疗效果。

（5）及时调整　运动处方实施后，还要根据患者的实施情况定时评估，了解运动处方是否合适，及时调整治疗方案（如内容、持续时间、难易程度等）。然后再次评估、调整，如此循环，直至治疗结束。一个良好的治疗方案应将评估贯穿于治疗之中，既以评估开始，又以评估结束。

二、物理因子治疗

物理因子治疗是指应用天然或人工物理因子作用于人体，并通过人体神经、体液、内分泌等生理调节机制，提高健康水平，预防和治疗疾病，恢复或改善身体功能，达到康复目的的治疗方法，又称理疗。

（一）电疗法

应用电治疗疾病的方法称为电疗法（electrotherapy）。临床常用的电疗法包括直流电疗法、直流电药物离子导入法、低频电疗法、中频电疗法和高频电疗法等。

1. 直流电疗法　直流电疗法（galvanization direct current therapy）是应用低电压的平稳直流电通过人体一定部位治疗疾病的方法。

（1）治疗作用　①镇静和兴奋作用：全身治疗时，下行的电流起镇静作用，上行的电流起兴奋作用。以下行电流或以阳极为主电极时，可以产生催眠和镇痛作用；以上行电流或以阴极为主电极时，可以治疗神经麻痹和知觉障碍等。②消炎：阳极有脱水作用，减轻组织水肿和渗出；阴极可治疗慢性炎症和经久不愈的溃疡。③促进骨折愈合：阴极下可促进骨再生和修复作用。④治疗癌症：直流电电极下的高酸、高碱、低氧等微环境，可促进肿瘤变性坏死。⑤治疗冠心病：微弱直流电可反射性地对异常的冠状动脉舒缩功能进行调节。⑥治疗静脉血栓：在较大强度的电流下，静脉血栓从阳极一侧松脱，向阴极一侧退缩，血管逐渐开放。

（2）临床应用　①适应证：神经系统疾病，如偏头痛、坐骨神经痛等；内科疾病，如慢性胃炎、胃肠痉挛等；外科疾病，如淋巴结炎、术后粘连等；妇产科疾病，如闭经、慢性附件炎等；五官科疾病，如角膜炎、鼻炎等。②禁忌证：恶性肿瘤、局部皮肤破损、金属异物、恶性血液系统疾病、急性湿疹、植入心脏起搏器者、对电流不能耐受者等。

（3）注意事项　①治疗前应告诉患者通电时的各种感觉，如轻度的针刺感是正常现象，如有烧灼感或疼痛感应立即告知工作人员，查明原因，调整治疗方案。②治疗前，去除治疗部位及附近的金属物，以防灼伤。③对皮肤感觉障碍的患者，治疗时要慎重，避免烫伤。

2. 直流电药物离子导入疗法　直流电药物离子导入疗法（electrophoresis）是使用直流电将药物离子通过皮肤、黏膜或伤口导入体内进行治疗的方法。

（1）治疗作用　是根据电学"同极相斥"的原理，利用阴极和阳极分别将药物离子导入体内。药物离子导入皮内深度不超过1cm，药物在皮下形成"离子堆"，可停留数小时至数天，因此作用表浅而缓慢，但局部药物浓度较高，局部产生治疗作用。除药物作用外，同时有直流电的作用，两者互相加强。

（2）临床应用　①适应证：神经系统疾病，如神经炎、神经衰弱等；软组织损伤特异性感染，如窦道、缺血性溃疡等；眼部疾患，如角膜炎、玻璃体混浊等；内脏疾患，如高血压病，胃、十二指肠溃疡，支气管哮喘，冠心病等。②禁忌证：同直流电疗法。

（3）注意事项　①禁用于对导入药物过敏者，必要时做过敏试验。②导入药液的溶剂一般多采用蒸馏水、乙醇、葡萄糖等。③药液应放在玻璃瓶内保存，保存一般不超过1周。

3. 低频电疗法　医学上把频率范围在 0～1000Hz 的电流划分为低频电流（low frequency electrotherapy）。应用低频电流来治疗疾病的方法称为低频电疗法。

（1）经皮神经电刺激疗法　经皮神经电刺激（transcutaneous electrical nerve stimulation，TENS）疗法是通过皮肤将特定的低频脉冲电流输入人体以治疗疾病的方法，是治疗急、慢性疼痛的有效疗法。

1）治疗作用：TENS 的主要作用是镇痛。闸门控制学说认为，TENS 是一种兴奋粗纤维的刺激，粗纤维的兴奋关闭了疼痛传入的闸门，从而缓解疼痛症状。此外，TENS 可能激活了脑内的内源性吗啡多肽能神经元，引起内源性吗啡样多肽释放而产生镇痛效果。

2）临床应用：①适应证：各种急、慢性疼痛。②禁忌证：植入心脏起搏器者禁用；严禁刺激颈动脉窦部位。以下情况须慎用：孕妇的腹部及下腰部、眼部、体腔内。对于有脑血管意外病史的患者不要将电极置于颅脑；不要让有认知障碍的患者自行治疗。

3）注意事项：①皮肤有瘢痕、溃疡或皮疹时，电极应避开这些部位。②对儿童进行治疗时，从小剂量电流开始。③综合治疗时，先采用温热疗法，再行 TENS 进行镇痛，可增强治疗作用。

▓▓ 知识拓展

TENS 严禁刺激颈动脉窦的原因

TENS 的发明，可回溯自古罗马时期，当时医师用电鳗来治疗头痛及关节炎。直到发明机械后，人们才脱离以前的电鳗疗法，使用较稳定的电流输出，得到更有效的治疗。颈动脉窦位于颈部，极度敏感，受到刺激后可造成血压重度降低和显著的心动过缓，甚至突然失去知觉，严重者会死亡。因此，TENS 治疗时严禁刺激颈动脉窦。

（2）神经肌肉电刺激疗法 神经肌肉电刺激疗法（neuromuscular electrical stimulation，NMES）是指用适宜的低频脉冲电流刺激肌肉使其收缩，以恢复其功能的一种低频电刺激疗法。

1）治疗作用：①治疗废用性肌肉萎缩：延迟萎缩发生，增强已萎缩肌肉的肌力。②维持和增加关节活动度：作为一种辅助治疗手段，可维持或增加关节活动度。

2）临床应用：①适应证：下运动神经元损害所致肌肉萎缩、无力，内脏平滑肌功能失调所致胃下垂、习惯性便秘和子宫收缩无力等。②禁忌证：急性炎症、化脓性疾病、痉挛性麻痹、出血性疾病及植入心脏起搏器者等。

3）注意事项：①了解患者皮肤的状况，检查皮肤有无知觉障碍。②避开瘢痕、骨突位置。③两电极不能靠得太近，否则电流易在皮肤表面短路。

（3）功能性电刺激疗法 功能性电刺激疗法（functional electrical stimulation，FES）是使用低频电流刺激失去神经控制的肌肉，使其收缩，以替代或矫正器官及肢体已丧失的功能。

1）治疗作用：①代替或矫正：代替或矫正肢体和器官已丧失的功能，如偏瘫患者的足下垂、脊柱侧弯等。②功能重建：FES 主要是侧重于肢体功能的重建，多用于上运动神经元引起的肢体功能障碍。FES 治疗的目的是帮助患者完成某些功能活动，如步行、抓握，协调运动活动，加速随意控制的恢复。

2）临床应用：①适应证：上运动神经元瘫痪，主要包括脑血管意外、脑外伤、脊髓损伤、脑性瘫痪、多发性硬化等。②禁忌证：意识不清、肢体骨关节挛缩畸形及植入心脏起搏器者禁用。

3）注意事项：此疗法必须与其他疗法，如运动训练、心理治疗相结合，才能取得很好的效果。操作者要准确掌握刺激点的解剖和生理。

4. 中频电疗法 应用频率为 1～100kHz 的脉冲电流治疗疾病的方法，称为中频电疗法（medium frequency electrotherapy，MFE）。

（1）音频电疗法 应用音频段为 1～20kHz 的等幅正弦电流治疗疾病的方法称为音

频电疗法（audiofrequency electrotherapy），又称等幅中频电疗法。

1）治疗作用：①改善局部血液循环及营养，促进神经功能的恢复和组织再生。②镇痛作用明显。③软化瘢痕、松解粘连。④对外伤后血肿、瘢痕引起的肢端水肿均有良好的效果。⑤消除慢性炎症，加快浸润吸收。

2）临床应用：①适应证：组织增生（如瘢痕、外伤后或术后肠粘连等），疼痛（如韧带劳损、关节炎等），周围神经病（如神经炎、神经痛），慢性炎症（如慢性盆腔炎、前列腺炎等），平滑肌张力低下（如尿潴留、便秘等）。②禁忌证：急性炎症、恶性肿瘤、出血倾向、严重心力衰竭及心前区、孕妇腰腹部，植入心脏起搏器者等。

3）注意事项：①治疗前应告诉患者通电时的感觉，电流强度以患者有明显震颤感、轻度的紧缩感为宜。②通电过程中询问患者感觉，应自始至终保持其明显的震颤感。由于患者对电流刺激易产生习惯性，其震颤感逐渐减弱，应随时增加电流强度以保持应有的刺激感觉。③治疗前应除去治疗部位及其附近的金属异物。④与高频电疗机分开，或不能同时使用。⑤电极不能置于心前区，治疗期间严密观察有无副作用的出现。

（2）干扰电疗法　将两组或 3 组不同频率的中频电流交叉地输入人体，在体内发生干扰后产生低频调制的中频电流，这种电流称为干扰电流。应用这种干扰电流治疗疾病的方法称为干扰电疗法。干扰电流的镇痛作用比较明显。

1）治疗作用：①促进血液循环。②抑制感觉神经，皮肤痛阈明显上升，故具有良好的镇痛作用。③局部血液循环的改善有利于炎症渗出液、水肿和血肿的吸收。④治疗和预防肌肉萎缩。⑤可促进内脏平滑肌活动，提高其张力，改善内脏血液循环，调整支配内脏的自主神经。

2）临床应用：①适应证：骨关节病与软组织疾病（如肩周炎、软组织扭挫伤等），神经系统疾病（如三叉神经痛、枕神经痛等），消化系统疾病（如术后肠粘连及肠麻痹等），内脏平滑肌张力低下（如胃下垂、弛缓性便秘等）。②禁忌证：急性炎症、出血倾向、孕妇下腹部、心区、局部有金属异物、严重心脏病及植入心脏起搏器者、对电流不能耐受者等。

3）注意事项：①正确放置电极，以保证交叉电流能通过病变部位。②治疗仪有电流输出时，同路电极不得相互接触。两组电极必须交叉放置。③其他注意事项与音频电疗法相同。

（3）调制中频电疗法　调制中频电疗法（modulated medium frequency current therapy，MMFCT）是一种低频调制的中频电流，其幅度随着低频电流的频率和幅度的变化而变化，调制中频电流具有低、中频电流的特点和治疗作用。

1）治疗作用：镇痛，改善局部血液循环，促进淋巴回流，兴奋神经肌肉，调节自主神经功能等。

2）临床应用：①适应证：颈椎病、肩关节周围炎、软组织扭挫伤、弛缓性便秘等。②禁忌证：同音频电疗法。

3）注意事项：同音频电疗法。

5. 高频电疗法　频率大于 100kHz 的交流电称为高频电流。应用高频电流作用于人体以达到防治疾病的方法称为高频电疗法（high frequency electrotherapy）。高频电流作用于人体主要产生两种效应，即温热效应和非热效应。高频电流所产生的热，一般具有止痛、消炎、改善局部血液循环等作用。当高频电流作用于人体时，使其处于无温热感觉的情况下，其生物学作用仍然存在，这种作用称为非热效应。

（1）*超短波疗法*　应用波长为 10 ～ 1m，频率 30 ～ 300MHz 的高频超短波电流作用人体，以达到治疗疾病的方法称为超短波疗法（ultrashort wave therapy）。由于治疗时采用电容电极所产生的是超高频电场作用，故又称超高频电场疗法。超短波电流很容易通过人体，在高频电场的作用下产生热效应和非热效应。

1）治疗作用：超短波疗法除了温热效应外，还有明显的非热效应，其提高免疫力、消炎、镇痛、刺激结缔组织增生的作用比较突出。

2）临床应用：①适应证：超短波疗法广泛应用于一切炎症过程，如软组织、关节、骨骼、五官、生殖器等的炎症，对急性、亚急性炎症效果更好；疼痛性疾病，如神经痛、肌痛、幻肢痛等；以及各期冻伤和各种创伤伤口及溃疡等。②禁忌证：有出血倾向者及心力衰竭、活动性结核、恶性肿瘤（一般剂量为禁忌）、植有心脏起搏器及心瓣膜置换者等。

3）注意事项：①治疗部位皮肤有知觉障碍者，注意掌握好治疗剂量，以免烫伤。②除去患者身上所有的金属异物，禁止在身体有金属异物的局部治疗。③在骨性突出部位治疗时，要加衬垫于其间，以免烫伤。④治疗时患者不能触摸仪器和其他物品。⑤小儿骨骺、眼、睾丸、心脏部位等对超短波敏感，不宜采用大剂量。⑥慢性炎症、慢性伤口及粘连患者不宜进行长疗程的超短波治疗，以免引起结缔组织增生过度。

（2）*微波疗法*　微波波长 1mm ～ 1m，频率 300 ～ 300000MHz，包括分米波（波长 10cm ～ 1m，频率 300 ～ 3000MHz）、厘米波（波长 1 ～ 10cm，频率 3000 ～ 300000MHz）、毫米波（波长 1 ～ 10mm，频率 30 ～ 300GHz）。故通常将分米波疗法与厘米波疗法统称为微波疗法。在医用电磁波谱中，它位于超短波和长波红外线之间。

1）治疗作用：①分米波和厘米波疗法：治疗作用与超短波疗法类似，其温热作用可使组织血管扩张、改善血液循环、镇痛、消散急性或亚急性炎症、促进组织细胞再生修复、缓解骨骼肌和平滑肌痉挛、调节神经功能，高热可杀灭或抑制癌细胞。②毫米波疗法：对人体作用与分米波和厘米波有所不同，非热作用明显，能通过人体内 RNA、DNA、蛋白质等大分子向深部传达而产生远隔效应。

2）临床应用：①适应证：软组织、内脏、骨关节的亚急性和慢性炎症感染，伤口愈合迟缓，慢性溃疡，坐骨神经痛，扭挫伤，冻伤，颈椎病，腰椎间盘突出症，肌纤维组织炎，肩关节周围炎，网球肘，溃疡病等。分米波、厘米波高热疗法与放疗、化疗的联合应用可治疗皮肤癌、乳腺癌、淋巴结转移癌、甲状腺癌、宫颈癌、直肠癌、食管癌、胃癌、骨肿瘤等。②禁忌证：与超短波疗法相同。避免在眼、小儿骨骺、睾丸部位治疗。

3）注意事项：①治疗前检查治疗仪各部件能否正常工作、支臂是否松动、辐射器是否完好无损。②辐射器与输出电缆必须紧密接触，未接辐射器前不得开机。③治疗时治疗部位体表要保持干燥，伤口的湿敷料及油膏应除去。④腹部治疗前患者必须先排空大小便，不得在饱餐后治疗。⑤在感觉障碍或血液循环障碍的部位治疗时，不应依靠患者的感觉来调节剂量，治疗剂量宜小。⑥手表、手机、电视机、精密电子仪器必须远离治疗仪，以免发生干扰。⑦治疗操作时需注意保护工作人员及患者眼部，避免微波直接辐射眼部或由金属物反射至眼部，以免引起白内障。

（二）光疗法

光疗法是利用人工光源或自然光源防治疾病和促进机体康复的治疗方法。光疗法主要有红外线疗法、可见光疗法、紫外线疗法和激光疗法。

1. 红外线疗法　红外线是不可见光线，它可分为两段：波长 1.5 ~ 1000 μm 的波段为远红外线（长波红外线），波长 760nm ~ 1.5 μm 的波段为近红外线（短波红外线）。应用红外线防治疾病和促进机体康复的治疗方法称为红外线疗法。

（1）治疗作用　红外线照射于人体时主要产生温热效应，故有热射线之称。红外线可使较深层组织温度升高，血管扩张，血流加速，并降低神经的兴奋性。治疗作用有：改善局部血液循环，消炎作用，镇痛作用，缓解肌肉痉挛作用，促进组织再生作用等。

（2）临床应用　①适应证：各种慢性损伤的治疗，如肌肉劳损、扭伤、牵拉伤、挫伤等；各种慢性、亚急性感染性软组织炎症的治疗，如蜂窝织炎、疖、痈等；各种慢性无菌性炎症的治疗，如慢性淋巴结炎、腱鞘炎、肌纤维组织炎、瘢痕挛缩等。②禁忌证：恶性肿瘤局部、有出血倾向、高热、活动性肺结核、急性损伤（24 小时内）、急性感染性炎症的早期、局部皮肤感觉障碍、烧伤后的瘢痕等。

（3）注意事项　①避免红外线直接照射眼部，患者应戴深色防护眼镜，或以湿纱布、纸巾覆盖双眼，以免造成白内障或视网膜损伤。②皮肤感觉障碍者禁止照射，检查患者治疗部位皮肤的温度觉是否正常，若有障碍一般不予照射；如必须照射，适当增加距离，严密观察，以防烫伤。③创面清洁后再进行照射，照射部位有创面时应先清洁处理。④急性创伤 24 ~ 48 小时内局部不宜用红外线照射，以免加剧肿痛和渗出，急性期过后可行小剂量照射。⑤新鲜瘢痕、植皮术后部位应慎用红外线照射。⑥肢体动脉栓塞性疾病不宜在病灶区及远端照射，必要时可在近端或对侧健肢照射。⑦红外线照射后留有色素沉着属正常现象。

📖 知识拓展

"烤电"其实是一种理疗方法

常听到人们说"烤电"，主要是通过照射的方法治疗一些慢性腰腿痛、肩周炎等软组织损伤的疾病。那么，"烤电"到底是什么呢？其实"烤电"是老百姓对理疗的俗称，因仪器用电而又会引起发热而得名。仪器是用含稀土元素的辐射材料，以电阻丝在内部或后面加热后产生红外线辐射，达到治疗的目的。

2. 可见光疗法　可见光在光谱中位于红外线与紫外线之间，波长范围为 400～760nm，可分为红、橙、黄、绿、蓝、靛、紫 7 种颜色的光线。利用可见光防治疾病和促进机体康复的治疗方法称为可见光疗法。

（1）治疗作用　①红光疗法：红光的波长靠近红外线，其生物学作用主要以温热效应为主。具有促进炎症吸收消散、镇痛、缓解肌肉痉挛与促进组织愈合和周围神经再生的作用。②蓝紫光疗法：蓝紫光照射于皮肤黏膜后进入人体，使浅层血管扩张，血液中的胆红素吸收波长 400～500nm 的光，其中对 420～460nm 的蓝紫色吸收最强。胆红素在光与氧的作用下产生一系列光化学效应，转变为水溶性的、低分子量的、易于排泄的无毒胆绿素，经胆汁再由尿液和粪便排出体外，使血液中过高的胆红素浓度降低，用于治疗新生儿高胆红素血症。

（2）临床作用　①适应证：红光疗法主要应用于内科、外科、妇科、皮肤科及耳鼻喉科等疾病；蓝紫光疗法主要应用于新生儿高胆红素血症，也适用于烧灼性神经痛，急性、亚急性湿疹，急性皮炎，带状疱疹等疾病的治疗。②禁忌证：炎症的急性期、有出血倾向、高热、严重的免疫系统疾病等。

（3）注意事项　①红光疗法同"红外线疗法"。②蓝紫光疗法在进行新生儿治疗过程中需要注意以下内容：注意保护患儿眼睛，灯管不能距离患儿太近，以免烫伤；注意更换眼罩，保持眼睛清洁，防止感染；注意观察患儿的各项反应，如呼吸、体温及皮肤等变化；注意患儿骶尾部皮肤及臀部皮肤护理，避免擦伤破损；注意定时复查。

3. 紫外线疗法　紫外线系不可见光线，其波长 400～180nm，因其位于可见光的紫光之外，故名紫外线。应用紫外线治疗疾病的方法称为紫外线疗法。紫外线可引起显著的光化学效应及一系列生物学作用。紫外线被皮肤吸收后主要产生光化学效应，出现红斑反应和色素沉着，故又有光化学射线之称。

（1）治疗作用　①杀菌：紫外线可以直接杀菌，250～260nm 的短波紫外线杀菌作用最强。②消炎：红斑量紫外线照射可加强红斑部位的血液和淋巴循环，加强新陈代谢，使网状内皮细胞的吞噬功能增强，可明显提高机体的免疫能力。③镇痛：紫外线照射具有止痛作用，主要表现为局部痛阈升高，降低感觉神经的兴奋性，感觉时值延长，缓解疼痛。④脱敏：多次局部照射具有脱敏作用。⑤促进组织再生和伤口愈合：由于紫外线对 DNA 和细胞分裂有直接影响，小剂量紫外线可加深细胞分裂增生，促进肉芽组织和上皮的生长，缩短伤口愈合时间。⑥促进维生素 D 的形成：维生素 D 是体内不可缺少的物质，其主要作用是促进肠道对钙、磷的吸收，高峰值位于波长 280～315nm。⑦调节机体免疫功能：紫外线照射可激活人体细胞免疫功能，使吞噬细胞增多，吞噬能力增强。⑧光致敏作用：紫外线与光敏剂合用可产生光加成反应（又称光动力学反应），用于治疗银屑病和白癜风。⑨其他：如改善血液流变学、降低血脂、提高氧合作用等。

（2）临床应用

1）剂量：紫外线照射的剂量以最弱红斑量（MED）表示，即紫外线在一定距离下垂直照射皮肤引起最弱红斑所需要的时间，它反映机体对紫外线的敏感性，又称生物剂量。如 MED = 10 秒，即表示引起最小红斑反应需照射 10 秒。个体对紫外线的敏感度不同。紫外线治疗的剂量分为 5 级（表 4 - 2）。

表 4 - 2　紫外线红斑的分级

红斑等级	生物剂量	红斑反应	症状	色素沉着
亚红斑	小于 1	无	无	无
阈红斑	1	微红，12 小时内消退	较大面积照射时可有轻微灼热感	无
弱红斑（1 级红斑量）	2 ~ 4	淡红，界清，24 小时左右消退	灼热感、痒感，偶有微痛	可有，较轻
中红斑（2 级红斑量）	5 ~ 6	鲜红，界清伴有皮肤微肿，3 天内消退	刺痛，明显灼热感	轻度
强红斑（3 级红斑量）	7 ~ 10	暗红，皮肤水肿，4 ~ 5 天后逐渐消退	轻、重度的刺痛和灼热感可有全身反应	明显
超强红斑（4 级红斑量）	10 以上	暗红伴皮肤水疱，5 ~ 7 天后逐渐消退	重度刺痛和灼热感，伴全身反应	明显

2）适应证：①全身照射：维生素 D 缺乏病、骨软化病、老年骨质疏松症、骨折等。②皮肤照射：支气管炎、肺炎、支气管哮喘、疖、痈、急性蜂窝织炎等。③体腔照射：用于口腔、鼻、咽、外耳道、阴道及窦道等腔道感染。④光敏疗法：银屑病、白癜风等。

3）禁忌证：恶性肿瘤、心肝肾衰竭、出血倾向、活动性结核、红斑狼疮、日光性皮炎、光过敏性疾病、脑出血等。

（3）注意事项　①治疗室要宽敞，便于治疗仪的移动，通风良好，防止因臭氧增多引起的不适，室温应保持在 22℃ ~ 24℃，应用屏风隔离或单独的房间。②治疗期间工作人员和患者要佩戴防护眼镜，患者的双眼用盐水纱布遮盖以保护眼睛。③照射时只裸露照射部位，非照射区皮肤应予以治疗巾遮盖，难遮挡的地方可涂凡士林。④局部照射时，如果病情需要，每边可增宽 1 ~ 2cm；如果照射伤口、溃疡，治疗前要将外用药及分泌物清除干净；若照射后局部出现小片脱屑时，不宜再增大剂量，若大片脱屑时，应立即停止照射。⑤治疗前灯管要充分预热，灯管工作稳定后再垂直对准治疗区，距离以最高部位为准。⑥停止照射时，应及时用反光灯罩遮盖光源，若重新启动高压水银灯管时，必须待灯管冷却后方能再重新使用。

4. 激光治疗　激光是受激辐射放大的人工光，既具有一般光的物理特性，又具有亮度大、单色性好、定向性强、相干性好等特点。应用激光治疗疾病、促进康复的方法称为激光疗法。

（1）治疗作用　①低强度激光：具有明显的生物刺激作用和调节作用，其治疗基础不是温热效应，而是光的生物化学反应。包括生物调节作用、调节内分泌作用、消炎作用、镇痛作用、促进酶的活性、"光针"作用、调节神经及免疫功能等作用。②高强度激光：对组织有损害，当聚焦照射时对组织产生高热、高压强、高电磁场，主要引起损伤性的热效应，可使蛋白质变性凝固，甚至炭化、气化，使组织止血、黏着、焊接或切割、分离。③激光光敏：由于肿瘤细胞对光敏剂血卟啉衍生物（HpD）有特殊的亲和力，用于诊断、定位和杀灭肿瘤细胞。

（2）临床应用　①适应证：低、中能量激光治疗器（氦氖激光器）：哮喘、肺炎、支气管炎、慢性伤口、疖、痈、淋巴结炎、静脉炎、附件炎、外阴炎、阴道炎、宫颈炎、盆腔炎、湿疹、皮炎、带状疱疹、神经性皮炎、创伤性口腔溃疡、疱疹性口炎等。高强能量激光治疗器（二氧化碳激光器）：感染伤口、压疮、肩周炎、扭伤、面神经炎、盆腔炎、色素痣、黑素瘤、皮肤原位癌、子宫颈癌等。光敏疗法（恶性肿瘤光动力疗法）：皮肤鳞状细胞癌、皮肤基底细胞癌、膀胱癌、胃癌、鼻咽癌、宫颈癌等。②禁忌证：恶性肿瘤（光敏治疗除外）、皮肤结核、活动性出血、器官功能衰竭、癫痫及有出血倾向者等。

（3）注意事项　①照射伤口前需用生理盐水清除表面分泌物和坏死组织。②治疗过程中，应随时询问患者的感觉，以舒适温度为宜，并根据患者感觉随时调整照射距离。患者不得随意变换体位或移动激光管。每 3～6 个月定时检测激光器的输出强度，强度过弱时应停止使用，更换灯管。③室内灯光应充分明亮，因光线较暗时瞳孔散大，受激光照射进入眼内的光能增多，由于眼球的高倍聚光作用，对眼的损伤加重。无关人员不准进入激光室，更不得直视激光束。④因激光烧灼治疗时产生异味，治疗室应安装通风、抽气设备，以防止污染的空气对人员的伤害。⑤激光光束不能直接照射人眼，操作者及患者均应戴激光防护眼镜，保护眼睛。操作人员戴手套，防止对皮肤造成损伤，穿白工作服，避免激光直接照射衣服。⑥光敏治疗者于注射药物 1 个月内居住暗室，严禁日光直晒，以免引起全身性光敏反应。操作人员应做定期健康检查，特别是眼底视网膜检查。

（三）超声波疗法

超声波是指频率在 20KHz 以上，不能引起正常人听觉反应的机械振动波。应用超声波治疗疾病的方法称为超声波疗法（ultrasound therapy）。临床治疗常用的超声波频率为 800～1000KHz。常用方法有直接接触法、非直接接触法、超声药物透入疗法和超声雾化吸入疗法等。

1. 治疗作用　①由于超声振动对人体发生的机械作用，可以改善组织营养、镇痛、软化瘢痕和杀菌。②超声波作用于机体产生热，这种"内生热"可以使局部组织血流加速，促进组织代谢，减轻肌痉挛、关节萎缩和疼痛，结缔组织的伸展性得到改善，缓解或抑制亚急性及慢性炎症。

2. 临床应用　①适应证：软组织损伤、神经痛、结缔组织粘连、软化瘢痕、神经损伤、盆腔炎、支气管炎等。②禁忌证：恶性肿瘤、活动性结核、急性炎症、出血倾向及孕妇腰腹部、眼、睾丸、小儿骨骺部等。

3. 注意事项　①熟悉仪器性能，定期测定输出强度。②声头与治疗部位之间要被接触剂充分填充，声头与治疗部位先紧密接触后才开始输出，声头不能空载。③采用移动法时，声头的移动要均匀，使超声能量均匀分布。停止不动易引起疼痛反应或皮肤灼伤。④水袋法与水下法所用的水必须是经过煮沸的水，冷却后缓慢灌注，以免引起水疱。⑤进行胃肠治疗时，治疗前患者应饮温开水 300mL 左右。⑥固定法治疗时或皮下骨突出部位治疗时，超声强度宜小于 $0.5W/cm^2$。

（四）磁疗法

应用磁场作用于人体以治疗疾病的方法称为磁疗法（magnetotherapy）。根据磁场强度和方向的变化，磁场可分为恒定磁场、交变磁场、脉动磁场、脉冲磁场。

1. 治疗作用　镇痛、消炎、消肿、降压、止泻、促进创面愈合、软化瘢痕及松解粘连、促进骨折愈合作用及对良性肿瘤的作用等。

2. 临床应用　①适应证：颈椎病、软组织损伤、关节炎、肋软骨炎、肱骨外上髁炎、肩关节周围炎、网球肘、高血压、胃肠功能紊乱、消化性溃疡、支气管炎、痛经、乳腺炎、颞颌关节炎等。②禁忌证：高热、急性化脓性炎症、出血倾向、活动性结核、妊娠、心力衰竭、恶性肿瘤晚期及恶病质患者等。

3. 注意事项　①治疗时先从小剂量开始，尤其是年老、体弱者和儿童，待患者适应后再加大剂量。②正确使用磁片，如勿使磁片、磁块受撞击、火烤，以免破坏或减弱磁场强度；磁片、磁块不要接触机械表等。③对敷贴时间较长的磁片，要定期检查、擦拭，防止汗液对磁片的浸渍。④极少数人接受磁疗（尤以头颈部）后出现头晕、恶心、心慌、气短等反应。磁疗中的不良反应多是暂时的，可以将所敷贴的磁片取下或停止磁疗，症状即可消失。

（五）传导热疗法

以各种热源为介质将热直接传导于人体，从而治疗疾病的方法称为传导热疗法（conductive therapy）。传导热疗法的种类很多，临床常用的有石蜡疗法、泥疗法、蒸汽疗法、坎离砂疗法和湿热袋敷疗法等。

1. 治疗作用　具有镇痛、解痉、消炎、加速组织修复生长、软化瘢痕及松解粘连等作用。

2. 临床应用　①适应证：关节炎、神经痛、肌肉痉挛、功能训练前准备、亚急性及慢性损伤和炎症、瘢痕粘连、硬结、血肿机化等。②禁忌证：急性炎症、结核、高热、局部感觉减退、认知功能障碍、恶性肿瘤、水肿及出血倾向等。

3. 注意事项　①准备物品时避免烫伤，注意防火。②保证物品的质量，定时清洁和消毒。③治疗前须检查患者皮肤有无破损，治疗部位要清洁干净。④在骨突部位可垫小块胶布，以防止烫伤；在皮肤感觉障碍、血液循环障碍等部位治疗时，温度宜稍低。⑤治疗期间要密切观察患者的反应，如有过敏或不适，应立即停止治疗，并对症处理。

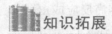知识拓展

石蜡美容

　　蜡疗是传导热疗法的一种，除了康复治疗外，还可以在其他领域发挥作用，比较常见的有蜡疗美容和蜡疗减肥。蜡疗美容是一种融物理、化学和生物技术于一体的美容术。所用美容蜡有稳定的物理和化学性质，是在石蜡中加入含有多种动、植物活性成分的蜂蜡和一些与皮肤结构相似的小分子及柔韧滋润皮肤的水杨酸甲酯等而制成的（营养成分极为丰富），拥有一些化妆品所不能比拟的美容效果。蜡疗可先行软化肌肤角质层，再通过热传导渗透，向皮肤深层补充各种营养成分和水分，促进细胞更新，紧肤祛皱，恢复皮肤弹性，高薄透的蜡脂膜留在皮肤表面还起到隔离和屏障外部污染的作用。此外，蜡融化做成蜡饼贴敷患处，在肚脐上放中草药，还可以起到减肥的功效。

（六）冷疗法

　　将低于人体温度的寒冷刺激作用于人体以治疗疾病的方法称为冷疗法（cold therapy）。冷疗温度通常为0℃以上，低于体温。常用的冷疗法有冷敷法、冰袋法、冰块按摩法、制冷剂喷雾法、冷水浴法等。

　　1. 治疗作用　通过寒冷刺激引起机体发生一系列功能改变，通常能达到皮下5cm。治疗作用有减轻局部充血和出血，减轻疼痛，消除肿胀，控制炎症扩散，降低体温，减少继发性损伤。

　　2. 临床应用　①适应证：急性损伤及炎症、水肿、热烧伤、高热降温、内脏出血性疾病、蛇咬伤等，脑卒中急性期冷敷头部可减轻脑损伤。②禁忌证：血栓闭塞性脉管炎，雷诺病，严重高血压病，心、肺、肾功能不全，动脉硬化，冷变态反应者等。③下列部位禁用冷疗：枕后、耳廓、阴囊处忌用，由于皮肤薄，血液循环量少，易引起冻伤；心前区忌用，以防出现反射性心率减慢，心房、心室纤颤及房室传导阻滞；腹部忌用，以防出现腹泻；足心忌用，以防反射性末梢血管收缩，影响散热或引起一过性冠状动脉收缩。

　　3. 注意事项　①在治疗前需对患者做必要的解释，说明治疗的正常感觉和可能出现的不良反应。②在采用冷疗时，应防止过冷引起的冻伤。③在进行治疗时，尤其是冬季，要注意非治疗部位的保暖，防止患者受凉感冒。④喷射法禁用于头面部，以免造成眼、鼻、呼吸道的损伤。⑤治疗后皮肤出现痒痛、红肿者，应停止治疗，局部可用温热疗法如红外线等进行处理。⑥冷过敏反应：一般全身反应少见，个别患者可出现震颤、头晕、恶心、面色苍白、出汗等现象，必要时做过敏试验。

（七）水疗法

　　利用水的物理、化学性质以各种方式作用于人体治疗疾病的方法称为水疗法（hydrotherapy）。水热容量大和导热性强，是良好的溶剂。因而，可以利用水的温度、机械性质、化学性质和化学成分的刺激作用，达到预防和治疗疾病的目的。水疗法的种类很多，如冲浴、擦浴、浸浴、淋浴、湿包裹、蒸汽浴、涡流浴、碟形槽浴、步行浴及水中运动等。

1. 治疗作用　①温度作用：温度对机体的生命活动过程影响是很大的，温度的变化会引起不同的反应。当水温与体温之间的差距比较大时，被作用的面积愈大，刺激愈强，对人体的影响就愈大。②机械作用：机械作用是水疗法的重要作用之一，各种水疗法均包含机械的刺激作用，主要包括静水压作用、水流的冲击作用和浮力作用。③化学作用：因为水能溶解各种矿物盐类、液体及微量的气体，所以在进行水疗时，可以加入各种矿物盐类、药物和气体。这些化学物质的刺激可加强水疗法的作用，并能使机体获得特殊反应。

2. 临床应用　①适应证：脊髓不全损伤、偏瘫、肩手综合征、共济失调、帕金森病、神经痛、神经炎、周围神经麻痹、雷诺病、高血压病、血管神经症、胃肠功能紊乱、类风湿关节炎、强直性脊柱炎等。②禁忌证：心、肾功能不全，活动性肺结核，癌症及恶病质，身体极度衰弱，各种出血倾向者等。

3. 注意事项　①掌握患者病情：如一般情况、心肺功能、运动功能、感觉能力，明确是否存在并发症、传染病、皮肤损伤、鼻窦炎、二便失禁等。②观察患者的不良性反应：在37℃～39℃水浴时，体内的血液再分布，患者会出现头痛、头晕、耳鸣、眼花、面色苍白等脑循环障碍的症状。③预防眼耳等疾患，由于浴水消毒不充分，或消毒剂的刺激，易引起角（结）膜炎及中耳炎。

（八）生物反馈疗法

应用现代电子仪器，将人正常情况下感觉不到的肌电、脑电、心电、心率（脉搏）、手指皮温、血管运动等信息转变为可感知的视听信号，经感官传回大脑，患者根据这些信号自主地训练控制上述生物电活动，以调节生理功能及治疗某些心身疾病的方法称为生物反馈疗法（biofeedback therapy）。常见的生物反馈疗法包括肌电生物反馈、手指温度生物反馈、血压生物反馈、心率生物反馈、脑电生物反馈和皮肤电生物反馈。

1. 治疗作用　目前生物反馈疗法的作用主要集中在3个方面：调节植物神经，调节肌肉的肌张力，调节脑电波节律。

2. 临床应用　①适应证：神经精神疾病，如偏瘫、截瘫、脑瘫、周围神经损伤、紧张性头痛、血管性头痛、偏头痛、更年期综合征、焦虑症、抑郁症和多动症等；心血管疾病，如原发性高血压病、心律失常等；呼吸系统疾病，如支气管哮喘、肺气肿等；泌尿系统疾病，如尿失禁等；骨关节疾病，如肩周炎、痉挛性斜颈、急性腰背痛、假肢活动的功能训练等。除此之外，生物反馈疗法还广泛应用于运动员、飞行员、海员、演员等的体能和自我控制训练，可稳定情绪，提高自控能力，提高自我感觉的灵敏性和准确性，以适应专业需要。②禁忌证：心肌梗死发作期或发作后伴有严重心律失常或心衰患者、青光眼患者、糖尿病病情不稳定的患者、5岁以下儿童、精神分裂症发作期、严重智力缺陷患者、疼痛病因不明者，以及训练期间有异常反应者，如头晕、头痛、失眠、妄想等。

3. 注意事项 ①治疗室保持安静和舒适，将外界干扰降到最低。②治疗前向患者解释该疗法的原理、方法及要求，取得患者配合。③心理要求处于此时此地的状态，既不对过去念念不忘，也不对将来忧心忡忡，不要把思维集中在解决任何现实性问题上，而应任其无意志地自由漂浮。④松弛状态下可能出现一些暂时性的躯体感觉，如四肢沉重感、刺痛感、各种分泌的增加、精神不振、漂浮感等，应事先告知患者，以免引起患者不必要的恐慌和焦虑。

思考题

1. 增强肌力的操作方法有哪些？
2. 改善关节活动范围的训练方法有哪些？
3. 何谓关节松动技术？关节松动技术的特点是什么？
4. 恢复平衡能力的训练方法有哪些？
5. 简述神经发育疗法的概念、主要治疗技术。
6. 简述 Bobath 技术训练的理论基础及其操作技术要点。
7. 强制性使用运动疗法的训练方法有哪些？
8. 直流电药物离子导入疗法的治疗作用有哪些？
9. 经皮神经电刺激疗法、神经肌肉电刺激疗法和功能性电刺激疗法的区别与联系是什么？
10. 超短波疗法的注意事项有哪些？
11. 紫外线疗法的治疗作用有哪些？
12. 冷疗法和传导热疗法的区别是什么？
13. 冷疗法的禁忌部位有哪些？
14. 超声波疗法的治疗作用有哪些？
15. 物理治疗中哪些可以在治疗中发挥"热"的作用？

第二节 作业治疗

作业治疗（occupational therapy, OT）是通过有目的和选择性的参与日常生活活动、职业劳动、认知活动等过程，帮助功能障碍的患者进行治疗性训练，以达到最大限度地恢复躯体、心理和社会方面能力的一种治疗技术。作业治疗的最终目标是最大限度地发挥患者残存功能，提高生存质量，增进健康，增强自信心，帮助其回归家庭，重返社会。

一、作业治疗的分类

1. 根据作业治疗的名称分类 可分为手工艺作业，日常生活活动（ADL）训练，文书类作业，治疗性游戏作业，认知作业，木工作业，编织作业，书法、绘画作业，园艺作业等。

2. **根据作业治疗的内容分类**　可分为 ADL 训练，工艺治疗，园艺治疗，文娱治疗，矫形器制作及训练等。

3. **根据作业治疗目的和作用分类**　可分为增强肌力的作业，增强肌肉耐力的作业，改善关节活动范围的作业，减轻疼痛的作业，增强协调性的作业，改善整体功能的作业，提高认知能力的作业等。

4. **根据作业治疗的功能分类**　可分为功能性作业治疗，职业作业治疗，娱乐活动，作业宣教和咨询，环境干预，辅助技术等。

二、作业治疗的作用

1. **增强躯体感觉和运动功能**　通过作业治疗可改善机体的新陈代谢，增强体力和耐力；改善 ROM，防止关节挛缩、变形等继发障碍的发生，增强患者肌力及活动的协调性，提高身体的平衡能力及手指的精细功能等。

2. **提高日常生活活动能力**　通过日常生活活动能力的训练、矫形器及自助器具的使用，提高患者自行活动能力、自理能力、适应环境及工具使用能力等。

3. **最大限度地促进残余功能的发挥**　通过训练及借助辅助器具使残余功能最大限度地发挥，预防肌肉萎缩，减轻或预防畸形的发生等。

4. **改善和提高认知能力**　通过设计一些认知方面的作业活动（如读写、拼图、积木等），提高患者认识力、注意力、记忆力、定向力及对概念、顺序、归类等方面的认知，获得解决问题能力及安全保护意识等。

5. **改善社会适应和心理功能**　通过作业治疗可以改善社会适应能力，包括自我价值、自我表达、人际关系、应对能力、介入社会能力等，并且可以帮助其调整心态，克服自卑、孤独、无助等心理，增强战胜疾病的自信心。

三、作业治疗的训练方法

（一）训练原则

1. **有目的地进行选择**　首先应对患者的功能状况进行全面的评定，了解其功能状态和制定治疗目标。

2. **对活动进行分析**　了解该活动所需要的技能和功能要求，以及活动的顺序、场所、时间、工具，有无潜在危险等。

3. **对活动进行必要的调整**　在功能评定和作业分析的基础上，应对活动进行必要的调整，以更好地达到治疗目的。

（1）**工具的调整**　如进行象棋训练时将棋子与棋盘加上魔术贴，可增加下棋的难度，加粗手柄工具可使抓握功能稍差的患者较容易完成活动。

（2）**材料的调整**　如木工作业中选择不同质地的木材，锯木时对肌力的要求就有所不同，质地较硬的材料对肌力要求较高。

（3）体位或姿势的调整　同样以象棋为例，站立位进行可增强站立平衡能力和站立的耐力，坐位进行则比较容易完成。

（4）治疗量的调整　从治疗的时间、频率、强度进行调整，以改变治疗量。如心脏病患者步行训练时，要严格控制运动量，速度不宜过快，时间不应过长，运动量以达适宜心率为度。

（二）评定方法

1. 一般情况评定　性别、年龄、职业、生活习惯、身体状况、功能障碍程度等。

2. 运动功能评定　关节活动度的测量、肌力评定、运动协调性检查等。

3. 认知功能评定　痛觉、触觉、温度觉、位置觉、本体感觉；定义、顺序、命名、归类、记忆力、定向力、注意力及解决问题的能力等。

4. ADL 评定　个人卫生、床上活动、进食、更衣、移动、上下楼梯等。

5. 社会及心理状况评定　进入社会和处理情感及人际关系的能力，自我价值、自我表达能力，协调能力，应对能力，解决问题的能力等。

6. 其他　还要对兴趣爱好、职业情况、康复需求等进行评定。

（三）训练内容

1. 治疗性功能训练　治疗性功能训练又称活动性作业治疗，是由作业治疗师设计的模仿现实生活中具体生活、工作、娱乐的活动，通过反复练习来提高患者由于病损所致的运动、认知、知觉等功能障碍。

（1）增强肌力的训练　①主动助力训练：上肢借悬吊带进行一些活动。②主动等张运动训练：使用锤子训练上肢肌力。③抗阻等张运动训练：抗阻的斜面磨砂板活动训练。

（2）增加耐力训练　低负荷、多次重复的练习，可增加肌肉的耐力，如投球、木工、绘画、书法、轮椅竞技等。

（3）增加关节活动度的训练　可设计一些能增加关节活动范围的、患者感兴趣的作业活动，如锤击、舞蹈、编织等。

（4）增强协调性和平衡功能的训练　根据患者的障碍程度与特点，制定个体化的训练方案，充分发挥作业治疗的创造性、灵活性、适应性的特点，如套圈、投掷游戏、打字等。

2. 认知功能训练　认知训练又称为认知干预，在临床上包括通过多种感觉刺激提高复杂认知技能的感觉运动技术等多种临床技术。

（1）注意力的训练　删字游戏、击鼓传球游戏、听故事、猜谜语等。

（2）记忆障碍的训练　反复朗诵、讲故事等。

（3）失认症的训练　通过视觉进行识别人物、用品、颜色；通过听觉辨别声音等。

（4）失用症的训练　通过标识物的反复强化训练增加本体感觉的输入。

3. 日常生活活动训练　日常生活活动是指人们为了维持生存及适应生存环境而进

行的一系列最基本的、最具有共性的活动。因此，日常生活活动训练是作业治疗中非常重要的环节，其内容一般可分为：个人卫生（洗脸、刷牙、梳头、洗澡和如厕等）、床上活动（翻身、坐起、移动、上下床等）、更衣（穿脱衣裤和鞋袜等）、进食（如端碗、持杯、用筷或刀叉、汤匙及抓拿或切割食品等）、转移（如床和轮椅间的转移、轮椅和拐杖的使用等），以及站立、室内外步行、跨门槛、上下楼梯、乘公共汽车或骑自行车等。

4. 辅助器具配制及使用训练 辅助器具是患者在进食、着装、如厕、书写等日常生活活动中为了充分利用残存功能，弥补丧失的功能而制作的一种简单实用、帮助障碍者提高自理能力的器具。辅助器具大多是作业治疗师根据患者障碍程度与特点予以设计并制作的简单器具，如改造的碗、筷，加粗手柄的勺、叉，以帮助完成抓握动作；协助固定餐具的防滑垫等。

5. 假肢的使用训练 假肢是为了补偿、矫正或增强患者已缺失的或功能减弱的身体部分或器官，使患者最大限度地恢复功能和独立生活的能力。在安装假肢前后均需进行功能训练，如站立、行走、左右平衡、转移训练、上下楼梯的训练及穿戴前后的使用训练等。

6. 园艺、娱乐活动 主要适用于大关节、大肌群功能障碍者。常以集体的形式进行治疗，如截瘫患者的篮球比赛，偏瘫患者的游泳，截肢患者的羽毛球比赛，在充分掌握轮椅、假肢、各种辅助具的使用及熟练操纵后才能融入园艺或娱乐活动中。

7. 传统疗法 在20世纪80年代初期，我国引进西方现代康复医学知识后，探索将中医理论和实践方法与现代康复医学知识相结合，发展成为具有中国特色的作业治疗技术。根据作业治疗理论，中医传统作业疗法如书法疗法、绘画疗法、风筝疗法、赏花吟诗疗法及太极拳等养身疗法，具有患者易接受、简便易行等特点。

（四）作业治疗处方

康复医师与作业治疗师在对患者进行治疗前要根据患者的性别、年龄、职业、生活习惯、身体状况、功能障碍程度等拟定详细的治疗处方。处方包括：评定内容和结果、作业治疗的具体项目、治疗目标、训练计划、训练方法及强度、持续时间、频率和注意事项等内容。

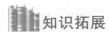 知识拓展

作业能力模式

作业能力模式（occupational performance model，OP）早在20世纪60年代初由 Reilly、Mosey 等提出。美国作业治疗协会在1994年提出统一的术语作为作业治疗世界性的蓝本，正式命名为作业治疗实践框架，即作业表现模式。根据此模式，作业能力是作业治疗的根本目标，是指人从事某作业活动时的表现，包括日常生活活动、工作及生产活动、休闲活动等。作业技能是作业活动的基本组成部分。作业能力会根据每个人的个体差异和能力，在不同情景、不同环境下改变。

四、作业治疗的临床应用

（一）适应证和禁忌证

1. 适应证 ①神经肌肉系统疾病：脑卒中、颅脑损伤、脊髓损伤、周围神经损伤、神经肌肉疾病、脑瘫、截瘫、四肢瘫、老年性痴呆等。②伤残所致功能障碍：骨折、关节损伤、截肢等。③骨关节系统疾病：风湿性关节炎、类风湿关节炎、强直性脊柱炎、退行性骨关节炎、肩周炎、腰腿痛等。④常见慢性疾病：冠心病、肺心病、糖尿病、高血压、慢性阻塞性肺疾病等。⑤其他疾病：抑郁症、精神分裂症恢复期、焦虑症、儿童学习困难等。

2. 禁忌证 意识不清、病情危重、心肺肝肾严重功能不全、活动性出血者等。

（二）注意事项

1. 必须根据患者的体力、病情、兴趣、生活、学习等需要选择作业治疗内容，应做到因人而异。

2. 作业治疗是从临床康复治疗向职业劳动过渡。因此，所选择的各种作业治疗活动应具有现实性，符合我国国情和社会背景，适应患者的文化教育背景和就业需求。

3. 结合医院、社区、家庭环境条件选择作业治疗方式，应做到因地制宜。

4. 尽可能让患者选择自己感兴趣的作业治疗方法，以提高其主动参与性和趣味性。

5. 进行作业治疗时必须有专业治疗人员或家人监护和指导，以保证安全，防止发生意外。

6. 疗程中要定期评定，根据病情的变化及时调整、修订治疗处方。

7. 作业治疗需与物理治疗、心理治疗、言语治疗、康复工程、药物治疗、中医传统疗法等治疗方法密切结合，以提高疗效。

8. 尽量采用集体活动治疗的形式，以增强患者之间的交流，有助于加强患者的社会参与和交往能力。

9. 作业治疗应遵守循序渐进的原则。根据患者个体情况，对时间、强度、间歇次数等进行适当调整，以不产生疲劳为宜。

10. 必须详细记录作业治疗的医嘱、处方、进度、反应、患者完成能力和阶段性的评估及治疗方案。

思考题

1. 何谓作业治疗？主要包括哪些类别？

2. 作业治疗的适应证有哪些？

第三节　言 语 治 疗

言语治疗（speech therapy，ST）又称言语再学习，是指通过各种手段对各种言语障碍的患者进行针对性的治疗。言语障碍常见于大脑病变，特别是脑血管病造成的言语障碍尤为多见，包括失语症、构音障碍、儿童语言发育迟缓、发声障碍和口吃等。言语治疗的主要目的是提高患者应用语言进行交流的能力。言语治疗的主要手段是言语训练，或借助交流替代设备，如交流板、交流手册、手势语等。

一、言语治疗的原则

1. 早期治疗　言语治疗干预得越早，效果越好，在病情稳定能够耐受集中训练30分钟时就可开始言语矫治。训练时要有眼神的交流。

2. 全面评估　评估要有针对性，首先要找出言语障碍的原因，了解障碍的类型及其程度，并采取有效的控制措施。

3. 确定训练目标　根据每个患者的言语障碍程度不同制定系统的训练方案，应强调个体化，不能强求一致。

4. 及时反馈　治疗中应及时反馈信息，以强化正确反应，纠正错误反应，强调正确发音。

5. 循序渐进　遵循从易到难，由简单到复杂的原则。

6. 主动参与　言语治疗本身是一种交流过程，需要语言治疗师、患者和家属之间的主动参与和配合，双向交流是言语治疗的重要内容。

二、言语治疗的影响因素

1. 训练场所　最好选择有隔音设施的房间内进行，尽量避开视觉和听觉上的干扰，室内要简洁、安静、光线充足、井然有序，墙壁上不要贴多彩的画报以减少干扰。

2. 训练方式　根据语言障碍的程度和类型选择不同的治疗方式。

（1）"一对一"训练　是一名语言治疗师对一名患者的训练方式。根据患者的具体情况，制订个人训练计划和具体言语训练内容。优点是针对性强，易控制，患者注意力集中。

（2）集体训练　将语言障碍的患者按照不同程度进行分组，以小组的形式进行语言训练。其目的是减少患者的心理不安，在相对同等障碍程度治疗中提高交流欲望。

（3）自主训练　患者在经过了"一对一"训练之后，充分理解了言语训练的方法和要求，具备了独立练习的能力，可选用图片或文字卡片进行，也可选用复读机进行复述、听理解、听写练习。

（4）家庭训练　语言治疗师将评定和制订的治疗计划介绍和示范给家属，并通过观摩、阅读指导手册等方法教会家属训练方法，再逐步过渡到回到家里进行训练。语言治疗师定期检查和评定，并调整训练计划。

3. 训练时间 语言治疗每日 1 次，一般为每次 30 ~ 60 分钟，治疗的时间最好安排在头脑较为清醒、注意力比较集中的上午。

三、言语治疗的常用方法

(一) 失语症的治疗

失语症是由于脑损害引起的语言交流能力障碍，即后天获得性的对各种语言符号（文字、口语、手语）的表达及认识能力的受损。

1. 临床表现

（1）运动性失语 又称表达性失语，主要表现为理解优于表达，说话量少、费力，语言贫乏和缺乏语法词。严重时呈无言状态，有命名和找词困难，如果给予词头音提示常可引出正确反应。有复述障碍，较长句子复述表现明显。

（2）感觉性失语 又称接受性失语、Wernicke 失语，主要表现为听觉正常，言语流畅，错语量多，语不成句，语法关系混乱，常答非所问，不知道自己在说什么，缺乏表达的核心内容，语言空洞。以言语的理解障碍为主要特征。

（3）命名性失语 又称健忘性失语，主要表现为以命名障碍为主，患者言语、书写能力存在，但词汇遗忘很多，物体名称遗忘尤为显著。对人的名字命名困难，错语，说话内容空洞。

（4）完全性失语 主要表现为自发性言语极少，仅会说个别单词或无意义音节的重复。命名、复述、读词不能，听理解、文字理解严重障碍。

2. 治疗方法 失语症的治疗过程是言语训练或言语再学习的过程。是以提高信息传达能力和言语功能改善为目的，促进患者语言能力的恢复。

（1）治疗内容 ①听力理解训练：包括词语听觉辨别、执行指令、注意力训练、记忆力训练。②阅读理解训练：包括语句理解训练、短文理解训练、视知觉训练。③言语表达训练：包括语句表达训练、词语表达训练、视觉动作训练、阅读理解训练。④书写训练：包括抄写书写阶段、随意书写及默写阶段、自发书写 3 个阶段。⑤辅助疗法：包括针灸、按摩等。⑥集体治疗和家庭治疗。

（2）各种失语症治疗要点 ①运动性失语：重点是构音训练，其次是听觉、语言、记忆广度和句子练习、呼名及书写、看图说话、记日记等。②感觉性失语：可运用视觉逻辑法、手势方法进行训练。如给患者端上脸盆，放好毛巾，并指令患者或用手势表达"洗脸"，患者虽不理解"洗脸"两个字的意思，但从逻辑上或肢体语言上会理解是让他洗脸。③完全性失语：对语言的再学习，从学发音开始。如让患者发"啊"音，逐步练习说常用单字，如"不""好""吃""坐"等，再依次练习双音词、短语、短句、长句等。④命名性失语：以呼名训练为重点，从简单到复杂。先从单字名称命名到多字名称命名，如拿一支笔让患者看着教其说"笔"，逐渐过渡到说"苹果"或"香蕉"等，反复强化训练。

3. 注意事项 首先判断患者是否存在智力低下，使用患者易于理解的语言；与患者进行多方面交谈，同时教会患者如何回答，让患者树立信心，配合治疗。

（二）构音障碍的治疗

1. 轻中度构音障碍

（1）构音改善训练 ①舌唇运动训练：唇的张开、闭合、前突、回缩，舌的前伸、后缩、上抬、下伸、向两侧的运动等。训练时要面对镜子，可纠正错误动作。②语音训练：发音启动：原则为先发元音，如"a""u"，然后发辅音，如"b""p""m"。最后过渡到训练单词和句子。持续发音：当患者能启动发音后，可让患者一口气尽可能长时间地发元音，最好能够达到15～20秒。音量控制：音量由小至大，再由大到小，或音量一大一小交替进行；音高控制：指导患者唱音阶。③声调训练：即四声的训练。先让患者学习一声、四声，然后练习二声、三声。训练时可用手势动作变化来表示声调，以调动患者情绪，增加训练兴趣。

（2）克服鼻音化的训练 鼻音化构音是由于软腭运动减弱，腭咽部不能适当闭合而将非鼻音发成鼻音，在脑瘫儿童中较常见。可采用引导气流通过口腔的方法，如吹气泡、吹蜡烛、吹哨子等。也可采用"推撑疗法"，让患者把两手掌放在桌子上向下推，或两手掌放在桌面下向上推，在用力的同时发"啊"的音，可以促进颚肌收缩和上抬功能。

（3）克服气息音的训练 气息音的产生是由于声门闭合不充分，主要方法是在发声时关闭声门。前面提到的"推撑"方法可以促进声门闭合。

（4）呼吸控制训练 ①深呼吸与吸气的控制训练：将口鼻同时堵住，屏住呼吸，再急速放开，从而促进深呼吸。屏住呼吸时间可从3秒、5秒、8秒逐渐延长；患者取仰卧位，髋、膝关节同时屈曲，尽量用大腿压紧腹部，然后迅速伸展下肢，使腹部的压迫迅速解除，从而促进深呼吸；可用吹口琴、吸管、羽毛等方法进行训练；模仿治疗师"深吸一口气然后慢慢地呼出去"。②口、鼻呼吸分离训练：闭紧嘴巴用鼻吸气，再捏住鼻孔用嘴呼气；将薄纸撕成条状，放于患者口鼻前面，让患者吹。

2. 重度构音障碍

（1）呼吸训练 可采取卧位或坐位：①取仰卧位时，双下肢屈曲，腹部放松，保持呼吸平稳，语言治疗师将手平放于患者的上腹部，在呼气末时，随着患者的呼气动作平稳地向下施加压力，通过横膈上升运动从而使呼气延长。②取坐位时，语言治疗师将双手置于患者胸廓下部，在呼气末轻轻挤压使呼气逐渐延长。

（2）舌的运动控制训练 重症构音障碍患者舌的运动严重受限，无法完成舌的前伸、后缩、上举、侧方运动等。上运动神经元损伤时舌为僵硬状态；下运动神经元损伤时舌为软瘫状态。上运动神经元损伤时不可过度训练，防止出现运动功能下降现象。训练方法为：①用压舌板抵压患者舌面，同时令其用力将压舌板向外推，舌尖上抬时可用压舌板向下压舌尖，同时令其舌尖向上抵抗，以达到上抬的目的。②用棉签蘸取少量的蜂蜜、果汁等患者喜欢的流质食物涂于口周，患者为了吃到食物，会伸出舌在口周各个方向舔取，从而达到改善舌运动的目的。

（3）唇闭合的训练　①用冰块或冰棒对口唇及舌进行冷刺激，时间3~5秒，反复刺激，引起肌肉收缩。②用刷子快速地（5次/秒）刺激口周、口唇、下颌内侧。③双唇尽量向前撅起（发u音位置），然后尽量向后收拢（发i音位置），不发出声音，重复数遍。④双唇闭紧夹住压舌板，语言治疗师向外拉压舌板，可采取互动增加训练趣味。⑤练习鼓腮，有助于发爆破音。

（4）穴位按摩　对口周穴位进行按摩，注意按摩时手法力度要适中。进行口腔按摩可降低构音器官的紧张性，预防口腔肌肉的萎缩，还可以锻炼口腔肌肉的协调性，改善流涎及吞咽功能，促进语言发育及发音。

3. 注意事项　治疗项目的选择对患者很重要，要因人而异；在制定构音障碍的治疗之前，要了解患者的病史，明确临床诊断；患者的自我监督和参与治疗的主动性是影响预后的重要因素；对患者取得的成绩加以鼓励，增强患者的自信心，充分理解和尊重患者，提高治疗效果。

思考题

1. 言语治疗的原则有哪些？
2. 何谓失语症？其治疗方法有哪些？

第四节　心理治疗

心理治疗（psychotherapy）又称精神疗法，是治疗者应用心理学的原则与方法，通过治疗者与被治疗者的相互关系，医治各种心理困扰，包括情绪、心理、认知与行为等问题。广义地说，心理治疗技术包括环境、生活条件的改善，周围人（尤其是医护人员）的语言作用，特殊布置，医护人员所实施的专门心理治疗技术等。狭义的心理治疗的概念专指医生给患者所采用的心理治疗技术和治疗措施等。

一、常用心理治疗方法

（一）精神分析疗法

精神分析是由奥地利神经精神科医生弗洛伊德19世纪末创立的，在心理治疗发展史上具有非常重要的作用。精神分析非常重视人的无意识的心理过程，强调把无意识的心理冲突提升到意识当中，揭露了防御机制的伪装，使来访者了解症状的真正原因和真实意义，使其摆脱自身症状，重塑健康人格。精神分析疗法包括自由联想、阻抗分析、移情分析、梦的分析等。精神分析是一种深刻、冗长、花费昂贵的治疗，因此其治疗范围局限。

（二）行为治疗法

行为学派认为，人的一切行为习惯都是通过学习而获得的。行为治疗基本原则即是采用经典条件反射、操作条件反射和社会学习理论，通过某些特殊设计的治疗程序，逐步纠正或消除来访者的病态及不良行为，建立新的行为反应。行为治疗包括系统脱敏疗法、厌恶疗法、强化疗法、冲击疗法、生物反馈法等。

（三）人本治疗法

人本治疗法由著名的心理学家罗杰斯于 20 世纪 40 年代建立的，是以接受治疗的当事人为中心的一种治疗方法，是人本主义的心理治疗之一。罗杰斯认为，自我实现是人性的本质，而个性自我实现境界又是不易达到的。这是因为个人的自我观念有时可能与别人的评价观念不一致。为了寻求别人赞许，不得不掩饰自我的真面目，就形成不真实的自我观念，而以心理防御机制应付心理冲突。这种个人自我观念中的冲突与矛盾，正是导致心理异常的自我原因。人本治疗法即协助来访者由认识自我而重建其真实的自我观念。治疗要点是以来访者为中心，重视其人格尊严，将心理治疗的过程视为治疗者为来访者设置的一种自我成长的教育机会。其治疗程序为：①掌握真实的经验。②找回失去的信心。③培养独立的人。④培养应变能力。

（四）认知疗法

心理学中的"认知"是指一个人对事物或人（包括自己和别人）的认识、看法和见解等。认知疗法及其理论于 20 世纪 60 年代出现于美国心理领域的认知学派。认为行动是脑活动的结果，是可以应用神经心理学方法研究人的感知、思维情感和动机与人脑的关系的。认知疗法就是通过改变人的认知或认知过程来达到减弱或消除情绪障碍和其他不良行为的目的。认知疗法中比较有代表性的是艾利斯的合理情绪疗法、贝克的认知治疗等。

（五）支持性心理治疗

通过治疗者对患者的指导、劝解、鼓励、安慰和疏导等方法来支持和协助患者处理问题，适应所面对的现实环境，度过心理危机的过程，称为支持性心理治疗。此法主要针对处于震惊、否定和抑郁阶段的患者。治疗程序包括倾听、解释、指导、支持等。

二、慢性疾病及残疾的心理治疗

无论患何种疾病，当一个人觉察到自己失去健康时，就会产生某种痛苦或不适的信息。而对疾病，尤其是严重损害功能或威胁生命的疾病，任何人都不可能无动于衷，都会产生不同程度的心理反应或精神症状。

（一）急性期或新近残疾的心理治疗

1. 要认识到只要使用合理的医疗技术和措施，患者的情况就能够改善。急性期患者较易接受暗示，自然环境和心理环境的稳定和平静与否对患者影响很大。处理时应以平静、理解、审慎和合作的态度开展工作，还要帮助亲属认识到这一点。

2. 行为治疗的基本原则是重建新的替代行为，目的是帮助残疾者在重建的新的病房环境中生活，以提高患者的适应能力和技巧，从而追求新的康复目标。

（二）残疾认同过程中的心理治疗

在残疾者的潜意识中，康复治疗如同惩罚。惩罚是良性强化刺激的丧失或恶性刺激的开始。患者可能表现为不参与康复过程的行为，以回避他认为是惩罚的各种活动。在这个过程中，关键是建立良好的医患关系。

1. 在康复治疗的开始阶段，心理治疗师应强调有效行为，要与康复护理人员一起，用积极、双向临时性强化代替自然强化。当患者获得较多的功能行为，并重新参加家庭和工作活动时，有效行为就容易为患者所采用。

2. 康复训练开始时，康复护理人员应将注意力放在康复训练过程中每次训练任务的强度方面，当增加训练内容时要识别和找出什么是积极的强化刺激，并在初始阶段按1:1的比例连续实施。然后，在维持或减少强化刺激的同时，通过增加训练任务的内容，来增加预期要完成的训练量。避免强化刺激成为恶性刺激。

3. 当遇到患者出现退缩或攻击行为时，应设法减弱这种强化。一方面，康复护理人员要留意患者的日常活动，并与康复内容结合起来，以达到更好的康复疗效。另一方面还应帮助家属认识到配合完成康复计划的重要性。

（三）抑郁状态的心理治疗

抑郁是一种对不良外界刺激发生长时间的沮丧感受反应的情绪改变。后天性肢体残疾最常见的心理问题就是抑郁。脑卒中及严重脑损伤后至少有50%的患者出现抑郁。在多发性硬化、运动神经元疾病等进行性神经疾病的患者中几乎都有不同程度的抑郁。抑郁被看做是一种丧失强化刺激的状态，由于残疾发生所带来的生活方式的突然变化，患者失去了过去生活中的鼓励因素，其结果是萌生忧伤和抑郁。抑郁可只表现为情绪低落，也可出现自杀倾向。

抑郁的治疗，除必要时应用药物外，主要依靠心理治疗。心理治疗的重点是帮助患者迅速得到鼓励因素，对患者过去从事的在住院条件下易于做到的活动进行分析，并早日向患者提供与治疗有关的操作任务，以诱发患者对强化刺激的反应。抑郁的心理治疗依赖于医患之间建立的相互理解和同情关系。信息和交谈很重要，详细解释能使患者了解自己的病情及给家庭、工作和社会带来的影响，并能挖掘出患者深层的压力，解决患者的心理问题。帮助患者做可以做的事，可以治疗忧伤和抑郁。然后让患者完成能胜任的最大训练任务，规定活动周期并弄清发生频率，识别强化刺激因素，开始时可将强化刺激安排较紧凑些，并在执行这些计划中进行认真的监督。对抑郁十分严重，以致不能对强化刺激有反应者，可选用抗抑郁药物治疗，同时逐步给予一些与治疗有关的作业及能起到强化的临时性任务。

（四）焦虑状态的心理治疗

焦虑是对刺激产生不适当的严重和长时间的恐惧、焦急和忧虑反应的情绪和情感异常。严重疾病或损伤能使患者处于焦虑状态，偏瘫、截肢或其他影响身体稳定性的疾病能使患者产生明显的害怕跌倒心理，慢性阻塞性肺疾病、心脏功能损害可使患者产生与未来生存有关的焦虑，这些反应会进一步加重功能障碍。而焦虑几乎总是导致回避。永久性的情感基础和信念会持续加重焦虑。认知疗法能纠正这些信念，促进康复；脱敏策略和广泛的放松技术也是可以利用的；小剂量的抗抑郁药在不产生明显副作用的情况下可以产生较好的抗焦虑作用；镇静药相对安全有效，但尽可能短期使用。

知识拓展

心理护理方法之环境要求

在病房和床位的选择上，要针对患者的不同疾病特点、性格特点、心理特点等进行安排。如将积极、开朗、乐观的患者与消极、抑郁、悲观的患者安排在同一病房，或将康复迅速、成功的患者与病情反复、情绪低落的患者安排在同一病房，使他们能够相互进行情感交流，用一方积极的情绪去感染另一方，从而激发患者的积极心理状态。同时，还应主动与患者交流，尊重患者，善于倾听。当患者有疑问时，应积极予以解决，以建立和谐的医患沟通关系。

三、心理治疗的注意事项

1. 训练场所应选择安静的房间，避免干扰。
2. 训练前应根据对患者的评定结果及上次训练的反应，制定具体训练计划。预先准备好训练用品，应尽量减少患者视野范围内的物品，避免杂乱无章。
3. 康复护理人员必须真正做到以不批评、不包办代替和中立的态度对待患者。
4. 康复护理人员既要宽容患者的弱点和缺陷，又要重视和欣赏患者的长处和优点。对患者要真诚的理解、尊重和认同，得到患者的信任，与患者建立一种具有治疗一致的亲密关系。
5. 要注重远期疗效。成功的治疗应重视患者今后对克服各种困难和矛盾能力的提高，要增强患者的自尊、自信、独立自主和对自己负责的意识。

思考题

1. 何谓心理治疗？
2. 抑郁状态和焦虑状态的心理治疗方法有哪些？
3. 心理治疗的注意事项有哪些？

第五节 康复工程

康复工程（rehabilitation engineering，RE）是利用现代工程技术，对残疾者进行测量和评估，然后按照代偿或（和）适应的原则，设计和生产出能减轻残疾和改善独立生活能力的产品。康复工程是现代生物医学工程的一个重要分支。本节主要介绍矫形器、假肢、轮椅、助行器及自助具的分类、使用及注意事项。

一、矫形器

矫形器（orthosis）是装配于人体四肢、躯干等部位的体外器具的总称。其目的是为了预防或矫正四肢、躯干的畸形，或治疗骨关节及神经肌肉疾病并补偿其功能。矫形器的基本功能包括：稳定与支持、固定与矫正、保护与免负荷、代偿与助动。近年来，随着各种新型材料，特别是各种高温及低温热塑性板材在矫形器制作方面的广泛应用，矫形器不仅增加了许多新品种，同时也在结构、外观及作用力的合理分布等方面有了较大的改进。

（一）矫形器分类

1. 上肢矫形器　包括肩肘腕手矫形器（SEWHO）、肘腕手矫形器（EWHO）、腕手矫形器（WHO）、手矫形器（HO）等（图4－22）。

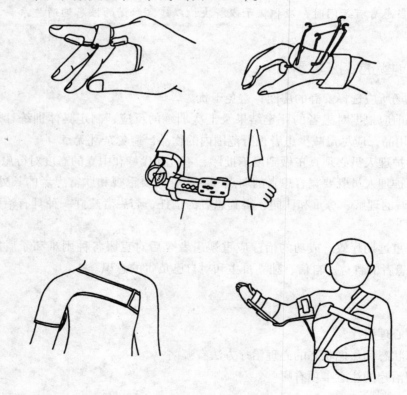

图4－22　上肢矫形器

2. 脊柱矫形器　包括颈矫形器（CO）、胸腰骶矫形器（TLSO）、腰骶矫形器（LSO）等（图4－23）。

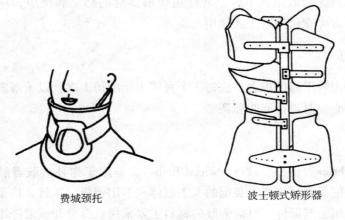

费城颈托　　　　　　　波士顿式矫形器

图 4 - 23　脊柱矫形器

3. 下肢矫形器　包括髋膝踝足矫形器（HKAFO）、膝矫形器（KO）、膝踝足矫形器（KAFO）、踝足矫形器（AFO）、足矫形器（FO）等（图 4 - 24）。

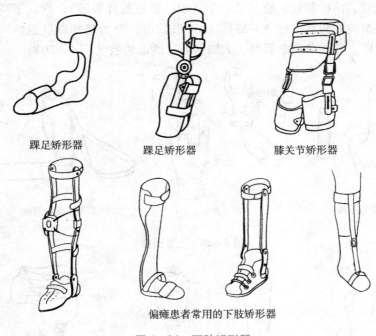

踝足矫形器　　　　踝足矫形器　　　　膝关节矫形器

偏瘫患者常用的下肢矫形器

图 4 - 24　下肢矫形器

（二）矫形器使用的注意事项

1. 初检　矫形器正式使用前，要进行试穿（初检），了解矫形器是否达到处方要求，舒适性及对线是否正确，动力装置是否可靠，并进行相应的调整。然后，教会患者如何穿脱矫形器，如何穿上矫形器进行一些功能活动。

2. 终检　训练后，再由专业人员负责检查矫形器的装配是否符合生物力学原理，是否达到预期的目的和效果,了解患者使用矫形器后的感觉和反应,这一过程称为终检。终检合格后方可交付患者正式使用。

(三)随访

对需长期使用矫形器的患者,应每3个月或半年随访1次,以了解矫形器的使用效果及病情变化,必要时进行修改和调整。

二、假肢

假肢(prosthesis)也称义肢(artificial limbs),是用于弥补截肢者肢体缺损,代偿其失去的肢体功能而专门制造、装配的人工肢体。多用铝板、木材、皮革、塑料等材料制作,其关节采用金属部件,目前假肢的材料主要采用钛合金和碳素纤维。

(一)假肢分类

1. 根据截肢部位分类 ①上肢假肢:分为截指和经掌骨截肢假肢,掌指截肢假肢,腕关节离断假肢,前臂截肢假肢(长、中、短、极短前臂假肢),肘关节离断假肢,上臂假肢,肩关节离断假肢(图4-25)。②下肢假肢:分为足部截肢假肢,踝关节离断假肢,小腿假肢,膝关节离断假肢,大腿假肢,髋部假肢(图4-26)。

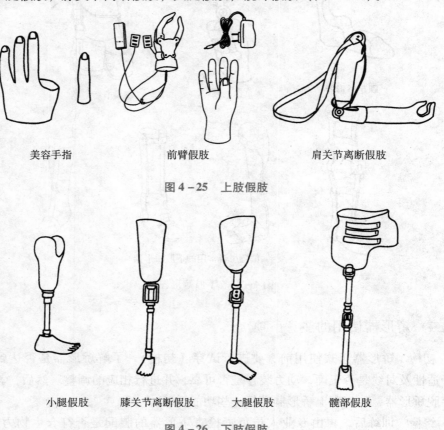

美容手指　　　　　　前臂假肢　　　　　　肩关节离断假肢

图4-25　上肢假肢

小腿假肢　　膝关节离断假肢　　大腿假肢　　　髋部假肢

图4-26　下肢假肢

2. 根据驱动假肢的动力来源分类 ①常规式或自身力源假肢：又称内动力假肢，包括机械假手、工具手。②外部力源或电动式假肢：又称外动力假肢，包括肌电假手、电动假手。③被动式或装饰式假肢：只是弥补外观的缺陷。

3. 根据假肢结构分类 ①壳式假肢：又称外骨骼式假肢，是由壳体承担假肢的外力，且壳体外形制成人体形状的假肢，传统假肢都是壳式假肢，这种假肢的特点是结构简单、重量轻，但表面为硬壳，易损伤衣裤。②骨骼式假肢：又称内骨骼式假肢，其结构与人体肢体相似，由位于假肢内部的连接管或支条等承担外力，外部包裹用泡沫塑料等软材料制成的整形装饰套。

4. 根据安装时间分类 ①临时假肢：用临时接受腔和假肢的一些其他基本部件装配而成的简易假肢，一般用于截肢的早期康复，促进残肢定型之用。②正式假肢：为正常长期使用而制作的完整假肢。

5. 根据假肢的主要用途分类 ①装饰性假肢：如装饰性假手足、假指（趾）。②功能性假肢：既有假肢外形，又能代偿部分肢体功能的假肢。③作业性假肢：一般没有肢体外形，主要用于代偿肢体功能，以辅助截肢者完成某些特定作业的假肢。④运动性假肢：辅助截肢者参加各种残疾人运动的专用假肢。

6. 组件式假肢 由单元化标准组件组装而成的假肢。这类产品为工业化大生产，组装假肢方便、快捷，产品质量好，价格相对也低，也便于维修，是现代假肢发展很快的品种。

知识拓展

截瘫也可踢球

2014年的巴西世界杯虽然已经结束，但开幕式上的一个场景至今还使人记忆犹新。那就是一位下肢瘫痪的巴西少年穿着世界上最先进的神经操控外骨骼设备——最新开发的"仿生学义肢"开出的第一脚球，永久地留在了世界杯的历史上。开幕式的开球演示开启了康复医学的新时代，其背后在神经科学、脑-机接口及机器人科学领域的进步也同样振奋人心。为这一开球场景提供支持的是一项叫做"重新走路"的项目，该项目是由德国、巴西和美国等多国科学家合作进行的。其领头人是杜克大学的巴西人米格尔·尼可莱里斯，他是神经学领域的重量级人物之一。研发团队的这一"仿生学义肢"用于支撑患者腰部以下的瘫痪肢体，由穿戴者的大脑神经意识操控，而这个控制过程由一个头戴式的设备检测脑电波的活动模式来完成。这些脑信号将被无线发送到穿戴设备内置的一个计算中心上，随即可以转换成相应的动作。这一神奇的过程背后其实同样具有坚实的科学基础。研究团队目前面临的挑战是如何将大脑的神经意识模式和需要实现的运动进行完美的感觉匹配。他们的目标是让轮椅成为历史博物馆的展品，让更多的残疾人能够通过操控机械义肢，真正地站立起来，更好地工作和生活。

（二）配置假肢的注意事项

1. 配置假肢前的患者评估和诊疗 包括评估截肢前的功能状态，找出潜在影响康复的骨骼肌肉、神经系统和心肺疾病，确定可用的社会支持网络，以及了解患者的目标和期望。对患者及家庭进行截肢后果教育和有步骤地进行假肢康复，将帮助患者减轻对未来的恐惧。

2. 假肢的适配与训练 提供假肢通常分为临时假肢和正式假肢两个阶段。临时假肢促进残肢定型；当残肢定型时，正式假肢能满足截肢者的需求。安装下肢假肢者需要在物理治疗师的指导下进行一段时期的步态训练。上肢假肢与下肢假肢相比，更多的是要了解安装上肢假肢者的职业和爱好需求。

（三）随访

在最初的 6~18 个月期间，大部分截肢者的残肢体积将持续减少，导致假肢接受腔过大。在此期间，应经常回访，适当修改假肢接受腔。当残肢体积足够稳定并且患者已经很好地适应了假肢，每年 1 次的临床回访是适合的。对于一名新的上肢截肢者来说，常规的随访在假肢配发之后的最初 4~6 周进行，随后每 2~6 个月 1 次，直到配置正式假肢。如果一具正式假肢在临床上稳定使用，应每年 1 次随访或者出现问题就要去随访。从平均使用情况来看，一具假肢在更换之前可以使用 3~5 年。接受腔要比假肢其他部件更换得更为频繁。

三、助行器

助行器（walking aids）是辅助人体支撑体重、保持平衡和行走的工具。助行器的主要作用是步行中辅助身体平衡，减少下肢承重，缓解疼痛，改善步态，改进步行功能。

（一）助行器种类

1. 杖 根据杖的结构和使用方法，可将其分为手杖、前臂杖、平台杖和腋杖 4 大类，每一类又包括若干类（图 4 - 27）。

（1）手杖 ①单足手杖：适用于无力时的辅助支撑，用来稳定关节，缓解疼痛；在平衡受损时，用来加宽步行的基底，保护软弱的骨或受损的关节等。②多足手杖：包括三足手杖和四足手杖，其支撑面积大，稳定性好。适用于平稳能力欠佳，用单足手杖不能安全行走的患者。

（2）前臂杖 是一种带有立柱、一个手柄和一个向后倾斜的前臂支架的拐杖，其立柱的长度和手柄的位置是可以调节的。适用于握力差、前臂力量较弱、平衡严重受累的患者。

（3）平台杖 又称类风湿拐，是一种带有一个特殊设计的手柄和前臂支撑支架的拐杖。适用于下肢单侧或双侧无力而上肢的腕、手又不能承重的患者，如类风湿关节炎，上、下肢均有损伤者。

（4）腋杖 可靠稳定，具有较好的减轻下肢负重和保持身体平衡的作用。适用于下肢骨折、下肢双侧功能不全、双髋石膏固定患者。

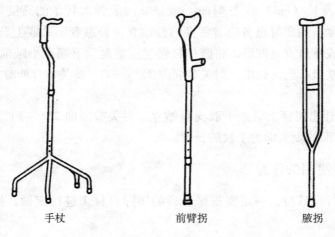

| 手杖 | 前臂拐 | 腋拐 |

图 4 - 27 常见的杖

2. 步行器（图 4 - 28）

（1）助行架 是一种三边形（前面和左右两侧）的金属框架，是步行器中最简单的形式，有的带有铰链结构，称为交互式助行架。

（2）轮式助行架 带脚轮，行走时助行架始终不离开地面，分为两轮式、三轮式、四轮式。其中，四轮助行架操作灵活，分为四轮均可转动和前轮转动、后轮固定位置两种形式。

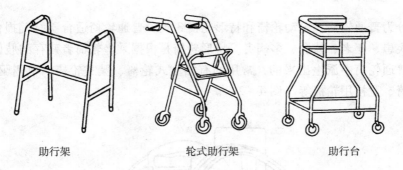

| 助行架 | 轮式助行架 | 助行台 |

图 4 - 28 常见的步行器

（3）助行台 是一种带有轮子、前臂托或台的助行支架。

（4）截瘫行走器 是根据钟摆工作原理而设计的一类行走器，适用于颈椎以下损伤的截瘫患者，需要根据患者的情况定做。根据损伤阶段又分为：①铰链式截瘫行走器：适用于 T10 或以下损伤导致的完全性截瘫或部分高位不完全性截瘫患者，辅助截瘫患者达到治疗性独立行走的目的。②交替式截瘫行走器：适用于 T10 以下完全性或更高节段的不完全性脊髓损伤患者，辅助患者达到治疗性独立行走的目的。

（二）杖的长度选择

1. 腋杖长度 身长（cm）减去41cm，或站立时股骨大转子的高度即为把手的位置，也是手杖的长度。测定时患者应着常穿的鞋站立，若患者下肢或上肢有短缩畸形，也可让患者穿上鞋或下肢支具仰卧，将腋杖轻轻贴近腋窝。下端至小趾前外侧15cm与足底平齐处即为腋杖最适当的长度。肘关节屈曲25°～30°，腕关节背伸时的掌面即为把手部位。

2. 手杖长度 让患者穿上鞋或下肢支具站立，肘关节屈曲25°～30°，小趾前外侧15cm处至背伸手掌面的距离即为手杖的长度。

（三）助行器使用的注意事项

在选择使用助行器具时，一定要根据患者的实际身材来进行定做，使用时要注意安全。

四、轮椅

轮椅（wheelchair）简写为W/C，通常是指带有行走轮子的座椅，主要供残疾人或其他行走困难者进行各种活动时代步之用。适用于步行功能减退或丧失者、非运动系统本身的疾病但步行对全身状态不利者、中枢神经疾患使独立步行有危险者、高龄老人步履困难易出现意外者等。

（一）轮椅种类

轮椅分为普通轮椅、电动轮椅和特形轮椅3类。普通轮椅适合于脊髓损伤、下肢伤残、颅脑疾患、年老、体弱、多病者。特形轮椅是根据乘坐轮椅者残存的肢体功能及使用目的从普通轮椅中派生出来的，常用的有站立式轮椅、躺式轮椅、单侧驱动式轮椅、电动式轮椅、竞技用轮椅等（图4-29）。

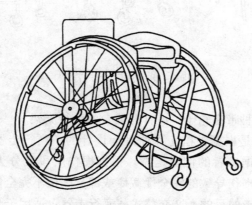

图4-29 竞技用轮椅

（二）轮椅的使用

1. 自己操纵轮椅　①向前推时，先将刹车松开，身体向后坐下，眼看前方，双上肢后伸，稍屈肘，双手紧握轮环的后半部分。推动时，上身前倾，双上肢同时向前推并伸直肘关节，当肘完全伸直后，放开轮环，如此重复进行。②对一侧肢体功能正常，另一侧功能障碍（如偏瘫）或一侧上、下肢骨折者，可利用健侧上、下肢同时操纵轮椅。方法如下：先将健侧脚踏板翻起，健足放在地上，健手握住手轮。推动时，健足在地上向前踏步，与健手配合，将轮椅向前移动。③上斜坡时，保持上身前倾，重心前移，否则容易发生轮椅后翻。

2. 他人操纵轮椅　①沿石阶下马路或下一级台阶时：让轮椅后方先下，以免前方先下时轮椅前倾，使患者向前跌出。然后协助者握牢把手，脚踏轮椅后下方两侧的任一倾斜杆，使轮椅后倾，缓慢地降低靠背，拉轮椅向后缓缓地同时降落到地面上。②沿石阶上马路或上一级台阶时：让轮椅前轮先上，首先轮椅前轮靠近沿石阶或台阶，协助者握牢把手，脚踏倾斜杆，翘起前轮，再往前推，将前轮落在上一级石阶或台阶上，然后再推上后轮。③越过门槛：方法与上台阶时相仿，让翘起的前轮越过后再越后轮。④上下一段楼梯：需两人协助，一人紧握靠背上方的把手，另一人面对患者，双手分别从前部握患者扶手前部的下方，一次一级地上下。每上下一级，让椅子的后轮保持平衡，再进行另一级，两人动作要协同。⑤其他：推轮椅时不能跑，也不能不看前方，应先看好路面情况再推，对躯干不稳的患者应系好安全带。

（三）轮椅使用的注意事项

使用轮椅前，要先检查轮椅安全装置是否完好；高位截瘫患者在使用轮椅时，要有专人看护，避免发生意外。

五、自助具

自助具（self help devices）是利用患者残存功能，在不需要借助外界能源的情况下，单靠患者自身力量就可以独立完成日常生活活动而设计的一类器具。大部分自助具与上肢功能和日常生活活动有关，主要用于那些功能无法恢复的患者。根据需要可以利用患者现有的日常生活用具，适当加以改造制作成简单的自助具，并指导患者正确使用。

（一）自助具分类

自助具是辅助技术的一种，用于帮助功能障碍者来完成每天的任务，如穿衣戴帽、步行或控制环境、学习、工作或从事休闲活动。主要包括进食类、穿衣类、梳洗修饰类、取物类、沐浴类、阅读书写类、通讯交流类、炊事类、文娱类等。

（二）自助具的使用

1. 多功能 C 形夹和 ADL 套　C 形夹有多种，其形状如英文字母的形状，套口有一

V形缺口，以便将叉、匙、刀、笔插入。主要用于抓握能力弱或丧失，但前臂旋前、旋后和腕的功能尚好者（图4-30）。

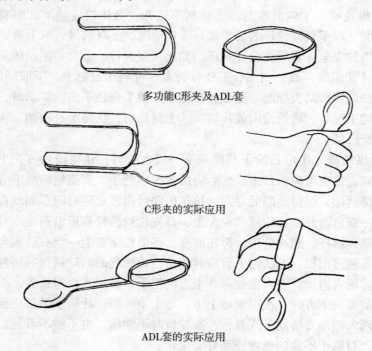

多功能C形夹及ADL套

C形夹的实际应用

ADL套的实际应用

图4-30　多功能 C 形夹和 ADL 套及其实际应用

2. **进食类自助具**　弹性筷子，把手加粗、加长的叉、匙，弯曲成角的匙、叉，多功能叉、匙，碟挡和杯类，带吸管夹及吸管的杯子，特殊类型的刀具等。适用于手功能受限的患者（图4-31）。

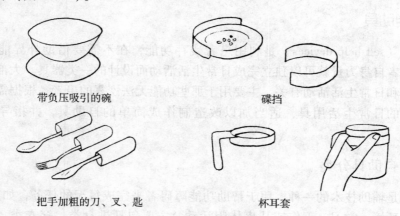

带负压吸引的碗

碟挡

把手加粗的刀、叉、匙

杯耳套

图4-31　进食类自助具

3. **厨房自助具**　切菜板带有竖直向上的钉子，用于固定蔬菜如土豆、洋葱等。刷柄固定在吸盘上的刷子，应用时将杯口向下套入刷中转动，即可刷洗杯子等。适用于仅一手有功能的患者（图4-32）。

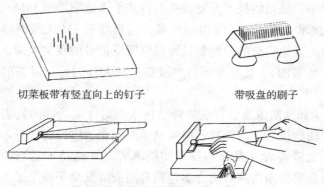

切菜板带有竖直向上的钉子　　　　　带吸盘的刷子

把切菜刀的尖端用螺钉卯在菜板上，切菜会更容易

图 4-32　厨房自助具

4. 个人卫生自助具　①洗脸、刷牙、梳头：如要拧毛巾可将毛巾绕在水龙头上，用健手拧干；清洗假牙或手指，可用带有吸盘的毛刷，固定在洗手池边，操作起来很方便；或是手柄延长及弯曲成角的梳子或镜子。②修剪指甲：可将指甲刀改造，利用患手的粗大运动即用手掌或肘按压指甲刀给健手剪指甲。③更衣类：系扣器；穿衣棒，棒端有"L"形钩；拉锁环，以便手指抓捏功能不佳的患者将手指伸入环内即可拉动拉锁；穿袜自助器，将袜子翻卷向上套入自助器外，将脚伸入自助器内，向上抽出自助器，袜子即套在脚上。④入浴类：对于沐浴困难者，可备用专用沐浴椅或沐浴床，患者借助水温控制阀用单手操作带有软管的笼头自己沐浴，洗澡时可用健手持毛巾或用带长柄的海绵刷擦后背。如没有专用沐浴椅，浴缸中应放置防滑垫，池内外附有牢固的扶手。

5. 取物类自助具　常用的如拾物器，其一端为手枪柄状或握把状，另一端为张开口的夹子，扣动手枪柄（或）握紧两个握把时，另一端的夹子即闭合，可以抓取需要的物品。

6. 阅读书写类自助具　如翻页器、打字自助器（敲键杖）、持笔器、增重笔、床上阅读器等。

7. 通讯交流类自助具　带 C 形夹的电话，用于抓握困难者，若同时利用打字自助具可完成按键（或拨号）动作。说话声音小者，可采用语音放大器。完全性失语者可利用交流板、低技术的语音输出系统和高端的语音合成器等进行交流。

8. 视力缺损辅助自助具　阅读用的手持放大镜、大字印刷品、高对比色的文本等。用于辨别方向的风铃、娱乐活动中用带有声音的球类和体育器械等。对视力缺损者的高技术解决包括一台电脑及带有语言合成器和读屏软件的成套设备，读屏软件能把文本、软件菜单及其他写在电脑屏幕上的信息转变为较大的声音，以便使视力差而不能阅读者能听到。对于一些有视觉能力者来说，屏幕放大软件对操作电脑是有用的。

9. 学习和认知辅助技术　对于那些有学习功能障碍者，目前有许多专门设计的软件程序供其使用。例如，当打一个单字的首个或前几个字母的时候就能预知拼写的单字或短语（如软件 Writer）。还有一些提供突出显示的文本和语音输出，使患者能听到正在电脑上生成的单字。最新的技术开发包括手持式个人数字助理 PDAs。

10. 听力辅助技术　对耳聋或听力困难者,助听器和 FM 无线调频系统用于促进听觉输入和语音输出。其他类型的自助器具可提供听觉信号的视觉表现,如用闪光来提示一种警报(火灾、大雷雨),提示电话铃声或提示某人在门外。最新的适应产品是电脑辅助翻译。

11. 人体工程学和预防继发性损伤的辅助技术　对许多功能障碍者来说,使用计算机会增加继发性损伤的机会,如键盘、电脑桌、工作台、座椅等,并不总是与操作者的身体相配。当有功能障碍者(及一些没有功能障碍者)维持不适当的姿势,长时间做同样的动作,可能会发生损伤。解决方案包括升高或降低椅子或桌子来适配;工作中要适当休息,休息时间要起身活动或做不同的事情;腰和其他部分要支撑,还要专门设计人体工学键盘及其他的辅助技术。

12. 日常生活的电子辅助器具　日常生活的电子辅助器具(EADLs)也可以描述为环境控制单元,对环境设施提供替代控制,从而改善日常生活的独立性。它主要用于家庭,但也能用于工作环境和学校。

(三)自助具使用的注意事项

在使用自助具前,应先对患者进行必要的训练,可从日常生活开始。自助具使用一段时间后要对其进行评估,必要时进行调整和更换。

思考题

1. 根据康复医学工程的概念,你能设计出哪些对功能障碍的患者有帮助的康复器具?
2. 知识拓展"截瘫患者能踢足球"对你有哪些启示?
3. 对于偏瘫恢复期的老年患者如何指导其利用拐杖步行和上下楼梯?
4. 对于胸髓损伤的截瘫患者,如何实现床和轮椅的转移?
5. 阐述自助具的分类和使用。

第六节　传统疗法

传统疗法是以中医理论为核心,以整体观念和辨证论治为特点,采用中医传统疗法对患者进行保健康复治疗的诊疗方法。传统疗法具有完整的理论和治疗体系,主要有针灸疗法、推拿疗法、传统体育疗法、饮食疗法等。

一、针灸疗法

针灸疗法是以中医理论为指导,以针刺或艾灸作用于人体腧穴,使机体经络疏通、气血畅达、脏腑协调、阴阳平衡,达到预防和治疗疾病的目的。

（一）治疗作用

1. 疏通经络 通过疏通气血，使瘀滞通畅，从而起到舒筋活络、调畅气血的作用，是最基本、最直接的治疗的作用。

2. 调和阴阳 使机体从阴阳失衡的状态向平衡状态转化，是针灸治疗的最终目的。

3. 扶正祛邪 疾病的发生发展及转归的过程，实质上就是正邪相争的过程。针灸治病旨在能发挥其扶正祛邪的作用。

4. 止痛 通则不痛，痛则不通，当经络不通时，气血运行受阻，针灸可使气血通畅，从而起到镇痛的作用。

（二）临床应用

1. 适应证 ①内科疾病：高血压、胃脘痛及脾胃虚寒引起的腹痛、腹泻等。②妇产科疾病：胎动不安、月经不调、崩漏、带下等。③神经系统疾病：卒中后遗症、偏瘫、神经性头痛、面神经麻痹、周围神经损伤等。④运动系统疾病：落枕、颈椎病、急性腰扭伤、腰椎间盘突出症和腰腿痛等。⑤儿科疾病：小儿遗尿、小儿脑瘫、小儿厌食、小儿消化不良等。⑥五官科疾病：青少年近视、过敏性鼻炎、神经性耳聋、牙龈肿痛、口腔溃疡等。⑦其他：预防中风、感冒及提高机体免疫力、延缓衰老等。

2. 禁忌证 高度紧张、疲乏、饥饿、醉酒者，局部皮肤红、肿、热、痛有感染者，出血倾向、高度水肿者。小儿囟门未闭合时，头顶腧穴不宜针刺；孕产妇腰腹部、合谷及三阴交不宜选穴针刺等。

（三）操作方法

1. 针刺疗法

（1）**进针** 常用的针刺方法有以下4种：①指切进针法：又称爪切进针法，一般用左手拇指或食指端按在所刺腧穴旁边，右手持针，用拇、食两指夹持针柄近针处1～2mm，紧靠左手指甲面将针刺入，此法多用于短针进针。②夹持进针法：用左手拇、食两指捏消毒干棉球，夹住针身下端，露出针尖1～2mm将针尖固定在所刺腧穴皮肤表面位置，右手捻动针柄，将针刺入。此法适用于肌肉丰满部位及长针的进针。③舒张进针法：用左手拇、食两指将所刺腧穴部位的皮肤绷紧，右手持针，使针从左手拇、食两指的中间刺入。此法主要用于皮肤松弛或有皱褶部位的腧穴，如腹部的穴位。④提捏进针法：用左手的拇、食两指将针刺腧穴的皮肤捏起，右手持针，从捏起的皮肤顶端将针刺入。此法主要用于皮肉浅薄部位的进针。

（2）**进针角度和深度** 进针角度是指进针时针身与皮肤表面构成的夹角。根据进针角度的不同分为：①直刺：是针身与皮肤表面呈90°左右垂直刺入。此法适用于人体大部分腧穴。②斜刺：是针身与皮肤表面呈45°左右倾斜刺入。此法适用于肌肉较浅薄处，内有重要脏器或不宜直刺、深刺的腧穴。③平刺：即横刺，是针身与皮肤表面呈

15°左右沿皮刺入。此法适用于皮薄肉少部位的腧穴，如头部。

（3）行针　亦称运针，是指将针刺入腧穴后，为了使之得气，调节针感及进行补泻而实施的各种针刺手法。针刺部位产生酸、麻、胀、重等感觉，而医者指下亦有一种沉紧的反应，称得气，也称针感。行针的基本手法是毫针刺法的基本技术，常用的有提插法和捻转法两种。两种基本手法既可单独应用，又可配合应用。针刺操作时，为了取得较好的针感，除运用基本手法外，还有辅助手法，包括循、刮、弹、摇、震颤等。

（4）针刺补泻　是将针刺入腧穴后，采用适当的手法激发经气以补益正气、疏泄病邪而调节人体脏腑经络功能，促使阴阳平衡而恢复健康。根据病证的虚实寒热，给予相应的补泻手法。补法泛指能鼓舞人体正气，使低下的功能恢复旺盛的方法；泻法泛指能疏泄病邪，使亢进的功能恢复正常的方法。

2. 艾灸疗法　临床常用的艾灸疗法有艾炷灸、艾条灸、温针灸。

（1）艾炷灸　将艾绒制成大小不等的圆锥形艾炷，置于穴位上点燃施灸。分为直接灸和间接灸：①直接灸：将艾炷直接放在皮肤上施灸的一种方法称为"直接灸"，又称"明灸"。②间接灸：艾炷不直接放于体表燃烧，根据不同的病证选用不同的间隔物与皮肤间隔灸之，如生姜、蒜片等。灸至皮肤潮红、灼热为度。

（2）艾条灸　将艾条的一端点燃，置于距施灸皮肤2～3cm进行熏灸。其方法有温和灸、雀啄灸和回旋灸：①温和灸：将艾条一端点燃，对准施灸部位，距离皮肤2～3cm进行，一般每穴灸3～5分钟，至皮肤稍呈红晕为度。灸的过程中随时询问患者的感觉，并随时弹掉艾灰，防止掉落烫伤。②雀啄灸：将艾条的一端点燃，像鸟雀啄食一样，一上一下活动施灸，给施灸的局部一个变量刺激。一般灸3～5分钟。③回旋灸：将艾条的一端点燃，与施灸部位皮肤保持一定的距离，反复旋转施灸。一般灸3～5分钟。

（3）温针灸　是针刺与灸法并用的一种方法，适用于宜留针又需施灸的疾患。将艾炷置于针柄上点燃，热力通过针体传入穴位深部，达到治疗效果。一般灸3～5分钟。

（四）针灸疗法的注意事项

1. 对患者的胸腹、腰背部的腧穴不宜直刺和深刺，以免刺伤内脏。孕妇腰部、下腹部禁止针刺。

2. 进针时认真检查针体有无倒针、弯针现象，进针时应核对所有穴位及针数，出针时认真清点，以免将针遗留在患者身上。

3. 施灸时避免烫伤，施灸后局部皮肤出现微红灼热，属于正常现象。如灸后出现小水疱时，无需处理，可自行吸收。如水疱较大时，可用无菌注射器抽去疱内液体，然后覆盖消毒纱布，保持干燥，防止感染。

知识拓展

针 灸 起 源

针灸疗法最早见于《黄帝内经》一书。远古时期，人们偶然被一些石头、荆棘等碰撞了身体表面的某个部位，出现了疼痛的现象。为了转移、减轻疼痛，人们用一些尖利之物来刺激身体某些部位，使之出血，这就是针刺疗法的起源。灸法产生于火的发现和使用之后，在用火过程中，人们发现身体某部位的病痛经火的烧灼、烘烤而得以缓解或解除。经过长期摸索，选择了易燃而具有温通经脉作用的艾叶作为艾灸的主要原料。

二、推拿疗法

推拿疗法又称按摩疗法，是中国最古老的医疗方法。推拿疗法是在中医基础理论的指导下，以手法为主防治疾病的一种外治方法。其特点是简便易学、经济实用、适应证广、疗效显著、容易推广。推拿疗法不仅能够用于疾病的治疗，而且用于预防、康复及保健美容等方面。

（一）治疗作用

1. 疏通经络 推拿手法作用于体表的经络穴位上，可引起局部经络反应，起到激发和调节经气的作用，并通过经络影响所连属的脏腑、组织、肢节的功能活动，以调节机体的生理、病理状况，达到百脉疏通，五脏安和，使人体恢复正常生理功能的目的。

2. 行气活血 气血是构成和维持人体生命活动的基本物质，是脏腑、经络进行生理活动的基础。推拿对气血的生成有促进作用，通过疏通经络和加强肝的疏泄功能，促进气机的调畅。并且通过手法的直接作用，加强气血循行，活血化瘀。

3. 理筋散结 目前对一些病证的治疗有赖于推拿手法。部分肌肉、韧带、肌腱断裂者也可适当使用按、揉、推、擦等手法理筋，将断裂的组织抚顺理直，然后适当加以固定，这样可使疼痛减轻并有利于断端的生长吻合。肌腱滑脱者，在疼痛部位能触摸到条索样隆起，关节活动严重障碍，若治疗不当，可转化为肌腱炎，产生粘连，须及时使用弹拨或推扳手法使其恢复正常。

4. 调整脏腑 脏腑是化生气血，通调经络，主持人体生命活动的主要器官。脏腑功能失调后，所产生的病变通过经络传导反映在外，如精神不振、情志异常、食欲改变、二便失调、汗出及寒热异常、疼痛或肌强直等。推拿是通过手法刺激相应的体表穴位、痛点，并通过经络的连属与传导作用，对脏腑功能进行调节，达到治疗疾病的目的。

（二）临床应用

1. 适应证 各种急慢性疾病及保健美容等方面均可使用。

2. 禁忌证　各种出血性疾患、妇女月经期、孕妇腹部及腰骶部、恶性肿瘤部位、骨与关节的结核、化脓性疾病、皮肤疾病、皮肤破损及水火烫伤部位、骨折部位、剧烈运动后、极度劳累和饥饿状态、极度虚弱者、醉酒后神志未清者。

（三）常用的推拿手法

1. 推法　手指或全掌着力于一定部位，手贴皮肤，不断地有节奏地呈直线进行单方向的直线摩擦，直到局部微热为止。推法具有疏通经络、行气活血、解痉止痛的作用。用指推称为指推法，用掌推称为掌推法，用肘推称为肘推法，用大鱼际或小鱼际着力推称为鱼际推法。

2. 一指禅推法　用拇指指腹或指端着力于推拿部位，腕部放松，沉肩，垂肘，悬腕，以肘部为支点，前臂做主动摆动，带动腕部摆动和拇指关节做屈伸活动。每分钟 120～160 次，压力、频率、摆动幅度要均匀，动作要灵活，操作时要求患者达到有透热感。本法常用于头面、腹部及四肢等处，具有舒筋活络、健脾和胃、祛瘀消积的功能。

3. 揉法　单手或双手手指或手掌紧贴于一定部位、穴位病变部位的周围，用手掌大鱼际、掌根或拇指指腹着力，由浅到深做轻柔缓和地反复回旋和移动。动作要协调而有节律，一般速度为每分钟 120～160 次。本法适用于全身各部位，具有通络散结、消积导滞、活血化瘀、消肿止痛等作用。

4. 摩法　手掌或手指指腹附着于一定部位，以腕关节连同前臂做有规律地来回抚摸运动。快法频率每分钟 100～120 次，慢法频率每分钟 30～60 次。本法具有理气和中、消食导滞、调节肠胃蠕动等作用。

5. 擦法　用手掌或手指或大鱼际紧贴皮肤，稍用力下压，进行直线来回摩擦。操作时压力要均匀，上臂主动带动手掌做前后或上下往返移动。推动幅度要大，频率每分钟 100～120 次。本法具有祛风散寒、温经通络、行气活血、消肿止痛等作用。适用于胸腹、肩背、腰臀及四肢疾病。

6. 搓法　用双手掌面夹住一定部位，相对适当用力，做快速搓揉，同时做上下往返移动。操作时手法要轻快、有节律，搓动要快，移动要慢，以局部发热为度。本法具有调和气血、舒筋通络的作用，适用于腰背、胁肋及四肢部位，以上肢最为常用。

7. 抹法　用指或掌紧贴皮肤，做上下或左右直线或弧形曲线往返移动。动作强度不大，均匀用力，轻而不浮，重而不滞。本法具有开窍醒脑、镇静止痛的作用，适用于头痛，头晕，指掌、肢体麻木等。

8. 振法　用手指端或手掌着力于一定部位，前臂和手部肌肉静止性强力用力，产生振颤动作，操作时用力要集中在指端或手掌上，振动的频率较高，着力较重。此法多用于单手操作，也可双手同时进行。本法具有活血祛瘀、行气止痛的作用，适用于全身各部和穴位。

9. 按法　用拇指端、指腹、单掌或双掌（双掌重叠）按压体表，并稍留片刻。操作时着力部位要紧贴体表，不可移动，用力由轻而重，发力于腕部，着力于指端或掌，以局部有酸、麻、胀感为宜。本法具有放松肌肉、活血止痛的作用，适用于全身各部和穴位。

10. 捏法 用拇指与食、中二指或拇指与其余四指置于一定穴位上，不断用力做相合的收缩和连续移动。或将患处皮肤、肌肉、肌腱捏起，相对用力挤压。动作均匀而有节律，每分钟 60～120 次。本法具有疏通经络、行气活血的作用，适用于头部、颈项部、肩背及四肢。

11. 拿法 用拇指与食、中二指或拇指与其余四指相对用力，置于一定部位或穴位上，对应钳形进行节律性地提捏。操作时一拿一放要连贯柔和，力量适度，一般以拿提时感觉酸胀、微痛，放松后感觉舒展为宜。本法适用于颈、肩、背、腹、腰及四肢，具有疏通经络、活血止痛、祛风散寒的作用。

12. 掐法 用拇指指甲重刺穴位。掐法是强刺激手法，不要掐破皮肤。掐后轻揉皮肤，以缓解不适。本法具有疏通血脉、宣通经络的作用，适用于急救和止痛，常掐合谷、人中、足三里等穴。

（四）推拿疗法的注意事项

1. 根据患者年龄、病情及发病部位，选用合适的手法和刺激强度。

2. 操作前应修剪指甲，避免损伤患者皮肤。操作时用力要均匀、柔和、持久，禁止暴力。

3. 各种出血性疾患，妇女月经期，孕妇腹部、腰骶部及皮肤破损处、瘢痕等部位，忌用此法。

> **知识拓展**
>
> **推 拿 起 源**
>
> 推拿又称按摩。在原始社会，原始人在与野兽搏斗或劳动中，必定有一些外伤，导致发生疼痛，原始人自然地用手去抚摸，逐步收到止痛效果。人类本能地重复应用一些能够祛病的抚摸手法，经过时间的延续，这些手法得到发展和积累。我国最早的医书《黄帝内经》对按摩术有所记载，其中《素问·异法方宜论》指出："中央者，其地平以湿……故其病多痿厥寒热，其治宜导引按跷。故导引按跷者，亦从中央出也。"这说明当时我国已有推拿按摩术，起源地在黄河流域，那时称按摩为按跷。推拿由于操作简单，所以很快在我国各个时期都得到了迅速发展。

三、传统体育疗法

体育疗法或称体疗，是一种医疗性的体育活动，通过特定的体育活动方法来治疗疾病和恢复机体功能，在预防医学、临床医学和康复治疗中占有重要地位。传统体育疗法有太极拳、五禽戏、六字诀、八段锦等。

1. 太极拳 太极拳是以中国古代太极思维为引导，以人类自我意念、气机为统驭，以松沉圆缓、缠丝环绕、刚柔相济的肢体语言体现技击姿势的健身防身的拳术运动。太极拳讲究"身心双修""贵在心静""身虽动，心贵静""先在心，后在身"，强调意动势随，精气形神融为一体。练太极拳要求做到"形正、气顺、意静"，讲究轻灵舒展，动作缓慢，平衡协调，让身心处于一种充分放松的状态，有助于人们在充满压力的现代生活中缓解压力，舒活筋骨，增强体质，提高人体的免疫功能。太极拳具有疏通经络、调和气血、活动筋骨、滑利关节、强身健体的作用。

2. 五禽戏 五禽戏是东汉名医华佗根据古代导引、吐纳、熊经、鸟伸之术，研究了虎、鹿、熊、猿、鸟五禽的活动特点，并结合人体脏腑、经络和气血的功能创编而成。根据中医的脏腑学说，五禽戏配五脏，起到疏通经络、调和气血、活动筋骨、滑利关节的作用。虎戏主肝，能疏肝理气，舒筋活络；鹿戏主肾，能益气补肾，壮腰健胃；熊戏主脾，能调理脾胃，充实四肢；猿戏主心，能养心补脑，开窍益智；鸟戏主肺，能补肺宽胸，调畅气机。

3. 六字诀 六字诀现存文献最早见于南北朝时期梁代陶弘景所著的《养性延命录》。陶弘景是道教茅山派代表人物之一，同时也是著名的中医学家，《养性延命录·服气疗病篇》中记载："纳气有一，吐气有六。纳气一者，谓吸也；吐气六者，谓吹、呼、唏、呵、嘘、呬，皆出气也。"从明代起将原来的以练呼为主的静功，加上动作相配合，称其为"去病延年六字诀"，六字为"嘘、呵、呼、呬、吹、嘻"，以发音吐字的不同形式来治疗五脏疾病。

4. 八段锦 八段锦是针对脏腑、病证而设计的练功功法。其中每一句歌诀都明确提出了动作的要领、作用和目的。功法中伸展、前俯、后仰、摇摆等动作，分别作用于人体的三焦、心肺、脾胃、腰肾等部位和器官，可以防治心火、五劳七伤和各种疾病，并有滑利关节、发达肌肉、强壮筋骨、帮助消化和调整神经系统的功能。八段锦具有疏通血脉、健脾、益肺、去心火、强肝、固肾、疗劳伤、防治百病的作用，据现代医学研究有调节免疫、抗衰老、防病的功效，适用于年老体弱或病后恢复期的患者。

四、其他疗法

（一）中药疗法

1. 中药内治疗法 是以中医辨证论治为指导，应用中药方剂针对病情进行调治，以促进身心康复的一种方法。内治法概括为"汗、吐、下、和、温、清、消、补"八法。主要针对损伤患者康复后期虚弱、血瘀、阴阳失调的情况，以补正气为主，调理气机，化痰祛瘀，使正气复原，神形康复。

2. 中药外治疗法 是使用中药运用敷、洗、熏、熨、贴等非口服的方法，通过刺激经络、穴位、皮肤、黏膜、肌肉、筋骨等，达到防病治病目的的一种传统治疗方法。本法遵守辨证论治、三因制宜、标本缓急等原则，具有作用迅速、简便廉验、使用安全、毒副作用少等优点，适用于残疾、老年病、痛症等慢性疾病。

（二）饮食疗法

1. 饮食宜忌 中医学认为，饮食宜忌是养生防病的主要环节，特别是在疾病治疗过程中的食物选择，更是既要知其所宜，也要知其所忌。只有把握饮食宜和忌这两个方面，才能使饮食与治疗相配合，达到有效的治疗和康复目的。

（1）**因人施食**　人的体质有强弱不同，年龄有老少之分，故饮食宜忌也应有区别。如体胖之人多痰湿，宜食清淡之品，忌肥甘厚腻之物，以免助湿生痰；体瘦之人多阴虚，宜多食滋阴生津、养血补血之物，忌辛辣动火之品，以免伤阴；老年人脾胃虚弱，食宜清淡，忌油腻坚硬食物，以免伤及脾胃；孕期及产后是母体特殊的生理阶段，饮食调养与饮食禁忌都十分重要。

（2）**因时施食**　四时季节的变化，对人体的生理功能产生不同的影响，因此不同的季节饮食宜忌也有不同。春季气候由寒转暖，阳气生发，食宜清温平淡；夏季阳气盛，天气炎热，食宜甘寒，忌生冷不洁食物；秋季阳收阴长，燥气袭人，食宜滋润收敛，忌辛燥温热；冬季阳气潜藏，阴气盛极，最宜温补，忌生冷寒凉。

（3）**饮食禁忌**　饮食禁忌在饮食护理中是十分重要的。临床上许多疾病难愈，或愈而复发，与不注意饮食禁忌有关。如水肿患者少盐饮食，脾虚泄泻患者忌食生冷瓜果；痔疮、痈、疖患者忌食油炸食物及烟酒。在长期的养生实践中，人们对某些动、植物有害于人体的问题有了深入的认识，如发芽的土豆、河豚等有毒，误食会影响健康，甚至危及生命。这些饮食禁忌、经验习俗的内容非常丰富，对饮食护理有现实的指导意义。

2. 药膳　药膳发源于我国传统的饮食和中医食疗文化。药膳是在中医学、烹饪学和营养学理论指导下，严格按药膳配方，将中药与某些具有药用价值的食物相配伍的膳食。药膳既可治病，又可强身防病，可做临床治疗、康复的主要或辅助手段。药膳主要包括补益和治疗两类，如沙参山楂粥、莲子羹可以补益气血阴阳，恢复机体平衡，达到强身健体的目的。而健脾膏、安神粥可以直接或间接治疗疾病。

（三）情志疗法

中医学基本理论把喜、怒、忧、思、悲、恐、惊七种心情和情绪称为"七情"。正常情况下，七情是人体精神活动的外在表现，若外界各种精神刺激程度过重或持续时间过长，造成情志的过度兴奋或抑制，可使人体阴阳失调、气血不和、经络阻塞、气机失调、脏腑功能紊乱，导致疾病的发生。情志疗法的原则：诚挚细致、热情周到；因人、因证施护，有的放矢；宁静养神，调和气血；乐观豁达，怡情养性。情志疗法的基本方法：语言开导、清静养神、移情易性、顺情解郁、情志相胜。

思考题

1. 针灸疗法的操作手法有哪几种？禁忌证有哪些？
2. 推拿疗法的适应证及禁忌证有哪些？
3. 饮食疗法的基本原则是什么？
4. 情志疗法的基本方法有哪几种？

第五章 康复护理基本技术

第一节 体位摆放

体位（posture）摆放是指身体的位置，临床上通常是指根据治疗、护理和康复的需要，所采取并能保持的身体姿势和位置。常用的体位包括仰卧位、侧卧位、半卧位、坐位、俯卧位、膝胸卧位、截石位、头低足高位、头高足低位等。在康复护理中，康复护理人员应根据疾病的特点，协助并指导患者摆放正确、舒适的体位。如偏瘫患者，采取对抗痉挛模式的体位，可以防止或减轻痉挛；烧伤患者，采取抗挛缩的功能体位，可减轻因畸形造成的日常生活活动障碍。在护理脑卒中、颅脑损伤、脊髓损伤及小儿脑瘫患者时，床上正确体位的摆放可以预防和减轻肌肉痉挛、关节变形、软组织挛缩等。因此，要针对疾病的特点选取合适的体位。

一、脑损伤患者的体位摆放

在脑损伤偏瘫患者的康复护理中，通常保持良肢位。所谓良肢位，是指为防止或对抗痉挛姿势的出现、保护关节及早期诱发分离活动、预防并发症而设计的一种治疗体位。

（一）床上良肢位的摆放

1. 患侧卧位 偏瘫患者患侧卧位时，患侧在下，健侧在上。头枕于合适高度的软枕上，患侧肩部前伸、将患肩拉出，确保肩胛骨与胸壁在一平面，避免肩关节受压和后缩，肘关节伸展，前臂旋后，手指伸展。患侧髋关节伸展，膝关节轻度屈曲。健侧下肢髋、膝关节屈曲，置于体前支撑软枕上。患侧卧位是最有治疗意义的体位，是所有体位中最重要的体位。该体位可以增加患侧感觉刺激输入，牵拉整个偏瘫侧肢体，使患侧肢体被拉长，有助于防治痉挛。另外，健侧在上，健手可以自由活动（图 5 - 1）。

2. 健侧卧位 健侧卧位是偏瘫患者最舒适的体位，健侧在下，患侧在上。患侧上肢向前方伸出，下垫一个软枕，肩关节前屈90°，肘关节伸展，前臂旋前，腕关节背伸，指关节伸展，健侧上肢可以自由摆放。患侧下肢髋、膝关节屈曲，置于软枕上。注意患足与小腿尽量保持垂直位，避免足悬在枕头边缘造成足内翻。健侧下肢髋关节伸展，膝关节轻度屈曲（图 5 - 2）。

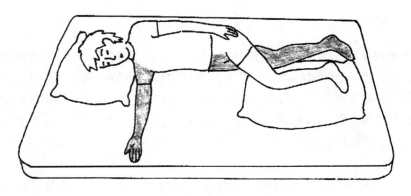

图 5 - 1　脑损伤偏瘫患者患侧卧位

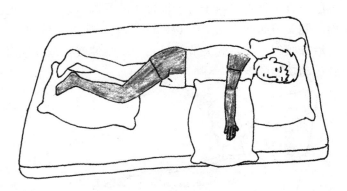

图 5 - 2　脑损伤偏瘫患者健侧卧位

3. 仰卧位　患者头部放在枕头上，头呈中立位。枕头高度要适当，不能使颈部悬空。胸椎不得出现屈曲。患侧肩关节下方垫一个软枕使肩胛骨向前突。患侧上肢稍伸展，肘伸直置于身旁的软枕上，腕关节背伸，掌心向下，手指关节伸展。患侧臀部至大腿外侧下方可放置软枕，使骨盆向前突，防止患侧髋关节屈曲、外展及患腿外旋。膝关节稍垫起使其微屈。足部处于中立位，足尖向上。注意尽量减少仰卧位的时间，因为仰卧位受颈紧张反射和迷路反射的影响，异常反射活动最强，也容易使骶尾部、足跟外侧或外踝部发生压疮（图 5 - 3）。

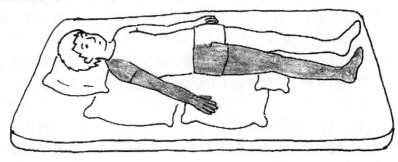

图 5 - 3　脑损伤偏瘫患者仰卧位

（二）正确的坐姿

1. 床上坐位姿势 为避免长期卧床造成心肺功能下降，并为将来的功能恢复创造条件，在患者能够耐受的时间内，尽早采取坐位姿势，并尽可能在坐位情况下进食与作业活动。由于患者身体各部位的肌紧张状况分布不均，经常会出现头颈偏向患侧、躯干侧屈、骨盆倾斜的坐姿，这种姿势容易引起部分肌肉的过度疲劳，而且会逐渐失去平衡，甚至跌倒，必须注意随时纠正不良坐姿。无论何种方式的坐位都必须掌握两侧对称的原则。

（1）床上长坐位 取床上坐位时，患者背后给予软枕支撑，伸腰挺胸，头颈保持直立，使脊柱伸展，头部无需支持固定，以利于患者主动控制头的活动。患侧肘及前臂下垫软枕，抬高上肢，有条件者可给予一个横过床的可调节桌子，桌上放一软枕，让患者的上肢放在上面。髋关节屈曲大约90°（图5-4）。患者如采取斜靠在被褥上的坐姿，背部弯曲，骨盆向后方倾斜，将使髋关节长时间处于半伸展状态，从而使下肢伸肌的痉挛加重，阻碍下肢运动功能的恢复。

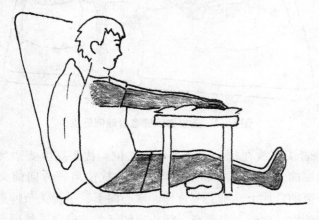

图5-4 脑损伤偏瘫患者床上长坐位

（2）床边端坐位 床上长坐位能够持久后，可逐步采取床边端坐位。患者伸腰挺胸，头颈保持直立，整个脊柱垂直于骨盆，上身的重心平分在臀两侧，双上肢自然放在体侧、大腿上或身前桌板上。双下肢自膝部向下垂于床沿，保持髋、膝、踝关节屈曲90°，为进一步的轮椅坐位做准备。

2. 轮椅上坐位 选择适合患者身材的轮椅，必要时可利用海绵坐垫来调整轮椅的高度和深度，也可借助背板，以保持躯干直立的坐位。患侧上肢置于枕上或轮椅配置的桌板上，保持肘关节屈曲90°，手中握毛巾卷。双足置于轮椅踏板上。健侧上肢自然放置。防止患肩下沉、躯干向患侧屈曲及患侧髋关节的外展、外旋。轮椅桌板可用木板或透明的塑料板制作，使用透明板的优点在于患者可以透过桌板看到自己下肢的状况。

3. 椅上坐位 选择有扶手的椅子，抬头，躯干挺直，不可倾侧，确保患者坐于两股及紧靠椅背，患侧上肢放在椅子扶手上或者大腿上，用软枕支撑；双脚分开，小腿伸直，髋关节、膝关节、踝关节屈曲90°，双脚着地，脚趾向前。

二、脊髓损伤患者的体位摆放

（一）四肢瘫患者的良肢位

1. **仰卧位** 患者头、颈下置枕，头呈中立位。双肩下垫枕，确保双肩不致后缩。双上肢放于身体两侧枕上，肘关节伸展位，腕关节背伸约45°以保持功能位。手指自然屈曲，颈髓损伤者可握毛巾卷，以防功能丧失形成"猿手"。臀部及大腿外侧下方放置一长枕，两腿间放一长枕，保持髋关节轻度外展，防止髋关节外旋。膝关节下用小枕垫起保持微屈。踝关节背屈90°，足底用小枕垫足，足趾伸展（图5-5）。

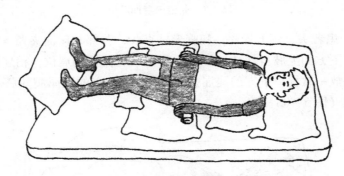

图5-5 四肢瘫患者仰卧位

2. **侧卧位** 患者头、颈下置枕，和躯干呈直线，头枕不宜过高，避免头部侧屈及颈部悬空，背部与床面夹角＞90°，背部放置枕头保持稳定。下方的肩胛骨着床，肩前屈，肘关节屈曲，前臂后旋；上方的前臂放在胸前软枕上，腕关节伸展，手指自然屈曲。当手指出现屈曲内收时，可手握一毛巾卷以对抗指屈肌痉挛。下方的腿屈髋屈膝20°；上方的髋关节屈曲约20°，膝关节屈约60°放于软枕上。（图5-6）。

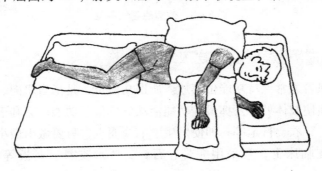

图5-6 四肢瘫患者侧卧位

（二）截瘫患者的良肢位

1. **仰卧位** 患者头、颈下放置薄枕，头呈中立位。双上肢舒适摆放。伸髋并稍外展，两侧髋关节至大腿外侧下方放置一长枕，防止髋关节外旋，膝关节下用小枕垫起保持微屈。踝关节背屈90°，足底用小枕垫足，足趾伸展（图5-7）。

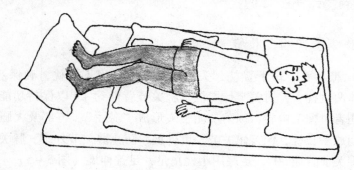

图5-7　截瘫患者仰卧位

2. 侧卧位　患者头、颈下置枕，和躯干呈直线，背部与床面夹角>90°，背部放置枕头保持稳定。下方的上肢自然放置；上方的上肢肩保持伸展位，稍屈肘，前臂旋前，胸前部和上肢间放一软枕。下方的腿屈髋屈膝20°，上方的腿屈髋屈膝30°，在两膝和踝关节之间垫枕（图5-8）。

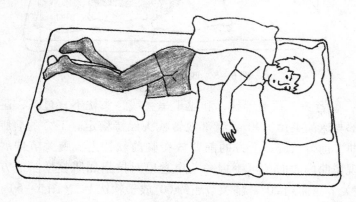

图5-8　截瘫患者侧卧位

三、骨关节损伤患者的体位摆放

骨关节损伤患者通常保持功能位摆放。所谓功能位，是指当肌肉、关节功能不能或尚未恢复时，必须使肢体处于发挥最佳功能活动的体位。功能位有利于肢体恢复日常生活活动，如进食、穿衣、行走等，即使发生挛缩或僵直，只要做出最小的努力即可获得最基本的功能。在临床上，常采用绷带、石膏、矫形支具、夹板等将肢体固定于功能位。

1. 上肢功能位　肩关节屈曲45°，外展60°（无内、外旋）；肘关节屈曲90°；前臂中间位（无旋前或旋后）；腕关节背伸30°~45°并稍内收（即稍尺侧屈）；各掌指关节和指间关节稍屈曲，由食指至小指屈曲度有规律地递增；拇指在对掌中间位（即在掌平面前方，其掌指关节半屈曲，指间关节轻微屈曲）。

2. 下肢功能位　下肢髋伸直，无内、外旋，膝稍屈曲 20°～30°，踝关节中间位，以防足下垂。

四、烧伤患者的体位摆放

患者在烧伤的急性期，正确的体位摆放可减轻水肿，维持关节活动度，防止烧伤部位瘢痕增生、挛缩及肢体关节的功能障碍。抗挛缩体位原则上取伸展和外展位，但不同烧伤部位体位摆放也有差异，也可使用矫形器协助。烧伤患者身体各部位抗挛缩体位见表 5-1。

表 5-1　烧伤患者身体各部位的抗挛缩体位

部位	抗痉挛体位
头面部	戴面具，使用开口器
颈	去枕，头部充分后仰
肩	肩关节外展 90°～100°并外旋
肘	肘关节处于伸展位
手背部	腕关节背伸 20°～30°，掌指关节屈曲 90°，指间关节均为 0°，拇指外展及对掌位
手掌部	掌指关节、指间关节、远端指间关节均为 0°，拇指外展，腕关节背伸 20°～30°
脊柱	保持脊柱成一条直线，以预防脊柱侧弯，尤其是身体一侧烧伤的患者
髋	髋关节中立伸展位；如大腿内侧烧伤则应将髋关节外展 15°～30°
膝	膝关节伸直位，如膝前方烧伤，可轻度屈曲位（屈曲 10°～20°）
踝	踝关节背屈 90°位，防止跟腱挛缩

五、体位摆放的注意事项

1. 正确体位摆放前，应向患者说明目的和要求，以取得患者的配合，并对全身的皮肤进行检查，包括有没有潮红和破损，有无肿块与其他疾病等征象。

2. 正确体位摆放中，康复护理人员动作要轻柔，不可采取暴力拖、拉、拽等，尽可能发挥残余的功能进行体位变换，同时给予患者必要的协助和指导。

3. 正确的体位摆放有助于增加患者身心舒适，减轻症状，不影响休息，起到协助治疗的作用。护理瘫痪或者神志不清的患者，至少每 2 小时变换体位 1 次，并加强受压部位的皮肤护理，避免骨突处皮肤破损，预防发生压疮。

4. 正确的体位摆放应符合人体力学的要求，降低关节的压力和活动限制，维持正常的功能位置，避免关节及肌肉挛缩。因此，在床上肢体宜置于抗痉挛体位。

思考题

1. 何谓体位摆放？其作用有哪些？

2. 何谓良肢位？脑损伤偏瘫患者床上正确的体位摆放有几种？

3. 何谓功能位？功能位摆放的作用是什么？

4. 床上正确的坐姿有几种？

5. 体位摆放的注意事项有哪些？

第二节　体位转移训练

体位转移是指体位发生改变，即身体从一种姿势或位置转移到另一种姿势或位置的过程。根据体位转移完成过程中患者主动用力程度，可将体位转移分为主动体位转移、被动体位转移和助动体位转移：①主动体位转移：是指患者不需任何外力帮助，能够按照自己的意志和生活活动的需要，或者根据治疗、护理及康复的要求，通过自己的能力转换移动，使身体达到并保持一定的姿势和位置。②被动体位转移：是指患者完全依赖康复人员或患者家属的外力搬动，并利用支撑物（软枕、棉被、浴巾和沙袋等）保持身体的姿势和位置。③助动体位转移：是指患者在外力协助下，通过主动努力而完成体位转变的动作，并保持身体的姿势和位置。

知识拓展

体位转移的意义

定时的体位转移可促进血液循环，预防因静止卧床而引起的坠积性肺炎、压疮、肌肉萎缩、关节挛缩和深静脉血栓等并发症的发生，最大限度地保持各关节活动范围。另外，在康复训练过程中，常需要有体位转移的配合，才能达到康复训练的目的。因此，体位转移对于促进康复和增强康复效果具有极其重要的意义。

一、脑损伤患者的体位转移训练

（一）床上翻身训练

1. 主动翻身

（1）向健侧翻身　患者仰卧，健足置于患足下方。双手 Bobath 握手上举后向左、右两侧摆动，利用躯干的旋转和上肢摆动的惯性向健侧翻身。

（2）向患侧翻身　患者仰卧，健侧髋、膝屈曲，双上肢 Bobath 握手伸肘，肩上举约90°，健侧上肢带动患侧上肢先摆向健侧，再反方向摆向患侧时健侧下肢用力蹬床，并借摆动的惯性翻向患侧。

2. 辅助翻身

（1）一人协助患者翻身　患者仰卧位，双手交叉相握于胸前上举或放于腹部，双膝屈曲，双足支撑于床面上。康复护理人员站在病床一侧，先将患者两下肢移向近侧床缘，再移患者肩部，然后一手扶托肩部，一手扶托髋部，轻推患者转向对侧。如果在此卧位下进一步翻转，则可成俯卧位。（图5-9）。

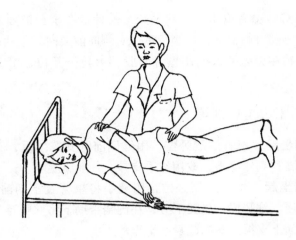

图 5 – 9　一人协助患者翻身

（2）二人协助患者翻身　患者仰卧，双手置于腹上或身体两侧。两位康复护理人员站在床的同侧，一人托住患者颈肩部和腰部，另一人托住患者臀部和腘窝后，两人同时抬起患者移向自己，然后分别扶住患者肩、腰、臀、膝部，轻推患者转向对侧。（图5 – 10）。

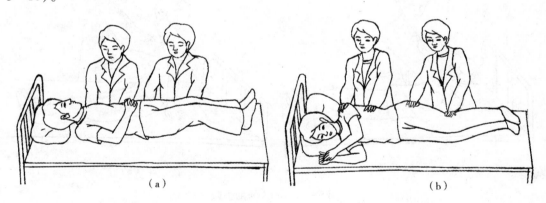

（a）　　　　　　　　　　　　　（b）

图 5 – 10　两人协助患者翻身

（二）床上移动训练

1. 床上主动移动　患者仰卧，健足置于患足下方；健手将患手固定在胸前，利用健侧下肢将患侧下肢抬起向一侧移动；用健足和肩支起臀部，同时将臀部移向同侧；臀部侧方移动完毕后，再将肩、头向同方向移动。

2. 床上被动移动

（1）侧方移动　患者仰卧，双腿屈曲，双脚平放在床上。康复护理人员一手将患膝下压，并向床尾方向牵拉，另一手扶持患者髋部稍下处，嘱患者抬臀，并向一侧移动，然后患者移动肩部使身体成直线。患者向床头或床尾移动，也可采用此动作。

（2）向前后移动 患者取坐位，双手交叉前伸，在康复护理人员帮助下，将重心转移到一侧臀部，再到对侧臀部，一侧负重，对侧向前或向后移动，犹如患者用臀部行走。康复护理人员站在偏瘫侧，把住患者的股骨大转子部位，帮助患者转移重心促进移动。

（三）卧位到床边坐位训练

1. 独立从健侧坐起 患者健侧卧位。用健侧前臂支撑体重，头、颈和躯干向上方侧屈。用健腿将患腿移到床缘下。改用健手支撑，使躯干直立。

2. 独立从患侧坐起 患者患侧卧位，用健手将患臂置于胸前，提供支撑点。头、颈和躯干向上方侧屈。健腿插入患腿下方，在健腿帮助下将双腿置于床缘下。用健侧上肢横过胸前置于床面上支撑，侧屈起身、坐直。

3. 协助坐起 患者仰卧，双上肢置于身体两侧。康复护理人员位于患者健侧，双手扶托患者双肩并向上牵拉，嘱患者利用双肘的支撑抬起上部躯干后，逐渐用双手掌撑住床面，支撑身体坐起；调整坐姿，保持舒适坐位（图5-11）。

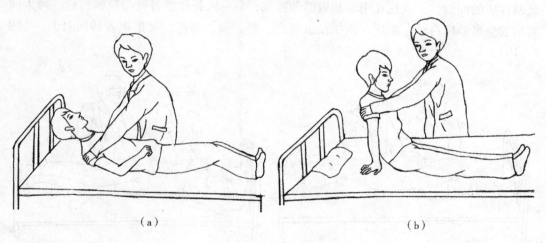

（a）　　　　　　　　　　　　　　（b）

图5-11　一人协助坐起

（四）坐位到站立位训练

1. 独立由坐位到站立位 适用于患肢有一定支撑能力的患者，也称"前伸上肢法"。患足稍在健足后方落地以便负重；双手采用Bobath握手，向前上方伸直，同时躯干向前倾，呈屈膝屈髋位；臀部离开椅子，保持好平衡后，在此位置上慢慢站起。

2. 协助由坐位到站立位 适用于下肢支撑能力较差的患者。将患者臀部移至椅前1/2，躯干前倾，健足在后。康复护理人员面向患者站立，膝部抵住患者患侧膝部，患者双手交叉置于康复护理人员颈后。康复护理人员屈膝身体前倾，双手托住患者臀部或抓住其腰带，将患者向前上拉起，与患者同时用力完成抬臀、伸膝至站立动作；调整患者站立位的重心，使双下肢承重，维持站立平衡（图5-12）。

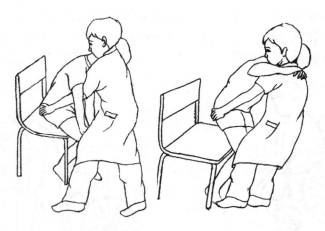

图 5 - 12 一个协助从椅坐位到站立位

（五）轮椅 – 床转移训练

1. 从床到轮椅的转移 轮椅放在健侧，与床成 30°～45°夹角，刹住车轮，移开足托。患者健手握住轮椅外侧扶手站起，站稳后以健足为轴缓慢转动身体，使臀部对着椅子后缓慢坐下（图 5 – 13）。

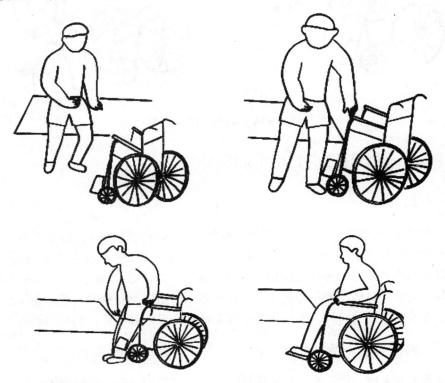

图 5 - 13 从床到轮椅的转移

2. 从轮椅到床的转移 从健侧靠近床，使轮椅与床成 30° ~ 45° 夹角，刹住车轮，移开足托。健手抓住扶手站起，站稳后，健手向前放到床上，以健足为转轴，缓慢转动身体，然后坐下（图 5 - 14）。

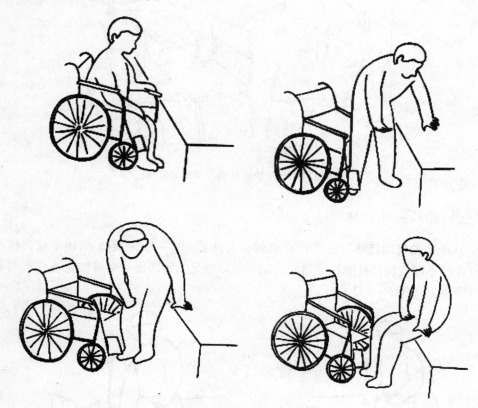

图 5 - 14 从轮椅到床的转移

二、脊髓损伤患者的体位转移训练

（一）翻身训练

每 2 小时翻身 1 次，翻身时应注意使身体上下保持轴线翻身，防止出现脊柱的扭转。由于脊髓损伤平面的不同，其翻身的方法也不同：脊髓颈段损伤常需他人协助，胸、腰段损伤患者经过训练可完成独立翻身。例如，如脊髓 C6 损伤的患者进行翻身时，可指导其双上肢向身体两侧用力摆动，当双上肢用力甩向翻身侧时，带动躯干旋转，此时位于上方的上肢用力前伸，进一步促使其完成从仰卧位到侧卧位的翻身动作。

（二）坐位移动训练

截瘫患者双上肢功能正常，较易完成床上长坐位移动。而四肢瘫患者因肱三头肌瘫痪，缺乏伸肘能力，转移较为困难。

1. 前方移动 患者取长坐位，双下肢外旋，膝关节放松。头、肩、躯干充分向前屈曲，头超过膝关节，使重心线落在髋关节前方，以维持长坐位平衡。双手靠近身体，在髋关节稍前一点的位置支撑。双手用力支撑上抬臀部。保持头、躯干向前屈曲，使臀部向前移动。

2. 侧方移动　患者取长坐位，一只手紧靠体侧，另一只手置于身体侧方 30cm 的床面上，用双上肢支撑躯干，充分伸展肘关节将臀部抬起，使身体向侧方移动。

（三）坐起训练

1. 四肢瘫独立坐起　以脊髓 C6 损伤为例，患者先翻身至侧卧位，移动上身使其尽量靠近下肢；利用上方上肢勾住膝关节的同时，下方肘关节用力支撑于床面，使其身体重心向上方移动，下方上肢完全伸展，进一步支撑床面，完成由侧卧位至双手支撑的长坐位。

2. 截瘫独立坐起　患者利用向两侧翻身，完成双肘支撑，再将身体重心左右交替变换，同时变成手支撑，完成坐起动作。

（四）轮椅 – 床转移训练

1. 独立转移

（1）**直角前向转移**　轮椅正面靠近床，其间距离约为 30cm，以供抬腿之用，然后制动。四肢瘫患者躯干控制能力差，需用右前臂勾住轮椅把手以保持平衡。将左腕置于右膝下，通过屈肘动作，将右下肢抬起，放到床上。用同样方法将左下肢放到床上。打开轮椅手闸，向前推动轮椅紧贴床缘，再关闭手闸。双手扶住轮椅扶手向上撑起，同时向前移动坐于床上，此过程中要保持头和躯干屈曲。

（2）**直角后向转移**　轮椅从后方靠近床沿，制动，拉下轮椅靠背上的拉链或卸下靠背。在轮椅与床之间架上滑板，滑板的一端插入患者臀下并固定好。患者用双手支撑于床面将身体抬起，向后移动坐于床上，再用双手将下肢抬起移至床上并摆正，最后撤除滑板。

（3）**侧方转移**　轮椅右侧靠近床，与床成 30°～45° 角，制动，移开右侧脚踏板。患者在轮椅中先将臀部向前移动，右手支撑床面，左手支撑轮椅扶手，同时撑起臀部并向前、向右侧方移动到床上。

2. 助动转移　患者坐在轮椅中，双足平放于地面上。康复护理人员面向患者，采用髋膝屈曲、腰背伸直的半蹲位，用自己的双脚和双膝抵住患者的双脚和双膝的外侧，双手抱住患者的臀部，同时患者躯干向前倾，将下颌抵在康复护理人员的一侧肩部。然后康复护理人员用力将患者向上提起，呈站立位后，再向床边转动。康复护理人员左手仍扶住患者臀部，右手向上移动至其肩胛骨部位以稳定躯干，同时控制住患者的膝关节，屈曲其髋关节，将患者臀部轻轻放到床上。

三、体位转移训练的注意事项

1. 根据病情、康复治疗和护理的需要选择适当的体位及体位转移的方式、方法和间隔时间,一般 2 小时 1 次。在体位转移时注意观察皮肤有无红斑、破溃,以及肢体血液循环是否良好等情况,发现异常要及时处理,并缩短间隔时间。

2. 体位转移前,询问患者有无头晕和其他不适。应向患者及家属说明体位转移及各种转移训练的目的和要求,以取得理解和积极的配合。对使用各种引流管的患者,应先固定好导管,以防脱落,并注意保持导管通畅。

3. 体位转移时,康复护理人员应站于患者患侧,确保安全。动作协调轻稳,不可拖拉,并鼓励患者尽可能发挥自己的残存能力,同时给予必要的协助和指导。

4. 体位转移后,要确保患者舒适、安全,并保持肢体的功能位。

5. 尽量让患者独立完成体位转移,被动转移应作为最后选择的转移方法。残疾较重和认知障碍患者,不要勉强进行独立转移活动。

6. 任何的体位及体位转移都要以不影响临床救治为前提,同时防止病情的进一步发展及恶化。

思考题

1. 何谓体位转移?其分类有哪些?
2. 脑损伤患者的床上移动有几种?
3. 脊髓损伤患者的轮椅–床转移方式有几种?
4. 体位转移训练的注意事项有哪些?

第三节 日常生活活动能力指导

日常生活活动是人们维持生活最基本的活动,如进食、更衣、洗漱、如厕、家务劳动、利用交通工具等。偏瘫、截瘫、脑瘫等疾病造成患者在日常生活各方面不同程度的障碍,需要对其进行日常生活护理及训练。日常生活活动能力指导目的在于建立或维持患者的基本日常生活活动,调动或发挥体内的潜能,使其能生活自理,或把生活依赖性降低到最低限度;改善患者的身体功能,如灵活性、协调性,增加活动能力,使其能独自或借助最少的帮助,完成各种体位转移,在社区内进行社会活动。日常生活活动能力指导主要包括进食训练、更衣训练、个人卫生训练、如厕训练、家务劳动训练。

一、进食训练

首先应当找出影响进食的原因,然后根据问题制定护理措施。对于不能独立完成进食动作的患者,必须给予一定的护理支持和必要的自助具协助进食动作的完成。

1. 口腔颌面部关节活动受限、口周围肌群肌力低下、协调性障碍等原因造成的吞咽困难、呛咳者,要摆正患者头、颈及身体的位置,以利于吞咽;改变食品的硬度或黏稠度;借助于设备帮助维持进食的正确体位。具体方法详见第六章第二节的相关内容。

2. 上肢关节活动受限、肌力低下、协调障碍等原因造成手不能到达嘴边,不能将食物送到口中;不能拿起并把握住餐具、食品及各种饮料杯、罐者,具体训练方法如下:

（1）用健侧上肢辅助患侧上肢送食品入口，或使用抗重力的上肢支持设备，如用悬吊带辅助患者移动上肢将食物送到口中。

（2）将肘关节放置在较高的台面上以利于手到达嘴边和送食品至口中。

（3）用勺、叉代替筷子，肩肘关节活动受限者可将勺、刀、叉手柄加长或成角，握力减弱者可将手柄加粗或使用多功能固定带。

（4）协调障碍者使用较重的餐具，用双手拿杯子，使用杯盖有饮水孔的杯子或用吸管喝水。

（5）不能单手固定餐具或食物者，可使用防滑垫固定碗或盘子，使用盘挡防止食物被推到盘子以外。

3. 注意事项

（1）进食时椅子的高度要适宜，患者身体要尽量靠近餐桌，保持腰直立，双足着地，髋、膝、踝关节≤90°。

（2）使用健手进食时患手不可垂于体侧，要放在桌子上并尽量向前伸直。

（3）要鼓励患者使用双手进食；当患手有一定功能后，鼓励患者尽量使用患手进食。

二、更衣训练

更衣是日常生活活动不可缺少的动作，对有身体功能障碍而不能完成衣物穿脱动作的患者，应当指导其利用残存功能、运用合理的方法来解决衣物的穿脱问题。训练患者穿衣时，先穿患侧；脱衣时，先脱健侧。如患者关节活动范围受限、穿脱普通衣服困难时，需设计特别的服装，如宽大的前开襟衣服。手指协调性差，不能系、解衣带或纽扣时，可使用系扣器、按扣、拉链、松紧带或尼龙搭扣等。下面重点介绍偏瘫患者的更衣训练方法。

1. 穿、脱上衣

（1）穿、脱前开襟上衣的方法　患者取坐位，将上衣内面朝上、衣领朝前平铺在双膝上，患侧衣袖垂于双腿之间；用健手抓住衣领和对侧肩部，将患侧上肢穿入衣袖并将领口部分拉至肩部；用健手沿衣领将衣服从颈后绕过并拉至健侧肩部，然后健手穿入另一只衣袖；用健手整理衣服，系扣或拉拉链（图5-15）。脱上衣的步骤与穿衣相反（图5-16）。

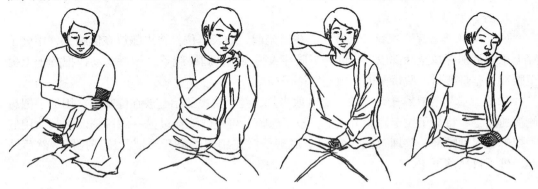

图5-15　穿前开襟上衣

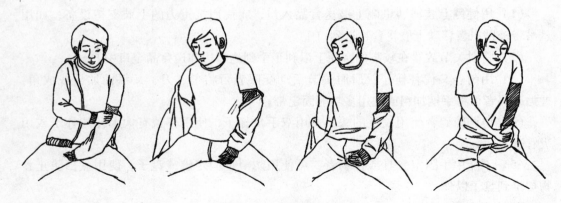

图 5 – 16   脱前开襟上衣

（2）穿、脱套头上衣的方法   患者取坐位，健手将衣服背面朝上、衣领朝前平铺在双膝上。将患侧手臂伸入同侧衣袖内，用健手将袖子拉至肘关节以上；健侧手臂穿入另一只衣袖中，将健手伸出袖口，并用健手把衣袖尽量拉向患侧肩部。用健手抓住套头上衣背面并套过领口伸出头部，用健手整理衣服（图 5 – 17）。脱衣时用健手抓住衣服后领口向上拉，背部从头脱，脱出健手，然后再脱出患手。

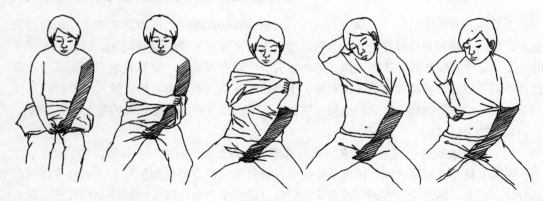

图 5 – 17   穿套头上衣

2. 穿、脱裤子

（1）卧床患者穿、脱裤子的方法   患者坐起，取长坐位，将患腿放在健腿上，用健手穿上患侧裤腿并拉至膝部以上，健侧下肢穿入另一侧裤腿，躺下，做桥式动作把裤子上提至腰部，整理腰带。脱裤子的步骤与穿裤子相反。

（2）坐位穿、脱裤子的方法   患者取坐位，健手将患腿抬起放在健腿上，用健手把患侧裤腿穿上，将裤子拉至膝关节以上，放下患腿，再把健腿穿过另一侧裤腿。站起，用健手把裤子提到腰部，整理（图 5 – 18）。脱裤子时先用健手解开腰带及拉开拉链，然后站起，裤子自然落下。

3. 穿、脱鞋袜

（1）穿、脱袜子的方法   患者取坐位，健手将患腿抬起放在健腿上，健手伸入袜口并张开，身体前倾，把袜子套在患侧脚上，放下患腿，用同样的方法穿好健侧。脱袜子的步骤与穿袜子相反。下肢关节活动受限者可用穿袜自助具辅助。

（2）穿、脱鞋的方法　建议穿松紧口鞋或有尼龙搭扣的鞋，避免穿高帮鞋或靴子。穿、脱鞋的方法参考穿袜子的方法。下肢关节活动受限者可用长柄鞋拔辅助。单手系鞋带的方法是在鞋带的一端打一个结，持鞋带相继穿过鞋孔，单手完成打结。

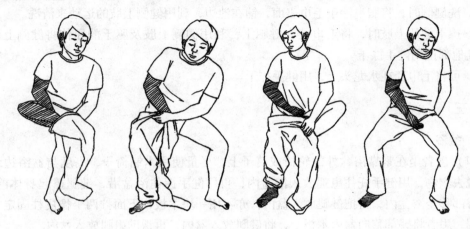

图5–18　坐位穿裤子

4. 注意事项

（1）单手穿、脱衣服有许多不同的方法，采取何种方法以患者在完成穿衣过程中省力、不出现过度用力和联合反应为宜。

（2）穿前准备衣服及脱下后把衣服放好，都要包括在训练程序中。

（3）对有认知障碍的患者，如穿衣失用者可在衣服上缝上标记或序号。

（4）要选择稳定性好的坐椅，平衡功能差者应选择在床边或床上完成。

（5）在穿袜子及鞋时，应避免因发生联合反应而加重痉挛；穿袜子时要注意提醒患者把患侧肩和臂向前伸并伸直肘关节。根据患者的具体情况也可以选用穿袜自助具。

三、个人卫生训练

个人卫生活动包括每日进行的刷牙、洗手、洗脸、洗澡等。患者因上肢和颈部关节活动受限、肌力低下、协调性障碍、上肢偏瘫、认知和知觉障碍导致洗漱活动难以完成，需给予一定的护理支持和必要的自助具协助洗漱活动的完成。

（一）刷牙

1. 一侧上肢或身体障碍者可用嘴打开盖子或把牙膏夹在两腿之间用健手打开盖子。

2. 用健手完成刷牙动作。

3. 手抓握功能障碍者可进行手柄的改造，如加粗牙刷柄。

4. 上肢和颈部关节活动受限者，可进行牙刷手柄加长或成角的改造。

5. 一侧上肢或身体障碍者，可以把牙刷固定在水池边，用于刷假牙。

（二）洗脸、洗手

1. 患者取坐位，洗手池中放满水，用健手放水并试水温，将患侧上肢放入洗手池内，用健手清洗面部及患侧上肢。

2. 洗健侧时，将肥皂涂于毛巾表面，铺在池边，利用健侧上肢的运动来清洗。

3. 擦干健侧上肢时，将毛巾放在健腿上，利用健侧上肢及躯干的屈伸将健侧上肢擦干。其他部位用健手擦干。

4. 可将毛巾套在水龙头上，用健手拧干。

（三）洗澡

1. 盆浴

（1）患者坐在紧靠浴盆外的轮椅或椅子上，尽量使用木制椅子，高度与盆浴边缘平齐。脱去衣物，用健手托住患腿放入浴盆内，再用健手握住浴盆沿，健腿撑起身体前倾，抬起臀部移至浴盆内，再把健腿放入盆内；亦可用一块木板，下面拧两个橡皮柱固定在浴盆一端，患者将臀部移向盆内木板上，将健腿放入盆内，再帮助患腿放入盆内。

（2）洗浴时，用健手持毛巾擦洗或将毛巾一端缝上布套，套于患臂上协助擦洗，也可借用长柄的海绵浴刷擦洗背部和身体的远端。

（3）拧干毛巾时，将其压在腿下或夹在患侧腋下，用健手拧干。

（4）洗毕，出浴盆步骤与进浴盆的步骤相反。

（5）穿好衣裤。

2. 淋浴　淋浴时，患者可坐在淋浴凳或椅子上进行。有条件者可将浴室改造，建成专用浴座位，并将阀门和喷头设在患者坐位可及处。

（1）患者先脱去衣物，转移到浴室专用座位上。

（2）坐稳后先开冷水管，后开热水管调节水温，直接淋浴。

（3）淋浴时，用健手持毛巾擦洗，用长柄的海绵浴刷擦洗背部和身体的远端。对于患侧上肢肘关节以上有一定控制能力的患者，将毛巾一端缝上布套，套于患臂上协助擦洗。拧干毛巾时，将其压在腿下或夹在患侧腋下，用健手拧干。

（4）浴毕擦干水，转移到干燥处穿好衣物。

（四）剪指甲

偏瘫患者剪健侧指甲时，需要对指甲刀进行改造。可将大号指甲刀固定在基座上，把刀柄加长、加宽。把改造的指甲刀放在桌面上，用患手按下刀柄来剪健侧指甲即可（图5-19）。

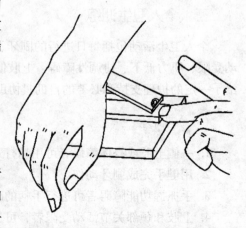

图5-19　用改造的指甲刀剪健手指甲

四、如厕训练

在接受康复治疗的患者中，因关节活动受限、协调性障碍、认知功能障碍等原因引起的如厕障碍者较多见，给患者身心带来极大的影响，使之产生畏难情绪。因此，进行如厕训练，对提高患者生活质量、回归社会具有重要的意义。在让患者独立如厕前，需对患者进行坐位、站立平衡及体位转移训练。对下蹲、起立困难者，需对厕所进行改进，安装扶手，并放置防滑垫。

1. 上肢关节活动受限、截肢或手指感觉缺失者，可使用安装在坐便器上的自动冲洗器清洁。

2. 一侧身体障碍者，如厕前后穿、脱裤子的方法与前述相同。

3. 肌力弱或协调性差者，在如厕和清洁时利用扶手保持稳定。

4. 抓握功能差者，清洁时可将卫生纸缠绕在手上使用。

5. 夜间在床旁放置便器，以免去厕所之不便。二便失禁者，使用纸尿裤或床垫。

五、家务劳动训练

为使患者恢复家务劳动能力，可以根据患者的具体情况对其进行家务劳动训练。例如，清洁卫生（铺床、打扫卫生、室内布置、洗熨衣服等），烹饪炊事（洗菜、切菜、烹调、餐桌布置、洗涤餐具等），财务管理（选购物品、钱财管理等），以及门户安全、使用电器、抚育幼儿、收听广播、阅读书报等。进行家务劳动时，必须注意安全，不要登高，避免烫伤、电击伤，必要时使用自助具。

知识拓展

日常生活活动能力的训练原则

1. 根据日常生活活动能力评定的结果，制定简单、切实可行的训练计划。制定的康复目标应与患者的康复目标保持一致。

2. 设计的活动难度应比患者的能力稍高，并针对患者的生活习惯、活动表现及学习态度灵活应用。

3. 在训练过程中，要遵循反复实践的原则。每一项活动要反复地练习直至能够在实际环境中完成。

4. 训练应与实际生活相结合，要督促和指导患者将训练内容应用于日常生活活动中。

5. 鼓励患者尽量自己完成所有的训练步骤，必要时操作者再给予协助。

6. 家庭成员共同参与训练过程，指导家属学会用最恰当的方式帮助患者自理生活。

7. 配合其他治疗性锻炼和活动，促进体能和运动的协调性，增强活动的技巧性。

8. 在某些情况下，可应用自助具（为残疾者特制的辅助工具、器皿、家具、衣服等）做辅助。

六、日常生活活动能力指导的注意事项

1. 训练前做好各项准备，如帮助患者排空大小便，避免训练中排泄物污染训练器具；固定好各种导管，防止训练中脱落等。

2. 训练应按医嘱进行，注意循序渐进，切忌急躁，注意保护，以防意外。

3. 患者在完成一项作业时，可能要花费很长时间，康复护理人员要有耐心，对患者的每一个微小的进步，都应给予恰当的肯定和赞扬。

4. 训练后要注意观察患者的精神状态和身体状况，如是否过度疲劳、有无身体不适，以便及时给予必要的处理。

5. 由于残疾程度不同，适当的辅助用具常给患者极大的帮助，康复护理人员要为患者选用适当的辅助用具。必要时需对环境条件做适当的调整。

6. 对坐轮椅的患者，注意洗手池的高度是否适合轮椅进入。

思考题

1. 简述日常生活活动能力训练的目的。

2. 日常生活活动训练的内容有哪些？

3. 日常生活活动训练中，偏瘫患者穿脱裤子的方法有哪些内容？

第四节 呼吸训练

呼吸是指机体与外环境之间的气体交换，由外呼吸、气体在血液中运输及内呼吸3部分组成。呼吸是维持机体新陈代谢和生命活动所必需的基本生理过程之一。正常呼吸的实施需要有完整而扩张良好的胸廓、健全的呼吸肌、富有弹性的肺组织及与之相匹配的肺循环、调节灵敏的呼吸中枢和神经传导系统。呼吸肌并不直接作用于肺和支气管，而是通过改变胸腔容积，使胸腔内压产生相应变化，从而导致肺泡扩张和回缩，驱动气体出入。正常成人安静状态下呼吸频率为16~20次/分，节律规则、平稳，呼吸运动均匀无声，不费力。男性及儿童以腹式呼吸为主，女性以胸式呼吸为主。呼吸训练是改善呼吸功能，促进血液循环，减轻心脏负担的一种训练，是肺疾病患者整体肺功能康复方案的一个重要组成部分。呼吸训练的方法有放松训练、腹式呼吸训练、缩唇呼吸法、呼吸肌阻力训练、吹烛练习、局部呼吸法、预防及解除呼吸急促等。

一、放松训练

放松训练可使患者肌肉放松，以减轻或消除紧张和焦虑情绪，让患者处于休息、轻松状态，有利于患者全面康复。肌肉放松的要点为先紧张，后放松，在感受紧张之后，再充分体验到放松的效果。放松的顺序依次是手臂部、头部、躯干部、腿部。训练时配合呼吸运动，吸气时收缩，呼气时放松。

1. 局部肌肉放松训练

（1）放松训练时患者采取仰卧位，熟练后可选择坐位、站位进行。两下肢分开，双上肢掌心向下内旋位伸展，并稍与身体分离，手和足不要交叉。

（2）开始时让患者闭眼安静休息 3～4 分钟。将腕关节保持背屈数分钟，前臂背侧肘关节感觉到一种模糊、部位不明确的紧张感（如果不能体会到这种肌肉的紧张感，就不能做到以后的放松）。当体会到紧张感后，一旦停止背屈，手掌就会自然下落，紧张感就会减弱甚至消失，这种紧张感的消失也就是肌肉放松。总之，肌肉放松的结果是自然产生的，而不是积极地进行放松。

（3）再次强烈背屈腕关节，然后反复进行放松，在松弛状态下放松 30 分钟。

（4）第 2 天除反复训练前日腕关节伸肌放松以外，要做腕关节掌屈，进一步体会到屈肌的紧张，进行屈肌放松训练。

上述训练需每天进行 1 次，每次 1 小时，反复练习。

2. 全身肌肉放松训练　在局部肌肉放松训练的基础上，首先是增加关节的屈肌放松训练，然后是伸肌放松训练，并逐渐扩展到左上肢、左下肢、右上肢、右下肢、胸部、颈部、面部等。如果放松训练已适应，那么一部分肌肉进行放松时，已经受过训练的其余部分也可同时得到放松。虽然局部肌肉放松训练可以达到局部放松的目的，但是康复训练最好是达到全身松弛。

二、腹式呼吸训练

慢性阻塞性肺疾病患者呼气时，因气体排出困难，肺泡内残留气体过多而膨胀，引起呼吸幅度下降（呼吸短促）。腹式呼吸可增加膈肌和腹肌的活动，通过增大横膈的活动范围以提高肺的伸缩性来增加肺通气量，又称膈肌呼吸训练。横膈运动增加 1cm，可增加肺通气量 250～300mL，深而慢的呼吸可减少呼吸频率和每分钟通气量，增加潮气量和肺泡通气量，有利于气体交换，提高动脉血氧分压和动脉血氧饱和度，增加动脉血氧含量。另外，膈肌较薄，活动时耗氧量少，减少了辅助呼吸肌不必要的使用，因而改善呼吸功能，呼吸效率提高，呼吸困难缓解。开始训练时，康复护理人员应先做示范，然后给予具体的指导和纠正。

1. 训练要领　思想集中，肩背放松；先吸后呼，吸鼓呼瘪；吸时经鼻，呼时经口，深吸细呼，不可用力。

2. 训练方法

（1）指导患者采取舒适体位（坐位或卧位），初学时，以半卧位容易掌握，两膝半屈式，膝下垫软枕。

（2）一只手放于上腹部感觉横膈活动，另一只手置于上胸部感觉胸部和呼吸肌活动。

（3）全身肌肉放松，静息呼吸。吸气时用鼻缓慢吸入，肩部及胸廓保持平静，尽力挺腹，使膈肌最大限度下降，腹肌松弛，腹部手感觉向上抬起，胸部手在原位不动，抑制胸廓运动。

（4）呼气时用口呼出，腹肌收缩，上腹部向内回缩，膈肌松弛随腹腔压力增加而上抬，腹部手感觉下降，胸廓应保持最小的活动幅度。

（5）放松呼吸，重复上述动作，同时可配合缩唇呼吸，每天2次，每分钟呼吸7～8次，每次训练10～20分钟。患者掌握熟练后，训练时间可由短到长，逐步增加次数和时间，使患者逐渐习惯于平稳而缓慢的腹式呼吸。让患者在各种体位（坐、站）及活动时（行走、上下楼梯）练习腹式呼吸。

三、缩唇呼吸法

肺气肿患者因肺泡弹性回缩力减低，小气道阻力增加，呼气时小气道提前闭合，致使气体滞留于肺内。进行缩唇呼吸能提高支气管内压，防止呼气时小气道过早关闭，有利于肺泡内气体排出，改善肺泡有效通气量。缩唇呼吸法又称吹笛样呼气法。

1. 训练要领 用鼻吸气，同时闭嘴。强调噘嘴呼气（接吻或O形嘴），吸呼时间比为1:2～1:3，呼吸频率<20次/分。

2. 训练方法

（1）指导患者取舒适放松姿势，坐位或头胸部抬高，双肩向后倾，使膈肌活动不受限制。

（2）呼吸时指导患者用鼻深吸气，同时紧闭嘴，默数"1、2"，并做短暂停顿。

（3）将口唇缩小，呈吹口哨样将气体呼出，就像正在轻柔地吹动蜡烛火焰一样，心中默数"1、2、3、4"。

（4）吸气与呼气时间之比为1:2或1:3，呼气的时间至少是吸气的2倍。

（5）尽量深吸慢呼，每天2次，每分钟7～8次，每次训练10～20分钟，可配合腹式呼吸。

四、呼吸肌阻力训练

改善呼吸肌的肌力和耐力过程称为呼吸肌阻力训练，临床用于治疗各种急性或慢性肺疾病，主要针对吸气肌无力、萎缩，或进行吸气肌的训练。训练有3种形式：

1. 横膈肌阻力训练 患者仰卧位，头稍抬高的姿势，在腹式呼吸训练的基础上，患者掌握横膈吸气。在上腹部放置1～2kg重的沙袋，让患者深吸气同时保持上胸廓平静，沙袋重量必须以不妨碍膈肌活动及上腹部鼓起为宜。逐渐延长患者阻力呼吸时间，当患者可以保持横膈肌呼吸模式且吸气不会使用到辅助肌约15分钟时，则可增加沙袋重量。

2. 吸气肌阻力训练 使用特别设计的呼吸阻力仪器以改善吸气肌的肌力和耐力，并减少吸气肌的疲劳。吸气阻力训练器有各种不同直径的管子提供吸气时气流的阻力，气道管径愈窄则阻力愈大。开始训练每天进行阻力吸气3～5次，每次3～5分钟。以后训练时间逐渐增加到每次20～30分钟，以增加吸气肌耐力。当患者的吸气肌肌力或耐力有改善时，逐渐将训练器的管子直径减小。训练中避免任何形式的吸气肌长时间的阻力训练。如果出现颈部肌肉（吸气辅助肌）参与吸气，则表明膈肌疲劳。

3. 诱发呼吸训练　诱发呼吸训练是一种低阻力的训练方式，或称为持续最大吸气技巧，强调最大吸气量的维持。训练方法：患者仰卧或半卧位，放松保持舒适姿势，做4次缓慢、轻松的呼吸。在第4次呼吸时做最大呼气，然后将呼吸器放入患者口中，经由呼吸器做最大吸气并且持续吸气数秒钟，每天重复数次，每次练习5~10次。

五、吹烛练习

患者取坐位，桌上放点燃的蜡烛，患者的嘴应与烛光的高度保持一致，且相距20cm。指导患者由鼻深吸气，同时紧闭嘴，然后缩唇缓慢对着烛光呼气，使火苗向对侧摆动。下次练习时患者与烛光的距离增加10cm，直到90cm为止。

六、局部呼吸法

局部呼吸法是通过延长呼吸道长度和直径，增加呼吸潮气量，帮助通畅气道，促进肺泡扩张，以增加肺容量、肺通气量。本法有利于肺组织膨胀、扩张，促进胸廓运动，改善通气－灌注关系，有助于松动、移动过多支气管分泌物，有助于呼吸肌群的训练。本法适用于因手术后疼痛、防卫性肺扩张不全或肺炎等原因导致的肺部特定区域的换气不足。

1. 单侧或双侧肋骨扩张法　患者取坐位或仰卧位，康复护理人员双手置于患者下肋骨两侧。让患者呼气，同时可感到肋骨向下向内移动。康复护理人员手掌置于肋骨上并向下施压，恰在吸气前，快速地向下向内牵张胸廓，从而诱发肋间外肌的收缩，让患者吸气时抵抗康复护理人员手掌的阻力，以扩张下肋。患者吸气，胸廓扩张且肋骨外张时，给予下肋区轻微阻力以增强患者抗阻意识。当患者再次呼气时，康复护理人员用手轻柔地向下向内挤压胸腔来协助（图5－20，图5－21）。教会患者独立使用这种方法，患者可将双手置于肋骨上或利用布带提供阻力（图5－22，图5－23）。

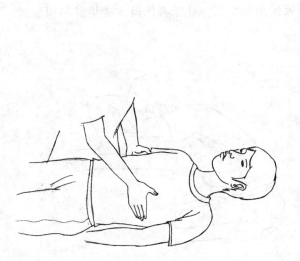

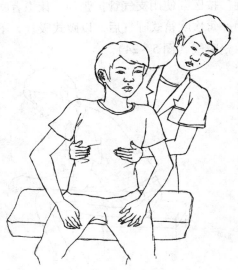

图5－20　仰卧位局部呼吸　　　　　　图5－21　双手施压做侧肋扩张

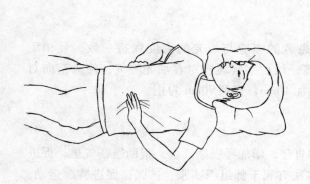
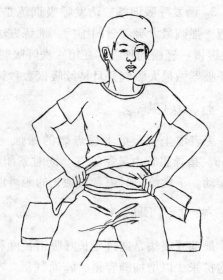

图 5 - 22　坐位局部呼吸　　　　　　　　　图 5 - 23　用布带做肋骨呼吸训练

2. 后侧底部扩张法　患者取坐位，垫枕，身体前倾，髋关节屈曲，双手置于肋后侧。按照"单侧或双侧肋骨扩张法"进行。适用于手术后需长期在床上保持半卧位的患者，因为肺部的分泌物很容易堆积在肺下叶的后侧部分。

七、预防及解除呼吸急促

预防及解除呼吸急促适用于患者正常的呼吸模式被干扰而产生的呼吸短促，如慢性阻塞性肺疾病周期性呼吸困难发作、患者用力过度或接触过敏源时。训练方法：患者取坐姿，身体放松前倾，前臂置大腿上，或趴在枕头上。该体位可刺激膈肌，缓解呼吸急促。按医嘱使用支气管扩张剂，让患者吹笛式呼气，同时减少呼气速率，呼气时不要用力。每次吹笛式呼气后，以腹式吸气，不要使用辅助肌，让患者保持此姿势并尽可能地放松吸气（图 5 - 24）。

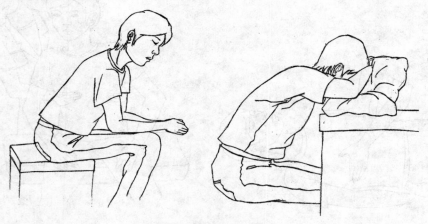

图 5 - 24　缓解呼吸急促体位

八、其他练习

轻度或中度肺气肿患者可鼓励其进行吹气球、吹笛子、吹喇叭等练习，以提高对呼吸训练的兴趣，改善呼吸功能。

知识拓展

呼吸训练器

呼吸训练器是一种新型恢复正常呼吸功能的理疗辅助用具，通过吸入空气，肋间外肌和膈肌收缩，使胸廓的前后径和上下径增大。胸廓扩大，肺随着扩张，肺的容量增大，有效帮助胸、腹部手术后呼吸受损的患者。适用于胸外科手术、麻醉、机械通气、慢性疾病与长期卧床的患者。不适用于慢性阻塞性肺疾病和气胸的患者。

九、呼吸训练的注意事项

1. 在进行呼吸训练前需指导患者全身放松，以消除紧张，让患者处于一个轻松的状态，降低耗氧量，减慢呼吸速度。

2. 注意摄入合理的饮食，指导进行呼吸训练的患者摄入高蛋白、高热量、高维生素、易消化的饮食，避免过冷、过热及产气食物，以防腹胀影响膈肌运动，影响呼吸训练效果。

3. 每次呼吸训练时应观察患者的反应，如患者在训练时或训练后出现头晕、目眩、胸闷、呼吸困难加重等症状，可适当地减少练习次数。如每次练习 3 次，休息片刻再练，使患者逐步做到习惯于在日常生活中进行腹式呼吸。

4. 在指导患者进行呼吸训练的过程中，也应指导患者进行全身运动锻炼。全身运动锻炼结合呼吸训练能有效挖掘呼吸功能的潜力，增加呼吸运动效率，提高整体活动能力，促进康复。

5. 训练方案应个体化，选择适宜的环境进行训练。训练要适度，病情变化时应及时调整训练方法，并适当吸氧。

思考题

1. 呼吸训练目的是什么？
2. 呼吸训练的方法有哪些？
3. 呼吸训练的注意事项有哪些？

第五节　排痰技术

咳嗽是一种防御反射，当呼吸道黏膜的咳嗽感受器受到刺激时，引起的一种呈突然、爆发性的呼吸运动,以清除气道分泌物。无效的咳嗽只会增加患者的痛苦和体力的消耗,加重呼吸困难和支气管痉挛。咳痰是借助支气管黏膜上皮的纤毛运动、支气管平滑肌的收缩及咳嗽反射,将呼吸道分泌物经口腔排出体外。一旦咳嗽反射减弱或消失,可引起肺不张和肺内感染,甚至因窒息而死亡。排痰技术的目的是促进呼吸道分泌物的排出,保持呼吸道通畅,减少反复感染的发生。排痰技术主要包括有效咳嗽、辅助咳嗽技术、体位引流、胸部叩击、振动、机械吸痰等。

一、有效咳嗽

有效咳嗽的作用在于加大呼气压力,增加呼气气流流速,提高咳嗽效率。适用于神志清醒、一般状况良好、能主动配合的患者。其方法是:患者尽可能取坐位,双足着地,身体稍向前倾,双手环抱一个枕头,有助于膈肌上升。嘱患者做几次腹式呼吸,在深吸气末屏气,然后缩唇缓慢均匀地用口呼气。再深呼吸后屏气3~5秒,身体向前倾,然后进行2~3次爆发性短促有力的咳嗽,将痰液咳出。咳嗽时收缩腹肌,或指导患者用手按压上腹部,帮助咳嗽,有效咳出痰液。

二、辅助咳嗽技术

辅助咳嗽技术主要适用于腹部肌肉无力、不能引起有效咳嗽的患者,以及胸、腹部手术后,不敢进行有效咳嗽的患者。让患者仰卧于硬板床或坐在有靠背的椅子上,面对着康复护理人员。康复护理人员的手置于患者肋骨角处,嘱患者深吸气,并尽量屏住呼吸。当患者准备咳嗽时,康复护理人员的手向腹部内上用力推,帮助患者快速呼气,引起咳嗽。手术后患者,康复护理人员双手从伤口两侧向伤口方向按压,防止咳嗽造成对局部伤口的牵拉。患者应进行爆发性短促有力的咳嗽,将痰液咳出。

三、体位引流

体位引流是利用重力作用使肺、支气管内分泌物排出体外,根据肺段解剖采取不同的引流体位。将病变位于高处,使引流支气管的开口方向向下,以消耗少量的能量而高效率地排痰;也可通过改变床的倾斜度,垫枕头或木架等实现。本法适用于气道分泌物多且不易咳出的患者,如慢性支气管炎、支气管扩张、肺脓肿等患者(图5-25)。

根据不同的引流部位,所采取的体位为:

1. 引流右肺上叶,取半卧位。
2. 引流右肺中叶,取左半侧卧位,头低30°。
3. 引流右肺下叶,取左侧卧位,头低45°。
4. 引流左肺上叶尖后段,取前倾位。
5. 引流左肺上叶舌叶段,取右半侧卧位,头低30°。
6. 引流左肺下叶,取右侧卧位,头低45°。

引流开始时可适当变动体位,稍抬高或放低上身,以增减侧卧位的俯仰角度,找到引流的最佳位置。引流时同时配合拍背及腹式呼吸,可使排痰的效果更佳。进行体位引流的次数根据分泌物多少而定，分泌物少者，每天上、下午各引流 1 次，分泌物多者每天引流 3 ~ 4 次。引流宜在两餐之间进行，每次引流时间 5 ~ 10 分钟，可逐渐增加到每次 15 ~ 30 分钟，不宜时间过长，以免疲劳。引流期间鼓励患者咳嗽，痰液黏稠不易排出者，可先雾化吸入或用祛痰药，如氯化铵、溴己新等以稀释痰液。引流完毕后给予漱口，然后记录排出的痰量及性质，必要时送检。

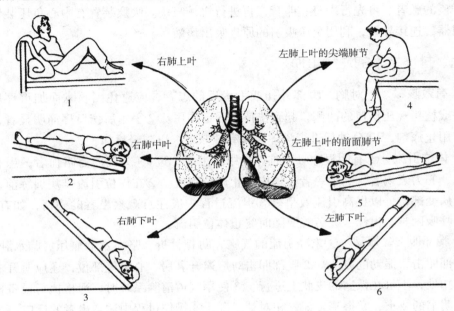

图 5 – 25　体位引流（顺位排痰）示意图

四、胸部叩击

通过胸部叩击可间接地使附在肺泡周围及支气管壁的痰液松动脱落，适用于久病体弱、长期卧床、排痰无力者。在操作之前要明确患者的病变部位，宜用单层薄布保护胸廓部位。避免衣服过厚，降低叩击时的震荡效果，亦避免直接叩击引起皮肤发红。胸部叩击时，患者取侧卧位，若体力允许也可取坐位，叩击时操作者手指并拢，掌心微屈成杯状，腕部放松以手腕力量迅速而有规律地叩击胸部病变部位。从肺底到肺尖，由外向内，每一肺叶叩击 1 ~ 3 分钟。叩击同时鼓励患者做深呼吸、咳嗽、咳痰。叩击时间每次 15 ~ 20 分钟为宜，每天 2 ~ 3 次，宜在餐后 2 小时或餐前 30 分钟进行。

五、振动

操作者双手掌重叠，置于要引流的胸廓部位。嘱患者深呼吸，在吸气时手掌随胸部扩张慢慢抬起，不施加任何压力，在呼气时手掌紧贴胸壁，施加一定压力，并做轻柔地上下抖动，即胸部震颤，以震颤患者胸壁。连续做 3 ~ 5 次，再做叩击，如此重复 2 ~ 3 次，随后嘱患者咳嗽以排痰；亦可使用气道清除系统，接通气动脉冲发生器的电源，将空气软管与气动脉冲发生器连接、固定，穿戴充气背心，将充气软管与充气背心的接口相连、固定。启动气动脉冲发生器，调整频率、压力和治疗时间，通过高频率胸壁振荡，促进痰液排出。

六、机械吸痰

机械吸痰适用于年老体弱、危重、昏迷、麻醉未清醒等各种原因引起的不能有效咳嗽、排痰的患者。可先行翻身、叩背，再进行机械吸痰。吸痰装置有中心负压装置和电动吸引器，连接导管，利用负压吸引的原理吸出痰液。

七、排痰技术的注意事项

1. 有效咳嗽　①对胸、腹部外伤或手术后的患者，应避免因咳嗽而加重疼痛。可用双手或枕头轻压伤口的两侧，起到扶持或固定作用。②手术后伤口疼痛明显者，可遵医嘱应用止痛剂，30分钟后进行深呼吸及有效咳嗽，以减轻疼痛。

2. 体位引流　①有明显呼吸困难伴发绀的患者，近1~2周内有咯血者，患有严重高血压、心力衰竭者，高龄患者，均应禁止体位引流。②在体位引流排痰训练前，应明确患者病变部位，以提高引流效果。③引流过程中应注意观察患者的病情，如有咯血、发绀、呼吸困难、出汗、疲劳等要随时终止体位引流。

3. 胸部叩击、振动　①未经引流的气胸、肋骨骨折、咯血及低血压、肺水肿患者，禁用胸部叩击、振动的方法。②胸部叩击时应避开乳房、心脏等部位，还应避开衣服拉链、纽扣处，不可在裸露的皮肤上进行。③使用气道清除系统时，严格执行设备操作流程和说明书的要求，掌握禁忌证、相对禁忌证。④操作过程中注意患者的反应。

4. 机械吸痰　①严格执行无菌操作，选择粗细、长短、质地适宜的吸痰管，吸痰管应一用一换。②调节吸引器压力不要过大，动作轻柔，以免损伤呼吸道黏膜。③吸痰时避免反复上提，每次吸痰时间＜15秒。如需再次吸痰，要间隔3~5分钟后进行。④如患者处于吸氧状态，吸痰前后给予高流量氧气吸入2分钟。

思考题

1. 排痰技术的目的是什么？
2. 排痰技术常用方法有哪些？
3. 排痰技术的注意事项有哪些？

第六节　康复环境指导

环境是指影响机体生命和生长的全部外界条件和机体内部因素的总和，包括内环境和外环境。内环境是指人体细胞所处的环境，包括生理和心理环境；外环境是指围绕着人类的空间及其中可以直接或间接影响人类生存和发展的各种物理环境因素与社会环境因素的总和，即通常所说的环境。人与环境是相互依存、相互影响和对立统一的整体。良好的环境能够给患者的身心状态带来有益的影响，从而促进患者康复。对于康复对象而言，无障碍环境的建设尤为重要。所谓无障碍环境指的是一个既可通行无阻又易于接近的理想环境，包括物质环境、信息和交流的无障碍。其中物质环境的无障碍是无障碍环境建设中一个首先要解决的问题。国际上对于物质环境无障碍的研究可以追溯到 20世纪 30 年代初，我国最早提出无障碍设施建设是 1985 年 3 月。2012 年 6 月，国务院原则审议通过《无障碍环境建设条例》。2012 年 8 月 1 日，国务院颁布的《无障碍环境建设条例》开始施行。2012 年 9 月 1 日，住房和城乡建设部、国家质检总局联合发布的修订后的《无障碍设计规范》（GB50763 - 2012）国家标准正式实施。

康复环境指导应首先收集所有相关资料，从患者的角度出发进行推理和思考的过程，综合考虑物理环境、社会环境、文化因素，把握患者及与之相关人员将来生活的基本要素，形成一个患者在改造环境后的生活整体观，从而制定具体的环境改造方案，保证患者最大限度的功能水平。我国《无障碍设计规范》（以下简称规范）对于医疗康复建筑包括综合医院、专科医院、疗养院、康复中心和其他所有与医疗、康复有关的建筑物制定相应的规定，具体如下：

一、医院及病房的康复环境指导

1. 无障碍通道

（1）宽度　①轮椅及行人双向通行通道宽度不应小于 120cm。②双向轮椅通行通道宽度不宜小于 150cm。③轮椅单向通行通道宽度不应小于 90cm（图 5 - 26）。

（2）建筑要求　①无障碍通道应连续，其地面应平整、防滑、反光小或无反光，不宜设置厚地毯。②无障碍通道上有落差时，应设置轮椅坡道。③室外通道上的雨水算子的孔洞宽度不应大于 1.5cm。④固定在无障碍通道的墙、立柱上的物体或标牌距地面的高度不应小于 200cm，如小于 200cm 时，探出部分的宽度不应大于 10cm，如突出部分大于 10cm，则其距地面的高度应小于 60cm。⑤斜向的自动扶梯、楼梯等下部空间可以进入时，应设置安全挡牌。

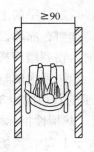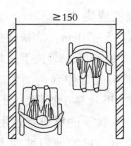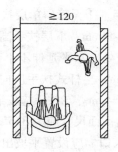

图 5 - 26　通道宽度（单位：cm）

2. 门　无障碍设计应符合：①不应采用力度大的弹簧门和玻璃门。当采用玻璃门时，应有醒目的提示标志，门把手安装的高度为距地面 85 ~ 90cm 处，应低于一般门所安装的高度。门把手或锁可为杠杆式，门锁最好为按压式，可减少用力，方便患者开启（图 5 - 27）。有条件的医院可设置自动开关门装置。②自动门开启后通行净宽度不应小于100cm。③平开门、推拉门、折叠门开启后的通行净宽度不应小于80cm。有条件时，不宜小于90cm（图5-28）。④在门扇内外应留有直径不小于150cm的轮椅回转空间。⑤在单扇平开门、推拉门、折叠门的门把手一侧的墙面，其宽度不应小于40cm。⑥平开门、推拉门、折叠门的门扇应设距地面90cm的把手，宜设视线观察玻璃，并宜在距地面35cm范围内安装护门板。⑦门槛高度及门内外地面高差不应大于1.5cm，并以斜面过渡。⑧无障碍通道的门扇应便于开关。⑨门宜与周围墙面有一定的色彩反差，方便识别。

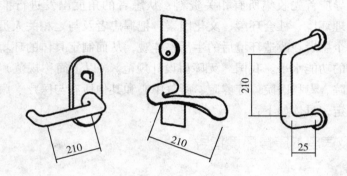

图5-27　门把手或锁（单位：cm）

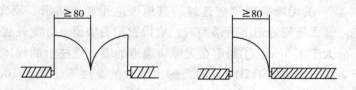

图5-28　门的宽度（单位：cm）

3. 扶手　①无障碍单层扶手的高度应为85～90cm，无障碍双层扶手的上层扶手高度应为85～90cm，下层扶手高度应为65～70cm。②扶手应保持连贯，靠墙面的扶手的起点和终点处应水平延伸不小于30cm的长度。③扶手末端应向内拐到墙面或向下延伸不小于10cm，栏杆式扶手应向下呈弧形或延伸到地面上固定。④扶手内侧与墙面的距离不应小于4cm。⑤扶手应安装坚固，形状易于抓握，圆形扶手的直径应为3.5～5cm，矩形扶手的截面尺寸应为3.5～5cm。⑥扶手的材质宜选用防滑、热惰性指标好的材料。

4. 出入口　应设置平坡出入口，出入口的地面坡度不应大于1:20，当场地条件比较好时，不宜大于1:30。同时设置台阶和轮椅坡道的出入口。

5. 轮椅坡道　①轮椅坡道宜设计成直线形、直角形或折返形。②净宽度不应小于100cm，无障碍出入口的轮椅坡道净宽度不应小于120cm。③高度超过30cm且坡度大于1:20时，应在两侧设置扶手，坡道与休息平台的扶手应保持连贯，扶手应符合有关规定。轮椅坡道的最大高度和水平长度应符合相关规定。④坡面应平整、防滑、无反光。⑤轮椅坡道起点、终点和中间休息平台的水平长度不应小于150cm。⑥轮椅坡道临空侧应设置安全阻挡措施。⑦轮椅坡道应设置无障碍标志，且无障碍标志应符合有关规定（表5-2）。

表5-2 不同位置的坡道坡度和宽度要求

坡道位置	最大坡度	最小宽度（m）
有台阶的建筑入口	1:12	≥1.2
只设坡道的建筑入口	1:20	≥1.5
室内走道	1:12	≥1
室外通路	1:20	≥1.5
困难地段	1:10～1:8	≥1.2

6. 无障碍楼梯 同一建筑内应至少设置1部无障碍楼梯。无障碍楼梯应符合：①宜采用直线形楼梯。②公共建筑楼梯的踏步宽度不应小于28cm，踏步高度不应大于16cm。③不应采用无踢面和直角形突缘的踏步。④宜在两侧均做扶手。⑤如采用栏杆式楼梯，在栏杆下方宜设置安全阻挡措施。⑥踏面应平整防滑或在踏面前缘设防滑条。⑦距踏步起点和终点25～30cm宜设提示盲道。⑧踏面和踢面的颜色宜有区分和对比。⑨楼梯上行及下行的第一阶宜在颜色或材质上与平台有明显区别。

7. 无障碍电梯

（1）**候梯厅** ①候梯厅深度不宜小于1.5m，公共建筑及设置病床梯的候梯厅深度不宜小于180cm。②呼叫按钮高度为90～110cm。③电梯门洞的净宽度不宜小于90cm。④电梯出入口处宜设提示盲道。⑤候梯厅应设电梯运行显示装置和抵达音响。

（2）**轿厢** ①轿厢门开启的净宽度不应小于80cm。②在轿厢的侧壁上应设高90～110cm带盲文的选层按钮，盲文宜设置于按钮旁。③轿厢的三面壁上应设高85～90cm扶手，扶手应符合相关规定。④轿厢内应设电梯运行显示装置和报层音响。⑤轿厢正面高90cm处至顶部应安装镜子或采用有镜面效果的材料。⑥轿厢的规格应依据建筑性质和使用要求的不同而选用。最小规格为深度不应小于140cm，宽度不应小于110cm；中型规格为深度不应小于160cm，宽度不应小于140cm；医疗建筑与老人居住的建筑宜选用病床专用电梯。⑦电梯位置应设无障碍标志。

8. 低位服务设施 诊区、病区的护士站、公共电话台、查询处、饮水器、自助售货处、服务台等应设置低位服务设施。具体要求为：①低位服务设施表面距地面高度宜为70～85cm，其下部宜至少留出宽75cm、高65cm、深45cm，供乘轮椅者膝部和足尖部移动的空间。②低位服务设施前应有轮椅回转空间，回转直径不小于150cm（图5-29）。

9. 无障碍厕所 ①面积不应小于4m²，位置宜靠近公共厕所，应方便乘轮椅者进入和进行回转，回转直径不小于150cm。②当采用平开门，门扇宜向外开启，如向内开启，需在开启后留有直径不小于150cm的轮椅回转空间。门的通行净宽度不应小于80cm，平开门应设高90cm的横扶把手，在门扇里侧应采用门外可紧急开启的门锁。③地面应防滑，不积水。④内部应设坐便器、洗手盆、多功能台、挂衣钩和呼叫按钮。⑤厕位内应设坐便器，厕位两侧距地面70cm处应设长度不小于70cm的水平安全抓杆，

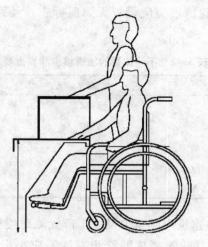

图 5 - 29 低位服务设施（单位：cm）

另一侧应设高 140cm 的垂直安全抓杆。⑥无障碍洗手盆的水嘴中心距侧墙应大于 55cm，其底部应留出宽度不小于 85cm、高度不小于 70cm、深度不小于 40cm，供乘轮椅者膝部和足尖部移动的空间，并在洗手盆上方安装镜子。水龙头宜采用杠杆式水龙头或感应式自动出水方式。⑦多功能台长度不宜小于 70cm，宽度不宜小于 40cm，高度宜为 60cm。⑧安全抓杆应安装牢固，直径应为 3 ～ 4cm，内侧距墙不应小于 5cm，挂衣钩距地高度不应大于 120cm。⑨在坐便器旁的墙面上应设高 40 ～ 50cm 的救助呼叫按钮。⑩入口应设置无障碍标志，无障碍标志应符合有关规定（图 5 - 30 ~ 图 5 - 34）。

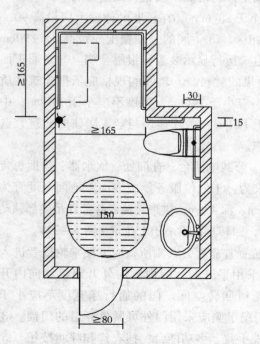

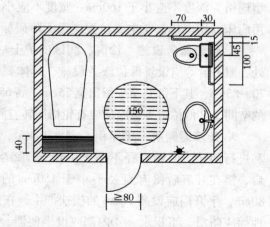

图 5 - 30 无障碍淋浴式洗手间（单位：cm）　　　图 5 - 31 无障碍坐浴式洗手间（单位：cm）

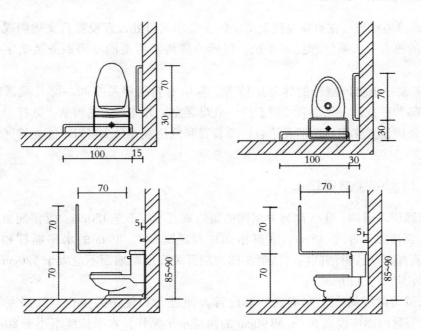

图 5 - 32　便器及扶手（单位：cm）

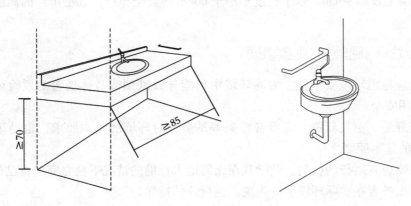

图 5 - 33　无障碍式洗手台（单位：cm）

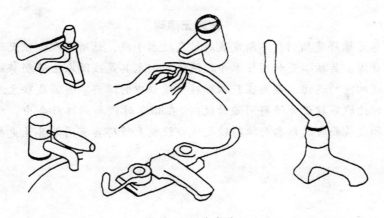

图 5 - 34　水龙头

10. 无障碍标志 在有康复建筑的院区主要出入口处，宜设置盲文地图或供视觉障碍者使用的语音导医系统和提示系统，供听力障碍者需要的手语服务及文字提示导医系统。

11. 其他 ①院区室外的休息座椅旁，应留有轮椅停留空间。②儿童医院的门诊部、急诊部和医技部，每层宜设置至少一处母婴室，并靠近公共厕所。③挂号处、收费处、取药处应设置文字显示器及语言广播装置和低位服务台或窗口。④候诊区应设轮椅停留空间。

二、浴室的康复环境指导

1. 无障碍淋浴间 ①无障碍淋浴间的短边宽度不应小于150cm。②浴间坐台高度宜为45cm，深度不宜小于45cm。③淋浴间应设距地面高70cm的水平抓杆和高140～160cm垂直抓杆。④淋浴间内淋浴喷头的控制开关高度距地面不应大于120cm。⑤毛巾架的高度不应大于120cm。

2. 无障碍盆浴间 ①在浴盆一端设置方便进入和使用的坐台，其深度不应小于40cm。②浴盆内侧应设高60cm和90cm的两层水平抓杆，水平长度不小于80cm；洗浴坐台一侧的墙上设高90cm、水平长度不小于60cm的安全抓杆。③毛巾架的高度不应大于120cm。

三、康复环境指导的注意事项

1. 首先应考虑环境安全性，去除环境中可能导致跌倒或身体伤害的危险因素，确保患者的使用安全。

2. 环境舒适、空气新鲜、无噪音污染等是患者对环境的基本要求，也是康复环境指导时遵循的基本原则之一。

3. 为保障患者通行的权利，鼓励其在无需他人帮助的情况下独立完成自己的事情。

4. 应根据患者在实际环境中的表现，进行评估指导。

📚 **知识拓展**

信息无障碍

信息无障碍是指利用不断发展的信息技术手段，让所有人都能无障碍地获取信息资源。其核心是利用技术手段消除人们尤其是残障人士等弱势群体因为某些生理功能的退化或丧失在获取和接受过程中的障碍。美国残联主席弗瑞登先生在讨论城市建设无障碍问题时说："在信息时代和网络社会中，就残疾人的生存和发展而言，信息无障碍较之城市设施无障碍具有同等甚至更加重要的意义。"

思考题

1. 何谓无障碍环境？
2. 简述无障碍通道的要求。
3. 康复环境指导的注意事项有哪些？

第六章 常见病症的康复护理

第一节 疼　痛

【概述】

疼痛（pain）实实在在，却难以定义和描述。1986 年，国际疼痛学会将疼痛定义为"一种与实际的或潜在的损害有关的不愉快的情绪体验"。疼痛包含了主观和客观的感受，即疼痛是由于多因素如躯体、行为、心理、认知造成的。根据疼痛持续的时间，可将疼痛分为急性疼痛和慢性疼痛。小于 3 个月一般为急性疼痛，通常与损伤或疾病有关，会引起交感神经兴奋性增高。一般情况下，当伤害性刺激减少或疾病减轻时，疼痛也会减轻。如果急性疼痛没有得到有效的治疗，可能转化为慢性疼痛。超过 3 个月以上的疼痛为慢性疼痛。慢性疼痛的病因可能是急性疼痛治疗效果差，或损伤愈合后仍然持续存在的疼痛，患者常伴有焦虑、抑郁等精神心理改变。不同个体对疼痛的经验不同。

【康复护理评估】

临床上，对发生疼痛的患者，康复护理人员有必要从多方面对疼痛进行客观评定，包括疼痛的部位、程度、性质、开始的时间、持续时间、伴随症状、加重或缓解的因素、对治疗的反应、对日常生活活动能力、对精神情绪及工作的影响等。要学会细心观察，注意患者的语言和非语言表达，以获得较为客观的资料，设法将其量化，以制定切实可行的康复护理措施来减轻或消除患者的疼痛症状。

1. 疼痛程度评估　目前国际上常用的疼痛程度评分法有：

（1）视觉模拟评分法（visual analogue scale，VAS）　该方法比较灵敏，有可比性。具体的做法是：在纸上画一条长 10cm 的直线，按毫米划格，线的左端（0）表示"无痛"，线的右端（100）表示"无法忍受的疼痛"，中间部分表示不同程度的疼痛。请患者根据自我感觉在此横线上划一记号，以表示疼痛的程度。疼痛越重，分数越高。一般重复两次，取平均值。本法适用于 8 岁以上能正确表达自身感受和身体状况的患者。

（2）数字疼痛评分法（numerical pain rating scale，NPRS）　采用数字评测疼痛的强度或程度。数字范围为 0 ~ 10。0 代表"无痛"，10 代表"最痛"，请患者选择一个数字代表其自觉感受疼痛的程度。

无痛 = 0　1　2　3　4　5　6　7　8　9　10 = 无法忍受的疼痛

（3）口述描绘分级评分法（verbal rating scales，VRS）　采用形容词来描绘疼痛的强度，共分为5级：0 = 无痛；1 = 轻微疼痛；2 = 中度疼痛；3 = 重度疼痛；4 = 剧痛；5 = 极度疼痛，不能忍受。请患者按照自身疼痛的程度选择合适的形容词。

（4）Wong – Baker 面部表情量表（face rating scale，FRS）　采用从微笑、悲伤至哭泣的6种表情表达疼痛程度。此法适合任何年龄而且没有特定的文化背景或性别要求，尤其适用于老年人、儿童及表达能力丧失的患者（图6 – 1）。

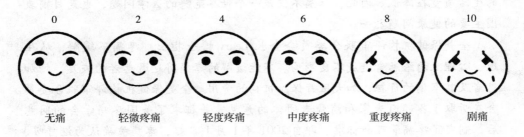

图6 – 1　Wong – Baker 面部表情量表

（5）疼痛日记评分法（pain diary scale，PDS）　是临床上常用的测定疼痛的方法。由患者、家属或康复护理人员记录每天各时间段（每4小时，或每2小时，或每1小时，或每0.5小时）与疼痛有关的活动。注明某个时间段内进行某种活动，并记录使用的药物名称和剂量。疼痛强度用0～10的数字量级来表示。此法便于比较及发现患者的疼痛与生活方式、疼痛与药物用量之间的关系。

（6）多因素疼痛调查评分法　常用的是 McGill 疼痛问卷调查（McGill question-naire），从感觉、情感、评价和其他相关4个方面因素，以及现时疼痛强度（present pain intensity，PPI）对疼痛强度进行较全面的评价。此问卷调查共含有4类20组78个疼痛描述词，每组词按照疼痛程度递增的顺序进行排列，其中1～10组为感觉类，11～15组为情感类，16组为评价类，17～20组为其他相关类。被测者在每一组词中选一个与自己痛觉程度相同的词。

（7）痛阈的测定　是通过外界的伤害性刺激，如压力、温度或电刺激等，测定患者感受刺激的反应程度。常用的方法包括：机械伤害感受阈，温度痛阈（热痛阈、冷痛阈），电刺激痛阈。

2. 辅助检查　根据疼痛原因及部位等选择辅助检查，如影像学（X线、CT、MRI等）及实验室检查等。

3. 心理评定　慢性疼痛患者常伴有焦虑、抑郁等精神心理改变，根据患者的情绪表现进行相关的心理评定。具体评定详见第三章第六节。

4. 生活自理能力及社会状况评定　长期慢性疼痛导致患者精神痛苦，可能对其日常生活活动能力、生活质量及工作等造成影响。进行日常生活活动能力和生存质量评定，以了解患者的日常生活活动、生活质量的情况。具体评定详见第三章第四节。

知识拓展

人类第五大生命指征

　　据不完全统计，目前世界疼痛的发病率为35%～45%，老年人的发病率较高，为75%～90%。在对中国六大城市的慢性疼痛调查中发现，成人慢性疼痛的发病率为40%，就诊率为35%；老年人慢性疼痛的发病率为65%～80%，就诊率为85%。近年来，用于止痛的医疗费用在逐年上升，癌痛患者的生活质量在降低。因此，疼痛不仅是一个世界范畴的医学问题，也是目前我国主要的健康问题之一。

　　全美保健机构评审联合委员会会长 Leary 博士指出：疼痛不缓解，从生理、心理上均给患者造成不良影响。不能缓解的疼痛将延迟患者的恢复，增加患者及其家属的负担，加大医疗保险机构的费用。全美保健机构评审联合委员会在听取了各部门专家和消费者团体的意见，并征求了美国疼痛学会的同意后，制定了疼痛管理新标准。即自2001年1月1日起，疼痛被确认为继呼吸、脉搏、体温和血压之后的"人类第五大生命指征"，在医院门诊/病房要严格记载。

【康复护理措施】

（一）一般护理措施

　　减少或消除引起疼痛的原因，解除疼痛刺激源。例如，外伤引起的疼痛，应酌情给予止血、包扎、固定、处理伤口等措施；胸腹部手术后可协助患者在按压保护伤口的基础上，鼓励并指导患者进行深呼吸和有效咳嗽排痰；积极采取措施缓解因组织损伤和反射性肌肉痉挛、骨骼肌疾病、血管疾病、糖尿病、感染等引发的疼痛。

（二）药物止痛

　　药物治疗是疼痛治疗中较为基本、常用的方法。目的是使疼痛尽快缓解，有利于患者尽早恢复或获得功能性活动。给药的途径可有口服、注射、外用、椎管内给药等方式。需要注意的是，在诊断未明确前不能随意用镇痛药，以免掩盖症状，延误病情。止痛药分为非麻醉性和麻醉性两大类，结合患者疼痛的情况进行针对性用药。康复护理人员应正确掌握药理知识，了解患者身体状况和有关疼痛用药治疗情况。一般最好在疼痛发生前给予，这比疼痛发生后给药更好，而且给药量更小。因此，对慢性疼痛的患者应根据其疼痛发作规律给药，当疼痛缓解或停止时应及时停药，防止药物副作用、耐药性及成瘾性。

（三）物理治疗

1. 物理因子治疗 物理因子作用于局部组织后，可发生一些理化改变，使某些代谢物质经体液循环而影响神经及远距离器官，如引起局部血管扩张，改善血液循环，加速致病物质的排除或稀释，促使内源性阿片肽的释放而起到镇痛作用。

物理因子治疗的具体方法有：

（1）热疗和冷疗法 ①热疗可以提高痛阈，放松肌肉，减轻肌肉痉挛，扩张血管，促进炎症吸收。常用的方法有电热垫、电光浴、热水袋、热水浸泡、热水浴、热敷或蜡疗等。②冷疗可以降低肌张力，减轻肌肉痉挛。常用的方法有冰袋、冰囊、冷湿敷、化学致冷袋等。

（2）电刺激镇痛疗法 ①经皮神经电刺激疗法：是用一对或多对电极安放在痛点、穴位、运动点、神经走行部位表面，根据治疗目的选择电流频率、波宽及治疗时间。②经皮脊髓电刺激疗法：是近年发展的一种新方法，将电极安放在相应脊髓的外部，使用高频率、短时间的电流进行刺激，使上行神经传导路径达到饱和，难以感觉疼痛。短时间刺激可以产生较长时间的止痛效应。③脊髓刺激疗法：用导管针经皮或椎板切除术时在相应脊髓节段的硬脊膜外间隙安置电极，导线引出体外。硬脊膜外弱电流可以兴奋后索粗神经纤维，抑制痛觉传入而达到止痛效果。对血管性疼痛尤其有效。④深部脑刺激疗法：通过神经外科手术，将电极置入脑部，电刺激垂体，治疗一些顽固性疼痛。⑤其他电疗法：如干扰电疗法、感应电疗法、音频电疗法、正弦调制及脉冲调制中频电疗法等，都有较好的止痛效果。另外，超短波、微波电疗法及药物离子导入也有不同程度的止痛作用。

2. 运动治疗 以生物力学和神经发育学为基础，通过神经反射、神经体液因素和生物力学的作用等途径，对人体全身和局部产生影响和作用。采用主动和被动运动，改善运动组织（肌肉、骨骼、关节、韧带等）的血液循环和代谢，促进神经、肌肉功能恢复。运动对骨关节、肌肉、骨代谢、免疫功能及心理精神所产生的影响有助于缓解疼痛。

（四）认知行为疗法

认知行为疗法是针对慢性疼痛患者存在的问题，采取的综合的、多方面的治疗。50%~70%慢性疼痛患者均伴有认知行为和精神心理的改变，如果不加以干预，可能会进一步加重疼痛，形成恶性循环。康复护理人员鼓励和指导患者积极参与认知行为疗法，进行自我控制，改善与疼痛相关的认知结构。采取的方法包括忽略想象、疼痛想象转移、分散注意力训练及放松训练等。

（五）姿势矫正和支具的应用

保持身体的正常对位、对线可以缓解疼痛。应用一些减轻疼痛的支具，如腕部支具、脊柱支具等，可以稳定和支持关节，减少肢体的压力和应力。矫形器也可以帮助重量转移，从而减轻疼痛。要特别注意合理使用支具和佩戴支具的时间，不适当的使用不仅会影响患者的功能康复，而且也会给患者增加负担。

（六）传统疗法

1. 针灸 针灸可以减轻或缓解疼痛。针刺能够激活神经元的活动，从而释放 5 - 羟色胺、乙酰胆碱等神经递质，加强镇痛作用。

2. 推拿 对关节、脊柱或肌肉进行推拿治疗，有助于肌肉的放松，纠正关节紊乱，减轻活动时的疼痛。

（七）手术

通过外科手术破坏神经通路，起到止痛作用。还可进行外科冷冻神经、手术植入刺激器治疗慢性疼痛。

【康复护理指导】

疼痛是痛苦的体验，康复护理人员该根据患者的情况采取积极的措施，对患者及家属进行慢性疼痛管理知识的宣教，针对患者疼痛的诱发因素及注意事项进行指导，缓解患者的疼痛。康复护理人员在疼痛管理中起着关键作用。

1. 解除疼痛刺激源 如果患者疼痛是由于外伤或有明显的致痛因素存在，要根据情况采取措施，解除疼痛原因，缓解患者的疼痛。例如，胸腹部手术后，患者因为咳嗽、深呼吸引起伤口疼痛，应协助患者按压伤口，再鼓励患者咳嗽和深呼吸。

2. 心理护理 康复护理人员应重视、关心患者的疼痛，与患者建立信赖关系，认真倾听患者的叙述，尊重患者对疼痛的反应，给予适当的安慰，设法减轻其心理负担。要以同情、安慰和鼓励的态度支持患者，使患者情绪稳定、精神放松，以增强对疼痛的耐受性。指导患者或家属遵医嘱按时服用止痛药物，同时为患者施行有效的非药物止痛疗法，缓解患者由于疼痛导致的焦虑、抑郁和恐惧情绪。

3. 慢性疼痛自我管理指导 在慢性疼痛治疗计划中，应包括对患者和家属进行疼痛及其治疗方面的教育。康复护理人员负责向患者及家属进行有关疼痛知识的宣教，教育他们如何应用疼痛评估工具、如何表达疼痛，让那些不愿意报告疼痛、害怕药物成瘾、担心出现不良反应的患者解除疑虑和担忧，保证疼痛治疗的有效性。同时，指导患者进行疼痛的自我管理，让患者了解疼痛的原因、疼痛的机制，如何面对疼痛、减轻或消除疼痛的技巧等。具体的康复教育应针对不同患者的需要进行，如腰背痛的患者需要了解如何弯腰、如何抬重物、应保持怎样的坐姿才不会导致疼痛的加重。组织患者参加感兴趣的活动，或根据患者的个性和喜好选择适宜的音乐，能有效地转移、分散患者的注意力，可减轻疼痛。

思考题

1. 疼痛程度的常用康复评定方法有哪些？

2. 疼痛患者的康复护理措施有哪些？

3. 如何进行疼痛的康复护理指导？

第二节　吞咽障碍

【概述】

吞咽（swallowing）是指将食物经咀嚼形成的食团由口腔经咽和食管进入胃的过程。吞咽过程可分先行期、准备期、口腔期、咽期和食管期。正常吞咽过程通过以上各期运动和感觉功能的精密协调使液态和固态食物得以顺利地从口腔经咽及食管入胃。吞咽障碍（dysphagia）是指各种原因所致食物由口腔到胃的过程受到阻碍的一种病理状态。引发吞咽障碍的疾病多种多样，主要有中枢神经系统疾病、周围神经系统障碍、肌病、口腔和咽喉部的肿瘤、精神性疾病等。据有关报道，51%～73%的脑卒中患者会发生不同程度的吞咽障碍。

吞咽障碍患者主要表现为一口食物要分几次才能咽下或吞咽时引起咳嗽，或是咽喉部有异物感等，进食困难、呛咳和发音不清晰，若得不到及时有效的处理，容易发生营养不良、脱水，误咽致吸入性肺炎甚至窒息而威胁患者的生命。误咽是吞咽障碍患者最常见和最大的威胁。误咽食物量较少时，可引起刺激性咳嗽（呛咳）或从鼻腔溢出，导致吸入性肺炎；误咽食物量较多时，则可阻塞气道，引起窒息甚至死亡。此外，患者可因吞咽障碍摄入不足，造成水和电解质紊乱及营养不良，甚至出现低蛋白血症。故应尽早对其进行康复治疗和护理，以改善吞咽功能，补充足够的营养和水分，增加机体抵抗力，避免或减少并发症的发生，降低死亡率。

【康复护理评估】

对于吞咽障碍患者应首先进行评估，以筛查吞咽障碍是否存在，分析吞咽障碍病因和解剖生理变化，确定吞咽障碍程度，以及患者是否存在误咽的危险因素等。

（一）一般评估

1. 掌握导致吞咽障碍的原发疾病，如脑卒中、脑损伤、重症肌无力等发生、发展过程。

2. 了解全身情况，注意有无发热、脱水、营养不良、呼吸异常等问题，以及病情是否稳定等方面的问题。

3. 用 Glasgow 昏迷量表等来评定意识水平，确认患者的意识水平是否可进行进食训练，是否发生动态变化。采用不同量表评定患者语言、认知、行为等高级脑功能情况。

（二）摄食 – 吞咽功能评估

1. 口腔功能　评估口腔期与吞咽有关的活动情况，包括口部开合、唇的闭合、舌部运动、有无流涎、软腭上抬、吞咽反射、呕吐反射、牙齿状态、口腔卫生、构音、发声、口腔内知觉与味觉、随意性咳嗽等。常可采用 Frenchay 构音障碍评定表中有关口腔肌肉活动功能的评定。

2. 吞咽功能 常用的评定方法有反复唾液吞咽测试和饮水试验：①反复唾液吞咽测试：患者取坐位，检查者将手指放在患者的喉结及舌骨处，观察 30 秒患者进行吞咽运动的次数和喉结上下移动情况。若为高龄患者可做 3 次即可。对于因有一定意识障碍而不能完成者，可借助口咽部冷刺激的方法来观察其吞咽情况。②饮水试验：患者取坐位，嘱患者将 30mL 温水一口咽下，观察并记录饮水情况（表 6 - 1）。

表 6 - 1 饮水试验

得分	患者的情况
1	可一口喝完，不超过 5 秒的时间，无呛咳、停顿
2	可一口喝完，但超过 5 秒的时间；或是分两次喝完，无呛咳、停顿
3	能一次喝完，但有呛咳
4	分两次以上喝完，且有呛咳
5	常发生呛咳，难以全部喝完

注：1 分为正常，2 分为可疑有吞咽障碍，3 分及 3 分以上则确定有吞咽障碍。

（三）摄食 - 吞咽过程评估

按照吞咽过程各期进行观察记录。

1. 先行期 意识状态、有无因高级脑功能障碍而影响食速和食欲。

2. 准备期 开口、闭唇、摄食、食物从口中洒落、舌部运动（前后、上下、左右）、下颌运动（上下、旋转）、咀嚼运动、进食方式变化。

3. 口腔期 吞送（量、方式、所需时间）、口腔内残留。

4. 咽期 喉部运动、噎食、咽部不适感、咽部残留感、声音变化、痰量有无增加。

5. 食管期 胸口憋闷、吞入食物逆流。

此外，还需要注意观察食物内容，引起吞咽困难的食物性状、所需时间、一次摄食量、体位、环境、帮助方法、残留物去除法的有效性、是否疲劳、帮助者的问题等。

（四）辅助检查

为正确评估吞咽功能，了解是否存在误咽可能及误咽发生的时期，必须借助影像学检查、内窥镜、超声波等手段。

1. 录像吞咽造影法（VF） 是目前最可信的误咽评估检查方法。它是借助 X 线及录像设备，利用含钡食物记录患者咽和食管在吞咽活动时的情况。通过 VF 检查，还可以鉴别吞咽障碍是器质性还是功能性，确切掌握吞咽障碍与患者体位、食物形态的关系，还可显示咽部的快速活动及食管的蠕动、收缩的程度和速度、钡剂流动的量和方向、梨状隐窝及会厌谷的残留物等细节，对功能和动力性病变的诊断有重要的价值。

2. 纤维内镜吞咽功能检查（FEES） 是通过纤维内镜直接观察吞咽时咽部的活

动，了解下咽和喉部吞咽时解剖结构的变化，确定咽部吞咽及吞咽中的感觉功能是否正常，有无明显的误吸等。

3. 吞咽压检测　是将装有压力传感器的测压管经鼻腔插入口咽部，以测定吞咽时口咽内压力及口咽活动的快慢。但由于食管上括约肌结构不对称，且咽部运动快速，故此法可能更适用于监控吞咽障碍的康复。

4. 超声波检查　进行超声波检查时，将探头放在咽喉部肌肉周围，观察与吞咽有关的骨及软骨的轮廓和声影。

5. 肌电图（EMG）　对吞咽障碍患者进行口咽部肌电图检查时，可以将表面电极置于颌下肌群等，记录患者在吞咽水和唾液时的肌肉活动，评估吞咽时肌力的强弱及肌肉活动持续时间。

（五）摄食－吞咽障碍的程度评分

主要根据口腔期和咽期患者摄食的表现加以评定，同时评定在摄食－吞咽过程中误咽的程度（表6-2）。

表6-2　摄食－吞咽障碍的程度评分

	表现	分值
口腔期	不能把口腔内的食物送入咽喉，从口唇流出，或者只是依靠重力作用送入咽喉	0
	不能把食物形成食块送入咽喉，只能零零散散把食物送入咽喉	1
	不能1次就把食物完全送入咽喉，1次吞咽动作后，有部分食物残留在口腔内	2
	1次吞咽就可完成把食物送入咽喉	3
咽期	不能引起咽喉上举、会厌的闭锁及软腭弓闭合，吞咽反射不充分	0
	在咽喉凹及梨状隐窝存有多量的残食	1
	少量贮留残食，且反复几次吞咽可把残食全部吞咽入咽喉下	2
	1次吞咽就可完成把食物送入食管	3
误咽程度	大部分误咽，但无呛咳	0
	大部分误咽，但有呛咳	1
	少部分误咽，无呛咳	2
	少量误咽，有呛咳	3
	无误咽	4

【康复护理措施】

对吞咽功能障碍伴有意识障碍者，可先采用鼻饲、输液等方法补充营养，同时防止与摄食－吞咽有关的肌肉挛缩。待患者意识清楚，病情稳定，无重度心肺并发症，无发热，呼吸和血压稳定，无恶心、呕吐、腹泻等，且能配合康复训练时，应尽早进行康复训练，越早介入效果越好。

（一）心理护理

吞咽障碍患者易产生紧张、焦虑等不良情绪，康复护理人员应通过友善的言语、耐心的指引等方式帮助患者稳定情绪，积极配合康复治疗、训练及护理。

（二）训练前准备

对患者进行康复训练教育，如有言语障碍者可利用文字或交流图板及其他有效方式，餐前30分钟开始训练。具体方法：患者端坐椅子或床上，双手放在腹前，吸气、呼气，左、右摇头，左、右侧转头，耸肩、放松，上半身向左、右倾斜，每组各3次，动作应轻柔。

（三）间接训练

是针对与摄食－吞咽活动有关的各个器官进行功能训练，也称为口、颜面训练或基础训练。多用于中、重度摄食－吞咽障碍患者进行摄食训练前的准备训练。

1. 发音器官训练　先从单音、单字开始进行康复训练，再到词、句等逐渐加大难度，鼓励大声发"啊"音，促进口唇肌肉运动和声门的关闭功能。一般在早晨或晚间护理后，在康复护理人员指导下让患者对着镜子或家属进行，每日4～5次，每次5～10分钟。要求其发声、发音准确，渐进式训练语言肌群运动与力量协调功能。

2. 舌肌与咀嚼肌训练　在患者尚未出现吞咽反射时，先进行舌肌和咀嚼肌的按摩。再嘱患者张口，尽量向外伸出舌头舔下唇、左右口角、上唇及硬腭部。然后将舌缩回、闭口，最后进行上下齿的咀嚼训练10次。若患者不能自行进行舌运动，康复护理人员可用纱布轻轻地包住患者舌头，进行上下、左右被动运动，然后将舌还回原处，轻托下颌闭口。再用上下磨牙进行咀嚼训练，每组10次。分别于早、中、晚餐前进行，每次5分钟。

3. 颊肌与喉部训练　嘱患者闭紧口唇鼓腮，然后轻轻呼气，每组5次，每日2组。喉部训练时，康复护理人员可将拇指和食指轻置于患者喉部适当位置或是让患者将自己的手指置于甲状软骨上，让患者照镜子，反复做吞咽动作练习，每日2次。

4. 头、颈、肩部放松训练　前后、左右活动颈项部或做颈部的左右旋转，以及做提肩、沉肩运动。在训练前和进食前做放松训练可有效防止误咽。

5. 感官刺激　咽部寒冷刺激可有效提高软腭和咽部的敏感度。康复护理人员可用冰冻的棉棒轻轻刺激腭、舌根和咽后壁，然后嘱患者做空吞咽的动作；或将1～2g的冰块放在患者的舌上，嘱患者吞下；也可用手指、棉签、压舌板等刺激面颊部内外、唇周、整个舌部等，以增加这些器官的敏感度。

6. 吸吮动作和喉头上抬训练　让患者模仿吸吮动作和喉头上抬动作，指导患者在吸吮后立即喉头上抬，这两个动作的协调一致就可以产生吞咽动作。对于喉部上抬不足、食管入口处扩张困难的患者，还可以选用门德尔松手法强化喉上抬。

7. 呼吸训练　指导患者进行腹式呼吸和缩唇呼吸训练，学会快速随意地咳嗽，从而通过强化声门闭锁、提高呼吸控制能力等来控制摄食－吞咽时的呼吸，防止误咽的发生。

8. 吞咽模式训练　从鼻腔深吸一口气，然后完全屏住呼吸，慢慢吞咽唾液，再呼气，最后咳嗽。这样可以利用停止呼吸时声门闭锁的原理进行吞咽训练，再通过咳嗽清除喉头周围残留的食物。

（四）直接训练

本法是训练患者的摄食－吞咽功能，又称为摄食训练。经过间接训练，患者的功能改善后，可逐步对患者进行直接训练。在训练过程中应注意防止误咽，必要时床边备电动吸引器，训练前后做好口腔护理以保持口腔清洁卫生。

1. 环境　选择适宜的就餐环境，减少一切分散患者进食时注意力的环境因素，帮助患者做好就餐前准备工作。尽量让患者在安静、舒适的环境下专心进行吞咽训练，降低吞咽训练中发生危险的可能。

2. 体位　进食前的体位是气道保护最重要的因素之一，应根据患者的情况选择体位。对于障碍较严重者可取床头抬高30°的半坐卧位，颈部前屈放松；对于偏瘫患者最好取健侧在下，患侧在上的半坐卧位，使食物由于重力作用经健侧咽部进入食道，以防止误咽；对于能坐起的患者，应鼓励其尽早采取坐位。正确的体位既有利于患者代偿功能的发挥，又能增加摄食的安全性，减少向鼻腔逆流及误咽的危险。

3. 食物的性状　应根据患者吞咽障碍的程度选择食物的性状。食物应选择最大程度刺激感觉器和黏度适当易形成食团的食物。一般选择密度均匀、柔软、易于通过咽及食道且不易粘在黏膜上、不易误咽的食物进行训练，如香蕉、蛋羹等。此外，应注意食物的色、香、味及温度等。必须注意的是，干燥、易掉渣的食物应避免选用。在训练过程中，随着患者吞咽障碍的改善，可逐渐依次过渡为糊状食物、软食、普食和水。

4. 选用餐具　适宜的餐具有助于摄食的顺利进行。应选择匙面小、难以沾上食物的汤匙。对可以自行进食的患者也可进行一些餐具的改造。

5. 摄食一口量　即最适于吞咽的每次入口量。量过少不利于诱发吞咽反射，过多则易引起食物残留或误咽，故一般先以3~4mL开始试进食，然后逐渐增加，摸索出患者最适合的一口量。每次进食后嘱患者反复吞咽数次，防止食物残留和误咽。

6. 定速　指导患者调整进食速度，使患者以合适的速度进行摄食、咀嚼和吞咽。

7. 进食方法　先让患者注视、闻食物，想着"吞咽"，想着食物放入口中后发生的一系列动作。再把勺子置于舌的中后部，然后把勺子抬起将食物倒在舌上，向下推，稍向后，抵抗舌的伸出，最后迅速撤出勺子。立即闭合患者的唇和下颌，使患者头部轻屈，给患者充分的时间激发吞咽反射。

8. 咽部残留食块清除法　吞咽无力时，食块常不能一次吞下，残留在口腔和咽部。吞咽后听到"咕噜、咕噜"的声音，发音有湿性嘶哑时，怀疑有食块、唾液、痰液残留在咽部，应指导患者清除残留物。清除残留物的方法有：①空吞咽：每次进食吞咽后，应反复进行几次空吞咽，使食块全部咽下，然后再进食。②点头式吞咽：会厌谷是一处容易残留食物的部位。当颈部后屈，会厌谷变窄，可挤出残留食物，然后颈部尽量前屈，形似点头，同时做空吞咽动作，便可去除残留食物。③侧方吞咽：咽部两侧的梨状隐窝是另一处容易残留食物的地方。让患者分别左、右转头，做侧方吞咽，可除去隐窝部的残留食物。

9. 饮水训练 将茶杯边缘靠近患者的下唇，避免将水倒入口中，鼓励患者饮一小口水，如果患者不能完成，可将少量水沿着下齿前部倒入口腔。特别注意开始阶段应饮少量水。

10. 呛咳的处理 出现呛咳时，患者应腰、颈弯曲，身体前倾，下颌抵向前胸。当患者通过咳嗽清理气道时，这种体位可以防止残渣再次侵入气道。如果食物残渣卡在喉部，危及呼吸，患者应再次弯腰低头，康复护理人员在肩胛骨之间快速连续拍击，使残渣排出。

（五）辅助训练技术

1. 门德尔松手法 此法主要用于提升咽喉部，以利于吞咽。具体方法是在患者进行吞咽的同时，康复护理人员（或患者本人对着镜子）用食指及拇指托起环状软骨和甲状软骨，使之上提，直至食物咽下为止。此法强调动作应轻柔，与吞咽动作同步。

2. 声门上吞咽 此法主要利用吸气后停止呼吸时声门闭锁的原理，用于防止食物的误咽。具体方法是患者在进食前，先吸一口气后屏住，然后进食咀嚼后吞咽，吞咽后立即咳嗽两次，接着空吞咽1次，恢复正常呼吸。

3. 呼吸训练 此法主要用以提高摄食－吞咽时对呼吸的控制，有利于排出气道异物，强化声门闭锁，缓解颈部肌肉的过度紧张，改善胸廓活动。具体方法是：训练腹式呼吸和缩唇式呼吸，前者是患者在卧位时，将一定重量的物体置于其腹部，使之体会吸气时腹部鼓起，呼气时腹部回缩的感觉；后者是在患者呼气时缩紧口唇呈吹口哨状，缓慢呼气，这种方法可调节呼吸节奏，延长呼气时间，使呼吸平稳。

4. 吞咽与空吞咽交替 此法主要用来防止咽部食物残留。具体方法是在每次摄食－吞咽后进行几次空吞咽，使残留食物完全咽下，然后再摄食，如此反复。这样既有利于诱发吞咽反射，又可去除残留食物。

5. 屏气－发声运动 此法主要用于强化声门闭锁。当上肢着力、胸廓固定时，两侧声带会有力接触。具体方法是患者坐在椅子上，双手支撑椅面边做推压运动边大声发"啊"音，这时随意闭合声带可有效防止误咽。

（六）传统疗法

中医在治疗吞咽障碍方面具有较大的优势，其中针灸治疗主要集中在局部取穴、远端辨证取穴和经验取穴等方面。如卒中后吞咽障碍常取风池、翳风祛风化痰通窍，廉泉利咽开窍，配穴合谷平肝潜阳、足三里补益气血，同时配合吞咽功能训练，促进吞咽功能的恢复。中药治疗多体现在辨证施治方面。

【康复护理指导】

1. 告知有关疾病知识　介绍疾病相关的基本知识，让患者及其家属了解疾病的发展和预后。

2. 保持良好的心理状态　心理状态可直接影响康复疗效。嘱患者及家属应保持良好的心理状态，增强康复的信心。

3. 注意吞咽技巧　指导患者掌握摄食的要领，注意摄食一口量，饮水用汤匙不用吸管。每次进食后轻咳数声，进食时多做几次吞咽动作等。

4. 预防并发症和后遗症的发生　指导患者及家属掌握各种常见并发症的预防，如为防止食道反流造成误咽，患者在餐后应保持原体位半小时以上。同时也应教会患者家属学习和掌握必要的抢救方法。

5. 坚持自我训练　嘱患者将训练时学到的吞咽动作充分运用到日常生活活动中，以巩固训练效果。吞咽障碍的康复是不断强化正确反应的过程，患者必须自觉坚持自我训练和家庭训练。

知识拓展

海氏急救法

　　海氏急救法是冲击患者腹部及膈肌下软组织，产生向上的压力，压迫两肺下部，从而驱使肺部残留气体形成一股气流直入气管，将堵塞在气管、咽喉部的异物冲出。具体救护方法：常采用站位法，即患者神志尚清醒能站立，救护者从背后抱住其腹部，一手握拳，将拇指一侧放在患者腹部（肚脐稍上）；另一手握住握拳之手，急速冲击性地向内上方压迫患者腹部，反复有节奏、有力地进行，以形成气流把异物冲出。同时，患者应配合，低头张嘴，以便异物的吐出。若患者昏迷不能站立，则可取仰卧位。方法是：救护者两腿分开跪在患者大腿外侧地面上，双手叠放用手掌根部顶住患者腹部（肚脐稍上），进行冲击性地、快速地、向前上方压迫，然后打开下颌，如异物已被冲出，迅速掏出清理。幼儿救护方法：救护者取坐位，让患儿背靠坐在救护者的腿上，然后，救护者用双手食指和中指用力，向后上方挤压患儿的上腹部，压后随即放松。

思考题

1. 简述吞咽的过程。
2. 简易的吞咽功能评定包括哪些内容？
3. 如何对吞咽障碍者进行间接训练？
4. 如何为吞咽障碍者进行康复指导？

第三节　膀胱功能障碍

【概述】

膀胱为具有伸展性的囊状肌性器官，位于骨盆内，其功能是贮存尿液和排尿。尿液是不断生成的，由肾经输尿管到达膀胱。当在膀胱内储存到一定量时，引起排尿反射，经尿道排出体外。排尿过程是一个自主过程，但受到高位中枢的控制，如果控制膀胱的中枢及周围神经发生病变就会引起排尿障碍。膀胱功能障碍的护理主要应用于脊髓损伤、脑卒中、颅脑损伤等导致的神经源性膀胱患者。膀胱功能障碍护理的主要目的是恢复和改善患者的膀胱功能，降低膀胱内压力，减少残余尿，控制和消除泌尿系统并发症的发生，提高患者的生活质量。

【康复护理评估】

1. 尿频　正常成人膀胱容量约400mL，白天排尿3~6次，夜间0~2次，次数明显增多称尿频。尿频是一种症状，并非疾病。由于多种原因可引起小便次数增多，但无疼痛表现，故又称小便频数。常见于神经精神因素、病后体虚、寄生虫病等。

2. 尿潴留　尿液大量存留在膀胱内不能自主排出，称为尿潴留。尿潴留可分为急性和慢性，不同类型的尿潴留患者临床表现存在差异。

3. 尿失禁　尿液不受主观意志控制而由尿道溢出，称为尿失禁，属储尿期功能异常。依据病因常见以下4种类型：急迫性尿失禁、真性尿失禁、充溢性尿失禁、压力性尿失禁。

【康复护理措施】

（一）尿潴留的护理措施

1. 心理护理　患者发生急性尿潴留时，常常会感到非常恐慌。作为康复护理人员，应尽量稳定患者和家属的情绪，并配合医生尽快采取措施解除尿潴留。对于慢性尿潴留患者，一方面要使其对于病情加以重视；另一方面，注意不可造成患者过度紧张，告诉患者只要注意病情观察，定期随访，肾功能损害等严重的并发症是可以避免的。

2. 提供隐蔽的排尿环境　使用屏风遮挡，请无关人员回避。

3. 调整体位和姿势　根据病情和残疾状况，尽量协助患者以习惯姿势排尿。如男性患者取站立位，女性患者取蹲姿；能够坐起者可扶助取坐姿；对需绝对卧床休息或某些手术的患者，术前应有计划地训练其床上排尿，以避免术后不适应排尿姿势的改变而造成尿潴留，增加患者痛苦。

4. 激发诱导排尿　采用让患者听流水声、温水冲洗会阴、轻轻敲打耻骨上区、摩擦大腿内侧、捏掐腹股沟等措施，诱导排尿。

5. 屏气法 病情允许时，让患者取坐位，身体前倾，快速呼吸 3 ~ 4 次，做 1 次深吸气，然后屏住呼吸，向下用力做排尿动作，促使尿液排出。

6. 手压法 先用指尖对膀胱区进行深部按摩，以增加膀胱张力。再用双手或者单手握拳，由脐部向耻骨方向推压，并改变加压方向，直至尿流停止。

7. 留置导尿的护理

（1）应选择对尿路刺激小、型号适合的导尿管，保持导尿管的通畅，防止扭曲受压或折叠。

（2）注意观察集尿袋中尿液的性质、尿量、颜色及集尿袋的位置等，患者下床活动时注意集尿袋的高度不应超过耻骨联合的水平。

（3）应注意无菌操作，并用碘伏棉球行会阴部擦洗，每日 2 次，以防泌尿系统感染。

（4）尽可能减少导尿管与集尿袋接口的拆卸次数，在尿液清亮和无尿路感染时避免冲洗膀胱。集尿袋 3 天更换 1 次，以减少尿路感染的机会。

（5）病情允许的情况下，嘱患者多喝水，尿量每日不少于 2500mL，以增加尿液对尿路的冲洗作用，减少尿路感染、结石的发生率。

（6）间歇开放引流和训练逼尿肌功能，每 4 ~ 6 小时开放 1 次，可预防膀胱萎缩。

（7）定期更换导尿管，尿液 pH 值 < 6.8 者每 4 周更换导尿管 1 次，pH 值 > 6.8 者每 2 周更换导尿管 1 次，以防止导尿管堵塞或与组织粘连。

8. 间歇性清洁导尿 间歇性清洁导尿能使膀胱周期性地扩张与排空，维持近似正常的生理状态，降低感染率，促使膀胱功能恢复，目前临床已推广应用。需要长期使用时，应耐心教会家属或患者本人行间歇性自行导尿术。

（1）*方法* 选择光滑和粗细适宜的一次性导尿管，一般不应超过 14 号，防止因导尿管过粗使括约肌松弛，引起漏尿。每隔 4 ~ 6 小时导尿 1 次，拔出导尿管后如反复使用，必须清洗消毒，并准确记录导尿时间和尿量。

（2）*操作要点* ①每次导尿前，让患者试行排尿，一旦开始排尿，需测定残余尿量。两次导尿之间能自主排尿 100mL 以上、残余尿量 300mL 以上时，每 6 小时导尿 1 次；两次导尿之间能自主排尿 200mL 以上、残余尿量 200 ~ 300mL 时，每 8 小时导尿 1 次；残余尿量 100 ~ 200mL 时，每日导尿 1 ~ 2 次；当残余尿量少于 100mL 或为膀胱容量 20% 以下时，即停止导尿。②每日液体摄入量应严格限制在 2000mL 以内，即每小时在 100 ~ 125mL，并均匀摄入。解除急性尿潴留时，应注意控制尿液放出的速度，不可过快；对于极度充盈的膀胱，应分次放出尿液，第 1 次放出尿液不可超过 1000mL，以避免在 1 次放出大量尿液后出现出冷汗、面色苍白、低血压、膀胱出血等情况。③操作手法应轻柔、缓慢，并润滑导尿管，以免损伤尿道黏膜。

（二）尿失禁的护理措施

1. 心理护理 尿失禁患者因尿液刺激和尿液异味等问题常感到自卑和忧郁，心理压力大。因此，应尊重、关心患者，给予理解和安慰，随时做好帮助和护理。

2. 排尿时采取正确体位 指导患者用手轻按膀胱，并向尿道方向压迫，将尿液排空。对夜间尿频者，晚餐可适当控制饮水量。

3. 尿意习惯训练 帮助患者建立规律性排尿习惯，每天规定特定的排尿时间，如餐前30分钟、晨起或睡前鼓励患者如厕排尿。一般白天每3小时排尿1次，夜间2次，并根据具体情况适当调整。对体能障碍或年老体弱无法如厕者，应提供便器，定向力差者给予如厕帮助。

4. 盆底肌肉锻炼 指导患者收缩耻骨、尾骨周围肌肉（会阴及肛门括约肌），每次持续10秒，重复10次，每日5~10次，以减少漏尿的发生。

5. 每日摄入量 保证每日摄入水分2000~2500mL，睡前限制饮水，减少夜间尿量。

6. 合理使用集尿器 使用外部集尿器装置，男性用阴茎套型集尿装置，或用长颈尿壶置于外阴接取尿液；女性用固定于阴唇周围的乳胶制品或尿垫，亦可用女式尿袋紧贴外阴接取尿液。此法不宜长期使用。

7. 留置导尿 根据病情可给予留置导尿管持续导尿或定时放尿，一般每3~4小时放尿1次，现多用气囊导尿管，连接封闭式集尿袋。应注意加强护理，预防感染。每周更换导尿管1次，导尿管应放置妥当，避免受压扭曲等造成引流不畅；每日用消毒棉擦洗尿道口1~2次，无尿路感染时，避免冲洗膀胱。鼓励患者多饮水以利排尿，达到自行冲洗的目的。

8. 皮肤护理 尿失禁患者常因尿液刺激，造成皮肤损伤。因此，保持皮肤清洁干燥，及时用温水清洗会阴部，被褥应勤洗勤换，以避免尿液刺激皮肤，并可去除不良异味，防止感染和压疮的发生。

知识链接

导尿管留置时间——尿路感染的最大危险因素

1. 1次导尿的感染机会为1%~2%。

2. 留置导尿3~4天并行开放引流，感染者50%~70%。

3. 若采用闭合引流，10天内约有半数的感染者。

4. 长期留置导尿者（>30天），细菌尿的发生为100%。

来源：吴阶平．泌尿外科学

（三）传统疗法

传统疗法对于膀胱功能障碍的康复有着独特的疗效。如对于尿潴留的患者可采取针灸、推拿疗法，如针刺足三里、中极、三阴交、阴陵泉等穴位，反复捻转提插，强刺激。虚者可灸关元、气海穴，并采取少腹、膀胱区按摩，但不可强力按压。尿潴留缓解后可采用中药，辩证后选用清湿热、散瘀结、利气机等方药巩固疗效，防止复发，常用八正散、抵当丸、补中益气汤等。

【康复护理指导】

1. 告诉排尿障碍的患者定期随访，积极治疗引起膀胱功能障碍的原发病，避免疾病进展引起肾功能损害等严重后果。

2. 患者及家属注意饮水的计划性，不能 1 次摄入过多水分，防止诱发尿潴留；但也不能因为尿潴留而限制饮水，否则可能加重尿路感染、尿路结石等并发症。

3. 教会患者及家属诱发排尿的方法，如听流水声，刺激肛门、股内侧，轻叩击下腹部靠会阴处，热敷下腹部等，在患者感到不能排尿时可以使用。但切记无效时立即导尿，不可憋尿过久。

4. 保持情绪稳定。心理因素对排尿有很大的影响，压力会影响阴部肌肉和膀胱括约肌的松弛和收缩。处于过度的焦虑和紧张状态，可引起尿频、尿急、尿潴留，影响膀胱功能的恢复。

思考题

1. 何谓尿失禁？其分类有哪些？
2. 尿潴留的康复护理措施有哪些？
3. 尿失禁的康复护理措施有哪些？

第四节　肠道功能障碍

【概述】

大肠是参与人体排便活动的主要器官，分为盲肠、结肠、直肠和肛管 4 个部分。排便活动受大脑皮质控制，意识可促进或抑制排便。如果个体经常有意识地遏制便意，则会使直肠逐渐失去对粪便压力刺激的敏感性，加之粪便在大肠内停留过久，水分被吸收过多而发生便秘。肠道疾病或其他系统的疾病均可影响正常排便，出现排便功能障碍。肠道功能障碍护理的目的是帮助患者建立排便规律，消除或减少由于肠道功能障碍而引起的便秘、腹泻、大便失禁等并发症，维持人体生理环境的稳定，从而提高患者的生活质量。

【康复护理评估】

1. 便秘　是指正常的排便形态改变，排便次数减少，每周小于 2~3 次，排出过干过硬的粪便，且排便不畅、困难，伴有头痛、疲乏无力、腹胀、腹痛、食欲不振、消化不良、舌苔变厚。病因为某些器质性病变、排便习惯不良、中枢神经系统功能障碍、饮食结构不合理、饮水少等。

2. 大便失禁　是指肛门括约肌不受意识控制而不自主地排便。导致大便失禁有两方面的原因：生理方面多见于神经肌肉系统的病变或损伤、严重腹泻；心理方面多见于情绪失调、精神障碍等。

3. **粪便嵌塞** 是指粪便停留在直肠内时间过久，水分不断被吸收，粪便变得坚硬，不易排出，直肠、肛门疼痛，肛周有少量液化粪便排出，但不能正常排出粪便，伴有腹胀、腹痛。病因主要是慢性便秘所致。

4. **腹泻** 是指正常排便形态和性状改变，排便次数增加，粪质稀薄不成形，甚至水样便，伴有腹痛、肠鸣、恶心、呕吐、里急后重、粪便不成形或液体样。病因主要为饮食不当、使用导泻剂不当、胃肠道疾患、感染等。

5. **肠胀气** 是指胃肠道内有过量的气体积聚，不能排出，伴有腹胀、痉挛性疼痛、呃逆、肛门排气过多。病因主要为食入过多的产气性食物，肠蠕动减少、肠梗阻及肠道手术后等。

【康复护理措施】

（一）便秘的护理措施

1. **心理护理** 严重便秘者常有焦虑或伴有抑郁，可加重便秘。康复护理人员应加强对患者的心理护理，帮助患者建立乐观、积极的生活态度。必要时结合抗焦虑、抑郁治疗，以缓解便秘症状。

2. **饮食与运动** 多进食水果、蔬菜及粗粮等高纤维素、富含营养的食物，多饮水。指导患者适当运动，增强身体耐力，进行增强腹肌和盆底肌的训练。

3. **提供适宜的排便环境** 为患者提供单独隐蔽的环境及充裕的排便时间，使其充分放松。如关闭门窗，拉上窗帘或使用屏风遮挡，避开查房、治疗、护理和进餐时间等。

4. **选取适宜的排便姿势** 指导患者选取适宜的排便姿势，病情许可时，可取坐位或抬高床头，以借助重力作用增加腹腔内压力，促进排便。也可提供合适的排便器具（如中间挖空的座椅，可利用重力协助排便）。对需绝对卧床或某些手术患者，应有计划地训练其在床上使用便器。

5. **腹部环形按摩** 患者仰卧位，屈膝放松腹部。操作者用手掌自右向左沿着患者的结肠解剖位置（升结肠、横结肠、降结肠、乙状结肠）的方向，即自右下腹→右上腹→左上腹→左下腹做顺时针环状按摩，每日于清晨、睡前各按摩 1 次，每次 10 分钟左右，也可于便前进行，可促进肠道蠕动，从而加速粪便的排出。

6. **盆底肌训练** 患者取站、卧、坐、躺等任意姿势，做肛门舒缩活动，产生盆底肌上提的感觉。在收缩肛门时，大腿及腹部肌肉放松。每次肛门收缩时，持续缩紧肛门 3 秒以上，然后放松，连续活动 10～15 分钟，每日锻炼 3～4 次，促进盆底肌功能恢复。

7. **指力刺激** 可协助患者左侧卧位，康复护理人员的食指或中指戴指套，涂润滑油，缓缓插入患者的肛门，用指腹一侧沿直肠壁顺时针转动。每次指力刺激可持续15～20 秒，直到感觉到肠壁放松、排气、有粪便流出。如果发现患者肛门处有粪块阻塞，可先用手指将直肠中的粪便挖清，然后再进行指力刺激。

8. 使用药物　遵医嘱可使用通便剂，如开塞露、甘油栓等，以软化粪便，润滑肠壁，刺激肠蠕动而促进排便；也可给予缓泻剂，如便乃通茶；慢性便秘者选用蓖麻油、番泻叶、酚酞（果导）、大黄等接触性泻剂。以上方法都无效时，遵医嘱给予灌肠。

（二）大便失禁的护理措施

1. 心理护理　尊重、安慰、支持、关心患者，使其树立信心，重新获得最佳的生理、心理状态。

2. 饮食指导　清淡、规律饮食，禁烟、酒，禁食油腻、辛辣及高纤维食物。

3. 肠道功能训练　对认知能力好、有自控能力的患者可做腹肌和盆底肌的训练，增强对排便的控制能力。同时了解患者排便规律，养成定时排便的良好习惯。

4. 皮肤护理　保持床单、被褥干净，保证肛周、臀部皮肤清洁干燥，防破损。如肛周发红，可涂氧化锌软膏。

（三）腹泻的护理措施

1. 心理护理　向患者耐心地解释和给予安慰，做好清洁护理，增加患者的自信心。

2. 卧床休息　患者应卧床休息，以减少体力消耗，并注意腹部保暖。

3. 饮食护理　①严重腹泻者应遵医嘱做渐进式饮食治疗（禁食—流质饮食—半流质饮食—普通饮食）。轻症者宜摄取高蛋白、高热量、易消化的低渣饮食。②限制刺激性食物，如油腻食物、产气食物、刺激的调味料、含咖啡因的食物和饮料及酒精性饮料等。③若有身体虚弱无力、倦怠，甚至出现血钾过低，宜摄取高钾食物。④避免饮食过冷或过热，避免易产气的食物。

4. 保护肛周皮肤　每次便后用软纸擦净肛门，再用温水清洗，肛门周围涂油膏或扑滑石粉，以保护局部皮肤。

5. 遵医嘱用药　如止泻剂、抗感染药物，口服补液盐或静脉输液以维持体液和电解质平衡。

6. 观察记录　观察粪便的次数和性质，及时记录，需要时留取标本送检。疑为传染病时，按肠道隔离原则护理。

（四）肠胀气的护理措施

针对肠胀气的患者，首先要去除肠胀气的原因，并指导患者养成良好的饮食习惯。轻微胀气时，可行腹部热敷、腹部按摩或采取针刺疗法，有助于排气；严重胀气时，遵医嘱给予药物治疗或行肛管排气。

（五）传统疗法

针灸对于直肠功能障碍的康复有着独特的疗效。便秘时，可在天枢、大横、上巨虚、丰隆等穴位进行温和灸，每穴10分钟左右；大便失禁时，可选择大肠俞、会阴穴进行温和灸，每穴10钟左右。

【康复护理指导】

1. 无论是何种类型的神经源性大肠病变，在进行规律的肠道护理之前，应先将肠道中积存的粪便排清。

2. 加强锻炼。可根据患者具体情况选用运动项目，如太极拳、五禽戏、气功、八段锦等中医传统疗法，还可进行体操、慢跑、快走等。总之，肠道训练的时间要符合患者的生活规律，并根据患者的情况进行调整和评价。

3. 避免长期使用缓泻药，以尽快建立良好的排便规律为目的，尽量少用或不用药。

4. 保持室内空气新鲜，去除不良气味，开窗通风，及时更换床单、衣被。

思考题

1. 何谓便秘、大便失禁、粪便嵌塞、腹泻、肠胀气？
2. 便秘患者的护理措施包括哪些内容？
3. 大便失禁患者的护理措施包括哪些内容？

第五节 压 疮

【概述】

压疮（pressure ulcer）曾被称为褥疮（decubitus）。2009 年，美国国家压疮专家咨询组（National Pressure Ulcer Advisory Panel，NPUAP）和欧洲压疮专家咨询组（European Pressure Ulcer Advisory Panel，EPUAP）联合将压疮定义为：皮肤、皮下组织的局限性损伤，通常发生在骨隆突处，一般由压力或压力联合剪切力引起。压疮的形成受局部和全身因素的影响，是一个复杂的病理过程，最基本、最主要的因素是压力，为临床常见的并发症。压疮是全球医疗卫生机构面临的共同难题，严重影响患者的康复进程，威胁着患者的生命健康，给社会带来巨大的经济压力和医疗负担。压疮的易患部位多发生在缺乏脂肪组织保护、无肌肉包裹或肌层较薄的骨隆突处的皮肤和皮下组织，超过95%的压疮发生在身体下部的骨突处，如骶尾部、坐骨结节、髋部、肩胛部、外踝、足跟、耳廓及枕部等。

【康复护理评估】

压疮一旦发生，会对患者及其家庭乃至社会产生不利的影响，故压疮的预防尤为重要。压疮风险评估是预防压疮的第一步，对患者进行全面科学的压疮风险评估是降低压疮发生率的关键，有助于制定最为合适的管理计划和伤口愈合的连续监测。入院时即应评估，并至少每周 1 次或当愈合状态变化时进行正规评估。

（一）压疮风险评估

1. **压疮发生的危险因素** ①力学因素：包括压力、摩擦力和剪切力，通常由 2~3

种力联合作用所致。②局部潮湿或排泄物刺激：出汗、大小便失禁、伤口渗液等可使患者皮肤潮湿、软化，抵抗力下降，加上尿液和粪便的刺激、酸碱度改变，使皮肤保护能力下降，皮肤组织极易破损。③局部皮温升高：将直接导致局部耗氧量增加，代谢产物增加，使局部皮肤因缺血、缺氧而发生损伤。④营养不良：全身营养不良的患者皮下脂肪少，肌肉萎缩，一旦受压，局部缺血、缺氧严重而易导致压疮。⑤运动障碍和（或）体位受限：肢体活动受限，躯干和肢体局部的压力持续存在，血液循环障碍而发生压疮。⑥手术时间：手术时间越长，术后压疮发生率越高。⑦高龄：老年人皮肤松弛、干燥、缺乏弹性，皮下脂肪萎缩、变薄，皮肤易发生损伤。⑧使用医疗器具：医疗器具限制患者身体或肢体活动，若放置不当、固定过紧或肢体有水肿时，可使肢体血液循环受阻，从而导致压疮的发生。⑨合并心脑血管疾病等。

2. 压疮高危人群　包括存在活动能力、移动能力减退或丧失和（或）组织耐受性降低的患者，如脊髓损伤患者、老年人、ICU 患者、手术患者、营养不良者、肥胖者、严重认知功能障碍的患者、大小便失禁患者、水肿患者等。

3. 风险评估量表　目前可以用来评估患者压疮风险的工具有 40 多种，使用较为广泛的量表有 Norton 压疮风险评估量表、Braden 压疮风险评估量表、Braden Q 儿童压疮风险评估量表、Waterlow 压疮风险评估量表等。使用 Norton、Braden、Waterlow 量表可提高压疮预防措施的强度和有效性。Norton 量表缺乏患者的营养评估，临床使用时需增加相关内容。Braden 量表是一种较好的风险预测工具，但不能单独用于手术期间患者的压疮风险因素评估，需结合其他评估方法。Waterlow 量表评价内容较多，临床应用较困难，适用于 ICU 危重患者及手术患者的压疮风险预测。

4. 皮肤评估　包括全身皮肤，特别注意压疮好发的骨隆突部位，如骶骨、足跟、坐骨结节、股骨大转子等处的皮肤。注意观察医疗器械与皮肤接触的部位，如夹板、约束带、颈托、髋关节保护器、吸氧导管、经鼻导管、气管插管及其固定支架、无创面罩、导尿管等。入院时或患者每次变化体位时，观察受压部位的皮肤有无指压不褪色的红斑、局部发热、水肿、硬结、疼痛、表皮干燥、表皮浸润、皮肤破溃等。

5. 营养评估　常用的方式包括临床评估、体位测量、生化检查及饮食摄取等。迷你营养评估量表（mini nutritional assessment，MNA）方便、快速、有效，敏感度和特异性佳，能够完整地评估失能者与老年人的营养状态。迷你营养评估量表评估内容包括体位测量评估、一般评估、饮食评估、自我评估。共 18 个项目，分数 0～30 分，≥24 分表示营养良好，17～24 分表示有潜在性营养不良，<17 分则为营养不良。

6. 心理社会评估　包括精神状态、心理症状（如抑郁）、患者喜好、照顾目标、社会支持、种族和文化、生活质量、经济支持及教育需求等。

（二）压疮分期

2007 年，NPUAP 根据局部解剖组织的缺失量将压疮分为Ⅰ～Ⅳ期和两种特殊情况。Ⅰ期：皮肤完整，指压不褪色的红斑。Ⅱ期：真皮层部分缺损。Ⅲ期：全层皮肤缺损。Ⅳ期：全层组织缺损。可疑深部组织损伤期：深度不明。不可分期：深度不明，全层组织缺损。

（三）压疮伤口评估

1. 压疮的位置、分期　注意压疮好发的骨隆突部位及医疗器械与皮肤接触的相关部位。确定压疮处于哪一期。

2. 伤口的颜色　伤口基底红色为健康肉芽组织，可见于伤口愈合过程中；黄色为腐肉坏死组织，伤口可能存在感染；黑色提示伤口含坏死组织或焦痂。混合型伤口内有不同颜色的组织：伤口肉芽组织成淡粉苍白样，刮除无新鲜出血，为假性肉芽组织；伤口基底出现易刮除的如腐乳状覆盖物为纤维蛋白沉淀。伤口内各组织的比例描述可以用25%、50%、75%和100%表示，如伤口内肉芽组织占25%，坏死组织占75%。

3. 伤口的大小　伤口长度的测量应与身体的长轴平行，宽度的测量应与身体的长轴垂直，深度指伤口垂直的最深深度。每次测量应使用同样的方法和测量工具。

4. 潜行、窦道和瘘管　潜行是指伤口皮肤边缘与伤口床之间的袋状空穴，用顺时针方向表示伤口所在的位置。窦道是指周围皮肤与伤口床之间形成的纵形腔隙，能探测到盲端，用顺时针方向表示伤口所在的位置。瘘管是指两个空腔脏器之间，或从一个空腔脏器到皮肤之间的通道。用顺时针方向表示伤口所在的位置。

5. 伤口边缘及周围皮肤　观察伤口边缘的颜色、厚度、内卷、潜行等情况。观察伤口周围皮肤的颜色、温度、完整性、弹性，有无色素沉着、硬化、水肿、皮炎等情况。

6. 临床感染征象　伤口感染时局部表现为红、肿、热、痛，可有脓性分泌物或渗出物，伴有异味。全身可有发热，体温超过38℃，实验室检查白细胞数增高。

7. 伤口气味　若发现伤口有异味，应注意是否因敷料更换不及时引起，清洗伤口后再次分辨有无气味。呈粪臭味提示金黄色葡萄球菌感染，呈腥臭味提示可能是铜绿假单胞菌感染，糖尿病患者的伤口会出现酸臭味。

8. 伤口渗液的性状及渗液量

（1）伤口渗液的性状　因伤口的类型及所处时期的不同而不同。主要有浆液性，呈现干稻草的色泽；浆液血液混合性，外观呈淡红色或淡粉色；脓性，外观随着不同的微生物感染而出现不同的颜色，如黄色、褐色、淡绿色，若伤口有出血的状况，脓液可能是红色。

（2）伤口的渗液量　Mulder提出的标准：无渗出，指24小时更换的纱布干燥；少量渗出，指24小时渗出量少于5mL，每天更换1块纱布；中等量渗出，指24小时渗出量在5~10mL，每天至少需要1块纱布但不超过3块；大量渗出，指24小时渗出量超过10mL，每天需要3块或更多纱布。

9. 伤口疼痛　伤口疼痛往往是伤口发生感染或缺血等变化的一个症状，会影响伤口愈合的过程。许多个人因素影响患者的疼痛，如焦虑、痛阈值低等。在移除敷料、清洁伤口、清除坏死组织等护理时，也会使疼痛加重。除询问病史外，可根据患者的病情、年龄、认知水平选择适当的疼痛评估方法对疼痛强度进行评价。临床常用的疼痛评估方法有：数字分级法（NRS）、根据主诉疼痛的程度分级法（VRS 法）、视觉模拟法（VAS 划分法）、疼痛强度 Wong – Baker 表情评估法等。

【康复护理措施】

（一）压疮的预防措施

对压疮高危人群进行预防措施的干预，能有效预防压疮的发生。提高对危险因素的认识，采取恰当姿势减轻局部压力、剪切力和摩擦力，保持皮肤干燥，使用保护装置或减少危险设备及营养支持等，可有效预防压疮的发生。

1. 避免局部组织长期受压

（1）定时变换体位　适时的体位变换是最基本、最简单而有效的解除压力的方法。翻身的时间间隔根据病情及受压部位皮肤情况而定。一般患者翻身时间间隔为 2 小时变换体位 1 次，必要时每 30 分钟变换体位 1 次。侧卧 30° 体位有利于压力分散和血液流动，从而减轻局部压力。长期坐轮椅的患者至少每 15 ~ 30 分钟更换姿势 1 次，以缓解坐骨结节处的压力。

（2）保护骨隆突处和支撑身体空隙处　协助患者变换体位时，使用定位器材如软枕、棉垫等将压疮易发部位与支撑区隔开。身体空隙加软枕支托，加大支撑面，降低骨隆突部位的压强，使身体压力再分布，减轻身体局部的压力，预防压疮的发生。

（3）正确使用绷带、夹板等医疗器具　使用医疗器具固定患者时，应对其局部状况及肢端血运情况随时进行观察，认真听取患者的反应，适当调节松紧。如有异常，立即通知医生。

（4）应用减压敷料　可选用泡沫类或水胶体类减压敷料贴于压疮好发的骨隆突处。

（5）使用减压装置　常用的有泡沫或海绵减压垫、啫喱垫等局部减压装置。根据患者的具体情况使用全身减压装置，如气垫床、水床等分散压力，预防压疮发生。

（6）避免对局部发红皮肤进行按摩　更换体位后，受压部位 30 ~ 40 分钟内未褪色，持续发红则表明软组织已受损，此时按摩可能刺激过度的血流并对易碎组织产生破坏，导致损伤加重。

2. 避免或减少剪切力和摩擦力　患者取半卧位时，应注意防止身体下滑；床头抬高不超过 30°；床单保持清洁、干燥、平整、无皱褶、无渣屑；协助患者翻身，更换床单、衣服时切忌拖、推；使用便盆时应协助患者抬高臀部，不可硬塞、硬拉。

3. 皮肤护理　每天定时检查全身皮肤状况，尤其是骨隆突处皮肤。保持皮肤清洁，对大小便失禁、出汗及分泌物多的患者，应及时擦洗干净，局部给予润肤霜或润肤膏外涂，避免使用爽身粉，因粉剂聚集在皮肤皱襞，易引起皮肤额外的损伤。勿使患者直接卧于橡胶单或塑料单上。避免皮肤过度干燥，保持病室的湿度和温度，以减少环境因素的影响。

4. 支撑训练　对于截瘫、截肢等长期依靠轮椅生活的患者，指导练习双手支撑床面、椅子扶手等使臀部抬离椅面的动作。向一侧倾斜上身，让对侧臀部离开椅面，再向另一侧倾斜上身，同样使对侧臀部离开椅面。

5. 增加营养 营养不良的患者皮肤对压力损伤的耐受性下降，容易发生压疮，且治疗也困难。因此，在病情允许情况下，给予高蛋白、高热量、高维生素饮食，增加机体抵抗力和组织修复能力。不能进食者，应考虑静脉补充营养物质。

（二）压疮的康复治疗与护理措施

1. 全身综合治疗 改善全身营养状况，纠正贫血或低蛋白血症。给予高蛋白、高热量、高维生素的饮食，遵医嘱给予血浆、白蛋白、丙种球蛋白等静脉滴注，以增强全身抵抗力。积极治疗原发病，改善心、肺、肾的功能，使用敏感的抗生素控制感染，尽可能停用不利的药物，如类固醇、镇静剂等。

2. 压疮伤口的处理措施

（1）Ⅰ期 ①及时去除危险因素，避免压疮继续发展。②做好评估，制定恰当有效的防护措施。③增加翻身次数，避免发红区持续受压和受潮湿造成皮肤浸润。④应用透明薄膜黏贴在发红和容易受到摩擦的骨隆突部位，以减轻摩擦力。⑤可用微波、超短波、红外线或紫外线照射等方法改善局部血液循环，促使伤口愈合。

（2）Ⅱ期 ①预防感染，继续加强以上护理措施，避免组织损伤继续发展。②未破的小水疱要减少和避免摩擦，消毒后黏贴透气性薄膜敷料，防止破裂感染，使其自行吸收。③大水疱可在无菌操作下处理，消毒后在水疱的最下端用5号小针头注射器抽出疱内液体；或用针头刺破水疱，用无菌棉签挤压出水疱内的液体，黏贴透气性薄膜敷料。每天观察，如水疱又出现，可在薄膜外消毒后用注射器直接抽取疱内液体，抽取后用小块薄膜敷料封闭穿刺点，薄膜3~7天更换1次。④真皮层破损时，用生理盐水清洗伤口和周围皮肤，去除残留在伤口上的表皮破损的组织，用无菌纱布擦干。渗液较少时，可选用水胶体敷料；渗液较多时，使用泡沫敷料。根据伤口渗液的情况确定换药次数。可继续应用红外线或紫外线照射。

（3）Ⅲ~Ⅳ期 此两期的伤口主要是进行彻底清创，去除坏死组织，减少感染机会，有助于准确评估伤口，选择合适的伤口敷料促进伤口愈合：①清除坏死组织：伤口内坏死组织比较松软时，可采用外科手术清创。坏死组织较致密，且与正常组织混合时，先用清创胶进行自溶性清创，待坏死组织松软后再配合外科清创。黑色焦痂覆盖的伤口，可在焦痂上用刀片划"V"形痕迹，再使用自溶性清创的方法进行清创。②控制感染：伤口存在感染时，先行伤口分泌物或组织的细菌培养及药敏试验，根据检查结果选择抗生素进行全身或局部治疗。伤口可使用银离子敷料，但不能长期使用。③伤口渗液处理：根据伤口愈合不同时期渗液的特点，选择恰当的敷料，也可使用负压治疗。④伤口潜行和窦道的处理：采用机械性冲洗的方法清除局部坏死组织，根据潜行和窦道的深度及渗液情况选择合适的敷料填充或引流。填充时敷料要接触到潜行或窦道的基底部，但不要太紧而对伤口产生压力。⑤足跟伤口处理：注意减压，保护伤口，避免清创，伤口以清洁干燥为主。

（4）可疑深部组织损伤期 ①解除局部皮肤压力和剪切力，减少摩擦力，密切观察局部皮肤颜色的变化。②伤口处理：局部皮肤完整时可轻轻外涂润肤霜；出现水疱按Ⅱ期压疮处理；如发生较多坏死组织，按Ⅲ～Ⅳ期压疮处理。

（5）不可分期　应先清除伤口内焦痂和坏死组织，再确定分期。伤口处理同Ⅲ～Ⅳ期压疮。

3. 高压氧舱治疗　高压氧舱治疗是将患者置于 2～3 个大气压的高压氧舱内，直接或间接呼吸纯氧达到一特定时间的治疗。本法可提升血液中氧气的溶解输送量，使伤口组织内氧气浓度增加而加速伤口愈合。

4. 手术治疗　Ⅲ～Ⅳ期压疮通常是手术的适应证，手术方法包括直接缝合、皮肤移植、局部皮瓣和游离皮瓣等。

知识拓展

负压伤口治疗法

负压伤口治疗法是运用低于大气压的负压原理，即由泡沫敷料接引流管将压力平均分布在伤口上，利用泡沫敷料提供一个保护性的屏障覆盖在伤口表面，将开放的伤口变成受控制密闭式的环境。覆盖在伤口的泡沫敷料成分为聚氨酯，每个细孔大小为 400～600μm，不会阻碍肉芽组织，长出后也不会进入泡沫敷料内。使用前先用无菌生理盐水清洁伤口，依据伤口大小修剪成适当尺寸的泡沫敷料放置于伤口上，泡沫敷料至少要覆盖健康组织 3.5～5cm。在泡沫敷料上用透明保护膜覆盖，最后连接真空吸引机。经过 24 小时不断抽吸，借着低于大气压力的真空吸引力，引流体液并促进组织不断生长。

负压伤口治疗法常应用在复杂性伤口或慢性伤口上，不需要每天换药，亦减少因换药造成的患者疼痛不适，治疗费用及住院天数相对较少。负压设定范围 50～200mmHg，常用的治疗性负压为 125mmHg。不同类型的伤口，给予负压伤口治疗的压力及泡沫敷料更换的方式皆有不同，分为持续性及间歇性两种模式。Collier 提出在正常情况下，使用负压伤口治疗前 48 小时，可设定持续性负压抽吸模式，之后视情形而定可改为间歇性负压抽吸模式。

来源：胡爱玲. 现代伤口与肠造口临床护理实践

【康复护理指导】

1. 向患者及家属介绍压疮发生的危险因素、易发部位，使患者和家属认识到压疮的危害及预防压疮的重要性。

2. 指导患者及家属定时改变体位，检查患者的皮肤状况，如发现皮肤压红或破损应及时处理。鼓励患者及家属使用合适的加压装置，如轮椅坐垫、气垫床等。

3. 保持皮肤清洁卫生，定时洗澡，使用温和的沐浴用品，避免过度搓洗。

4. 床单清洁、平整、无异物，贴身衣物质地柔软合体、无皱褶。避免拖拉等动作。

5. 坐位时，患者髋关节、膝关节和踝关节应保持直角，使体重平均分布在两侧臀部。截瘫患者坐轮椅时应每隔 15~30 分钟抬起臀部减压 1 次。

6. 指导患者合理饮食和用药,加强营养,增强体质和皮肤抵抗力。

思考题

1. 何谓压疮?
2. 压疮发生的危险因素有哪些?
3. 压疮的预防措施有哪些?
4. 压疮的康复治疗与护理措施有哪些?

第七章　常见疾病的康复护理

第一节　脑　卒　中

【概述】

脑血管疾病（cerebrovascular disease，CVD）是指由各种原因导致的脑血管性疾病的总称。脑卒中（stroke）为脑血管疾病的主要临床类型，包括缺血性卒中和出血性卒中，以突然发病、迅速出现局限性或弥散性脑功能缺损为共同临床特征，是一组器质性脑损伤导致的脑血管疾病。按照我国 1995 年脑血管疾病分类，脑卒中分为蛛网膜下腔出血、脑出血、脑梗死。

脑卒中的危险因素有 3 类：第一类是不可改变的因素，如年龄、性别、种族、家族史等；第二类是可以调节控制的因素，如高血压、心脏病、糖尿病、高脂血症、高同型半胱氨酸血症等全身或某些脏器疾病；第三类是可以改变的行为因素，如吸烟、酗酒、不良饮食习惯、体力活动少、超重、药物滥用等。脑卒中的主要病因有血管壁病变（动脉粥样硬化、动脉炎、动脉瘤、血管畸形等），心脏病和血流动力学改变（高血压、低血压、血压急骤波动，以及心功能障碍、心律失常等），血液成分改变（高纤维蛋白血症、白血病、凝血机制异常等），其他如外伤、各类栓子、血管痉挛等。由于病变部位、性质、严重程度不同，其临床表现也有所差异。临床上主要表现为偏瘫、偏身感觉障碍、失语、共济失调等局灶性神经功能缺损的症状或体征，部分患者可有头痛、呕吐、昏迷等全脑症状。

目前，我国脑卒中发病率 120～180/10 万，患病率 400～700/10 万，每年新发病例 >200 万，每年死亡病例 >150 万，存活者 600 万～700 万，且 2/3 存活者遗留不同程度的残疾。本病高发病率、高死亡率、高复发率和高致残率，给家庭、社会带来沉重的负担和痛苦。因此，开展脑卒中康复，改善脑卒中患者的功能障碍，提高其生活自理能力，使其最大限度地回归家庭、社会具有重要意义。早期康复甚为重要。

■■■知识拓展

世界卒中组织（WSO）

卒中是导致世界人口死亡和致残的主要原因。随着人口老龄化，卒中导致的社会负担将会大大增加。卒中是可以预防的，但是预防工作仍做得远远不够，还需要不断提高。卒中是可以治疗的，对那些证据明确的卒中患者，尽管有各种卒中治疗手段，却不能充分利用当地的医疗资源进行治疗，尤其是资源匮乏的地区更是面临着巨大挑战。卒中也是一个主要的公众健康问题，需要全世界共同协作和努力。

2006年10月29日，世界卒中大会在开普敦召开，国际卒中协会（ISS）和世界卒中联盟（WSF）——代表全球卒中的两个主导性组织，决定合并为一个新组织——世界卒中组织（WSO）。WSO的使命是通过加强对卒中的关注、促进卒中研究及健康教育来促进世界范围内对卒中的防治。为纪念该组织的诞生，普及和推广卒中防治知识，降低卒中危害，将每年的10月29日定为"世界卒中日"。

【主要功能障碍】

由于病变性质、部位、病变严重程度等不同，患者可能单独发生某一种功能障碍或同时发生几种功能障碍。其中以运动功能和感觉功能障碍最为常见。

1. 运动功能障碍 运动功能障碍是最常见的功能障碍之一，多表现为一侧肢体偏瘫。

2. 感觉功能障碍 主要表现为浅感觉（痛觉、温度觉、触觉）、深感觉（本体觉）的减退或丧失。

3. 平衡及协调功能障碍 常见的有大脑性共济失调、小脑性共济失调和感觉性共济失调。

4. 言语障碍 发生言语障碍高达40%～50%，常见的有失语症和构音障碍。

5. 认知障碍 主要包括意识障碍、智力障碍、失认症和失用症等高级神经功能障碍。

6. 日常生活活动能力障碍 由于运动功能、感觉功能、认知功能、言语功能等多种障碍并存，常使穿、脱衣裤及进食、行走、个人卫生等基本动作和技巧能力下降或丧失，导致日常生活活动能力障碍。

7. 吞咽功能障碍 脑卒中患者30%～60%伴发进食水呛咳、食物摄取困难，易引发吸入性肺炎、营养不良等。部分患者需要长期鼻饲进食。

8. 心理障碍 可因瘫痪、认知障碍使心理活动发生障碍。常见的心理障碍有抑郁、焦虑及情感障碍。

9. 其他功能障碍

（1）膀胱与直肠功能障碍　表现为尿失禁、尿潴留和便秘等。

（2）肩部功能障碍　多因出现肩痛、肩关节半脱位和肩－手综合征影响肩关节活动。

（3）关节活动障碍　因瘫痪或卧床制动使关节活动减少、肌肉痉挛、废用性肌肉萎缩等，导致关节活动障碍。

（4）面部神经功能障碍　大多数发生中枢性面瘫，出现口角歪斜及鼻唇沟变浅等表情肌运动障碍，影响患者发音及进食。

（5）废用综合征　长期卧床，活动量明显不足，可引起压疮、肺内感染、肌肉萎缩、骨质疏松、体位性低血压、心肺功能下降、异位骨化、下肢深静脉血栓形成等。

（6）误用综合征　病后治疗方法或护理不当可引起关节肌肉损伤、骨折，肩、髋关节疼痛，痉挛加重，异常痉挛模式和异常步态，足内翻等。

【康复护理评估】

在对脑卒中患者康复护理、康复治疗之前，康复护理、康复治疗期间和康复护理、康复治疗结束时都要进行必要的康复评定，即对脑卒中患者存在各种功能障碍的性质、部位、范围、程度做出准确的评估。

（一）评定原则

1. 脑卒中患者一旦诊断明确，在24小时之内就应进行康复评定。此后，每周评定1次。

2. 有效的康复护理措施取决于对功能障碍的正确评定。

3. 使用标准化、统一的测量工具，以便交流和比较治疗的有效性。

4. 评定与康复治疗同步进行。随着患者病情变化，评定内容也要做相应的调整。

（二）评定内容

1. 昏迷和脑损伤严重程度的评定

（1）格拉斯哥昏迷量表（glasgow coma scale，GCS）　GCS用以确定患者有无昏迷及昏迷严重程度。GCS≤8分为重度脑损伤，呈昏迷状态；9～12分为中度脑损伤；13～15分为轻度脑损伤。

（2）脑卒中患者临床神经功能缺损程度评分内容及标准　我国第四届脑血管学术会议推荐应用脑卒中患者临床神经功能缺损程度评分标准来评定脑卒中损伤的程度。评分标准简单实用，评分范围为0～45分。0～15分为轻度神经功能缺损；16～30分为中度神经功能缺损；31～45分为重度神经功能缺损。

（3）美国卫生研究院脑卒中评分表（NIH stroke scale，NIHSS）　是国际上使用最多的脑卒中评分量表，有11项检测内容，得分低说明神经功能损害程度轻，得分高说明神经功能损害程度重。

2. 运动功能评定　运动功能评定的方法有 Brunnstrom 评定法、上田敏评定法、Fugl – Meyer评定法和运动功能评定量表等。其中，Brunnstrom 评定法最常用，其分级与偏瘫肢体功能的恢复过程及肌张力的变化有关。Brunnstrom 评定法分为 6 个阶段来评价运动功能，每个阶段的特点是：Ⅰ无随意运动；Ⅱ引出联合反应，开始出现痉挛；Ⅲ随意出现的共同运动，痉挛加重；Ⅳ共同运动模式打破，开始出现分离运动，痉挛开始减轻；Ⅴ分离运动出现，痉挛明显减轻；Ⅵ运动模式接近正常水平（表 7 – 1）。

表 7 – 1　Brunnstrom 偏瘫运动功能评定

阶段	上肢	手	下肢
Ⅰ	迟缓，无任何运动	迟缓，无任何运动	迟缓，无任何运动
Ⅱ	开始出现共同运动或其成分，不一定引起关节运动	仅有极细微的屈曲	仅有极少的随意运动，开始出现共同运动或其成分
Ⅲ	痉挛加剧，可随意引起共同运动，并有一定的关节运动	能全指屈曲，钩状抓握，但不能伸展	①随意引起共同运动或其成分。②坐位和立位时髋、膝、踝可屈曲
Ⅳ	痉挛开始减弱，出现一些脱离共同运动模式：①手能置于腰后部。②肩前屈 90°（肘伸展）。③屈肘 90°，前臂能旋前、旋后	能侧方抓握及拇指带动松开，手指能部分随意的、小范围的伸展	开始脱离共同运动的运动：①坐位，足跟触地，踝能背屈。②坐位，足跟触地，踝足可向后滑动，使屈膝大于 90°
Ⅴ	痉挛减弱，基本脱离共同运动，出现分离运动：①肩外展 90°（肘伸展，前臂旋前）。②上肢可举过头（肘伸展）。③肘伸展位，前臂能旋前、旋后	①用手掌抓握，能握圆柱状及球形物，但不熟练。②能随意全指伸开，但范围大小不等	从共同运动到分离运动：①立位，髋伸展位能屈膝。②立位，膝伸直，足稍向前踏出，踝能背屈
Ⅵ	痉挛基本消失，协调运动正常或接近正常	①能进行各种抓握。②全范围的伸指。③可进行单个指活动，但比健侧稍差	协调运动大致正常：①立位，髋能外展超过骨盆上提的范围。②坐位，髋可交替内、外旋，并伴有踝内、外翻

3. 认知功能评定　常用的方法有简易精神状态量表（mini mental status examination，MMSE）、蒙特利尔认知评估量表（Montreal cognitive assessment，MOCA）等。感觉功能评定包括浅感觉、深感觉和复合感觉评定。具体评定内容参考第三章第三节。

4. 日常生活活动能力评定　包括功能独立性评定（FIM）量表和 Barthel 指数评定。具体评定内容详见第三章第四节。

5. 平衡及协调功能评定　临床上经常使用三级平衡检测法及 Berg 平衡量表评定平衡功能。具体评定内容详见第三章第一节。

6. 言语功能评定　主要通过交流、观察及使用量表和仪器检查等方法进行言语功能评定。具体评定内容详见第三章第五节。

7. 吞咽功能评定　临床常用饮水试验、吞咽功能评估进行评定。具体评定内容详见第六章第二节。

8. 心理评定　评估患者的心理状态，有无抑郁、焦虑等心理障碍。具体评定内容详见第三章第六节。

9. 上肢并发症的评定

（1）肩关节半脱位的评定　患者取坐位，如有肩关节半脱位，则肩峰下可触及凹陷。肩关节 X 线片可提供更精确的资料。

（2）肩 – 手综合征的评定和分期标准　根据临床表现，将肩 – 手综合征分为 3 期（表 7 – 2）。

表 7 – 2　肩 – 手综合征分期标准

分期	标准
Ⅰ 期	肩痛，活动受限，同侧手腕、指肿痛，出现发红、皮温上升等血管运动性反应。手指多呈伸直位，屈曲活动受限，被动屈曲可引起剧痛。X 线检查可见手与肩部骨骼有脱钙表现。此期可持续 3～6 个月，以后或治愈或进入Ⅱ期
Ⅱ 期	手肿胀和肩 – 手自发痛消失，皮肤和手的小肌肉有日益显著的萎缩。有时可引起 Dupuytren 挛缩样掌腱膜肥厚。手指关节活动范围日益受限。此期可持续 3～6 个月，如治疗不当将进入Ⅲ期
Ⅲ 期	手部皮肤肌肉萎缩显著，手指关节完全挛缩，X 线检查有广泛的骨腐蚀，已无法恢复

10. 其他功能障碍评定　脑卒中患者可出现大、小便功能障碍，社会参与能力障碍等，对患者生存质量造成影响。具体评定内容详见第三章第四节。

【康复护理措施】

（一）康复护理原则及目标

1. 康复护理原则　①选择合适的早期康复时机：脑卒中患者生命体征稳定、原发神经疾患稳定 48 小时无加重即应进行康复治疗。②康复评定应贯穿于康复护理、康复治疗的始终：康复护理、康复治疗措施应建立在康复评定的基础上，并在实施过程中不断修正和完善。③康复护理、康复治疗要有患者的主动参与和家属的积极配合，循序渐进，并与日常生活活动和健康教育相结合。④康复护理应积极配合康复治疗，采用综合措施，并配合常规的药物治疗和必要的手术治疗。

2. 康复护理目标　预防由于脑卒中可能发生的残疾和并发症，改善患者受损的功能，减少后遗症。提高患者日常生活活动能力和生活质量，重返家庭，早日回归社会。

（二）急性期的康复护理

脑卒中急性期通常是指发病 1～2 周内，相当于 BrunnstromⅠ～Ⅱ期。康复目的是预防压疮、呼吸道和泌尿道感染、深静脉血栓及关节挛缩和变形等并发症；尽快从床上的被动活动过渡到主动活动，为主动活动训练创造条件；尽早开始床上的生活自理活动，为恢复期功能训练做准备。

1. 良肢位摆放　脑卒中偏瘫患者的典型痉挛姿势：上肢表现为肩下沉后缩、肘关节屈曲、前臂旋前、腕关节掌屈、手指屈曲；下肢表现为髋关节外展、外旋，膝关节伸直，足下垂内翻。良肢位的摆放可保护肩关节，预防或减轻上述痉挛姿势的出现和加重，诱发分离运动的出现。脑卒中患者可采取患侧卧位、健侧卧位和仰卧位 3 种体位，多主张采取患侧卧位，来增加患者的感觉刺激输入。体位摆放中要保证患肩充分前伸，防止肩胛骨后缩；上肢肘、腕及指关节伸展；下肢髋、膝、踝关节屈曲位，防止足内翻下垂。注意体位变换时，加强对患侧肩关节的保护，避免牵拉患侧上肢，引发肩关节周围组织的损伤而导致肩痛，甚至肩关节脱位。具体体位的摆放方法详见第五章第一节。

2. 肢体被动运动 对昏迷或其他原因（如四肢瘫、严重并发症）不能做主动运动的患者，应做肢体关节的被动活动，以防止关节挛缩和变形。先从健侧开始，从肢体的近端到远端做各关节的活动，每个动作模式根据患者的病情做 5 ~ 10 次，每日 2 ~ 3 次，预防关节挛缩。动作要轻柔，针对可能出现的痉挛模式，重点进行患侧肩关节外旋、外展，肘关节伸展，前臂旋后，手腕背伸，手指伸展，髋关节伸展，膝关节屈曲，足背屈和外翻等活动。对于神志清醒、能够主动参与的患者鼓励其主动活动健侧肢体，并教会患者用健侧带动患侧做关节活动。

3. 床上活动 对于神志不清或不能进行主动活动的患者，康复护理人员一定要帮助患者每间隔 2 小时变换体位 1 次，变换体位时注意保持肢体的良肢位。患者神志清醒，生命体征稳定，应早期指导患者进行床上主动活动。

（1）翻身训练 ①从仰卧位到健侧翻身：患者仰卧位，双手 Bobath 握手，肘关节伸展，肩关节屈曲 90°，健足插到患足下，头转向健侧。摆动上肢，利用躯干的旋转和上肢的惯性完成向健侧翻身。康复护理人员可一手放在患者肩部，另一手放在患者骨盆处协助翻身。②从仰卧位到患侧翻身：患者仰卧位，双手 Bobath 握手，肘关节伸展，肩关节屈曲 90°，头转向患侧。健侧下肢屈曲，脚支撑床面并配合上肢摆动，向患侧翻身。康复护理人员给予辅助，并注意保护患侧肩关节。

（2）桥式运动 可以防止患侧髋关节外旋和跟腱挛缩，同时能够练习髋部的控制能力。臀部抬高离开床面可减少压疮的发生，方便放置便盆，减少患者床上移动时康复护理人员的帮助：①双侧桥式运动：患者仰卧位，帮助患者双腿屈曲，双足平踏床面，让患者伸髋将臀部抬离床面。②单侧桥式运动：当患者能完成双侧桥式运动后，可让患者伸展健腿，患腿完成屈膝、伸髋、抬臀的动作。必要时，康复护理人员可帮助患者稳定患侧膝部，协助伸髋、抬臀动作的完成。③动态桥式运动：患者仰卧屈膝，双足踏在床面上，双膝平行并拢。健腿保持不动，患腿做幅度较小的内收和外展动作，逐渐学会控制动作的幅度及速度；患腿保持中立位，健腿做内收、外展练习。交替进行，以获得下肢内收、外展的控制能力。

（3）上肢运动训练 ①自助主动运动训练：患者仰卧位，双手采用 Bobath 握手，用健侧上肢带动患侧上肢从胸前开始伸肘上举，屈肘，双手返回置于胸前。反复练习，有利于抑制上肢屈曲模式。必要时，康复护理人员协助完成患侧上肢前伸、上举动作。②主动随意运动训练：患者仰卧位，康复护理人员帮助控制患侧上肢置于前屈 90°位，患者伸肘使患侧手伸向天花板，随康复护理人员的手在一定范围内活动，如让患者用患手触摸自己的前额、嘴等部位，或者让患者肩外展 90°，以最小限度的辅助完成屈肘动作，再缓慢地返回至肘伸展位。

（4）下肢运动训练 ①自助主动运动训练：患者仰卧位，采取双侧桥式运动使髋关节充分伸展，膝关节屈曲。随着控制能力的提高，增加难度，进行单侧桥式运动。可以把健腿放在患腿上，完成抬臀动作，即"负重桥式"。康复护理人员可根据患者的情况分别给予辅助，或帮助控制下肢，或帮助骨盆上抬。②主动随意运动训练：患者仰卧位，上肢置于体侧。双腿屈髋、屈膝，双足踏床，先让患者两膝分开呈外旋位，然后再让患者主动并拢双膝，康复护理人员对患者的健腿施加阻力，通过联合反应来诱发患腿的内收、内旋。如患者能够轻松完成本动作，可让患者伸展健腿，仅做患腿的训练。③下肢的屈伸训练：康复护理人员一手控制患足保持在背屈位、足掌支撑于床面；另一手控制患侧膝关节，维持髋关节呈内收位，令患足不离开床面，完成髋、膝关节屈曲，然后缓慢地伸直下肢，如此反复练习。

4. 预防并发症 并发症包括压疮、呼吸道感染、泌尿系感染及深静脉血栓形成等。早期床上活动对预防并发症起到很大作用。加强基础护理，每两小时翻身、拍背 1 次，做好吞咽评估及饮食指导，防止患者发生误咽和吸入性肺炎。对于并发二便控制障碍的患者，做好膀胱护理及肠道护理工作。

（三）恢复期的康复护理

恢复期一般指病后 3 周至 6 个月，根据患者恢复的情况，相当于 Brunnstrom Ⅱ~Ⅴ期。这一期的康复目标是进一步恢复神经功能，争取达到步行和生活自理，避免出现误用综合征。一旦肢体出现痉挛，通过对抗痉挛的姿势体位来预防痉挛模式和控制异常的运动模式，促进分离运动的出现。并逐步加强软弱肌群的肌力和耐力训练。

一般来说，运动训练按照人类运动发育的规律，按从简到繁、由易到难的顺序进行：翻身→坐起→坐位平衡→双膝跪位平衡→单膝跪位平衡→坐到站→站位平衡→步行。大多数患者跨越跪位平衡，由坐位直接进入站位训练。具体操作要根据患者的功能情况进行。在运动训练的同时，进行作业治疗、日常生活活动能力训练、言语训练、吞咽功能训练、认知功能训练及心理护理。配合进行物理因子治疗及中医传统疗法等综合康复治疗手段。

1. 运动功能训练

（1）坐起及坐位平衡训练 应尽早进行，防止患者卧床发生坠积性肺炎、体位性低血压及心肺功能降低。一般先从半卧位（30°~45°）开始，逐渐增加角度到 90° 坐位。辅助及指导患者从仰卧位到床边坐起，进行坐位平衡训练，达到坐位三级平衡。具体操作技术详见第四章第一节及第五章第二节。

（2）从坐到站起训练 指导并辅助患者完成从坐至站起，重点是掌握重心的转移，患腿负重，体重平均分配。一般在患者能够完成翻身坐起后进行。康复护理人员必须加强保护，防止患者跌倒。具体操作技术详见第五章第二节。

（3）站立平衡训练 患者可先扶持站立，平行杠内站立，然后徒手站立。患侧下肢负重练习、重心左右移动及站立三级平衡训练。

（4）步行训练　步行能力是偏瘫患者要达到生活自理、回归家庭、重返社会重要的一环。要注意以下事项：①步行训练时机：一般在患者达到站位二级平衡，患腿负重达体重的一半以上，或双下肢的伸肌肌力应达 3 级以上时开始步行训练。②先平行杠内步行或他人扶持下步行，然后助行器步行到徒手步行，逐渐进行复杂步行训练。③训练步行时，要进行步态分析，注意避免和纠正偏瘫患者"划圈步态"，达到正常步态。具体操作技术详见第四章第一节。

（5）上下楼梯训练　开始时要按"健腿先上，患腿先下"的原则练习，待安全可靠后再由患者自然上下。康复护理人员要在前方指导，并加以保护。

（6）上肢及手功能训练　上肢和手功能恢复对患者生活自理和工作非常重要。一般偏瘫患者上肢恢复过程是近端肩关节先恢复，远端手功能恢复较慢，在训练中遵循恢复规律进行：①肩关节和肩胛带的活动：患者仰卧位上举上肢，手向不同方向移动；或坐位上肢前伸、外展、后伸及上举。②肘关节活动，肘关节屈伸，前臂旋前、旋后。③腕关节屈伸及桡侧偏、尺侧偏活动。④掌指、指间关节屈伸及拇指对指、对掌活动。⑤手的灵活性、协调性和精细动作训练。有报道强制性使用运动治疗方法，具有较好的效果。

2. 作业治疗　重点是围绕患者日常生活活动、休闲娱乐及工作能力进行训练。具体操作详见第四章第二节。

3. 日常生活活动能力训练　早期就可以开始，日常生活活动能力训练的目的是争取患者能生活自理，从而提高生活质量。训练内容包括进食、个人卫生、穿脱衣服和鞋袜、床椅转移、大小便处理、洗澡等。为了能够完成日常生活活动，可适当提供一些适用的辅助器具和进行必要的环境改造。具体操作内容详见第五章第三节。

4. 言语训练　由于失语症或构音障碍导致患者与外界沟通、交流障碍，影响患者康复治疗效果。具体训练技术详见第四章第三节。

5. 吞咽功能训练　吞咽功能障碍是脑卒中患者常见症状，易引起患者误咽导致吸入性肺炎，甚至窒息。因进食困难而引起营养物质摄入不足，从而影响患者的整体康复。具体训练技术详见第六章第二节。

6. 认知训练　由于脑卒中后导致患者出现认知功能障碍，常常给患者的生活和治疗带来许多困难，影响康复治疗的效果、进程及预后。所以，认知功能训练对患者的全面康复起着极其重要的作用。注意认知训练要与患者的功能活动和解决实际问题的能力紧密结合起来。同时，认知障碍影响患者的情绪和行为，通过认知训练能够改变患者情绪和行为。训练中要鼓励患者练习自我活动的技巧，增加成就感，提高患者的认知能力。同时配合心理治疗的手段，提高治疗效果。具体内容详见第三章第二节。

7. 心理护理　脑卒中患者由于对疾病的认识偏差，可能出现卒中后抑郁、焦虑和情感失控，拒绝治疗甚至有轻生的想法，影响康复。因此，要给患者进行心理疏导。

8. 膀胱功能障碍护理　脑卒中患者可能导致神经源性膀胱，发生泌尿系统并发症，给患者带来痛苦，增加心理压力，降低生活质量。具体护理措施详见第六章第三节。

9. **肠道功能障碍护理**　脑卒中患者可能发生便秘或大便失禁的症状，给患者造成痛苦和难堪。具体护理措施详见第六章第四节。

10. **物理因子治疗**　可采用碘离子直流电导入疗法、超声波疗法、超短波疗法、功能性电刺激疗法、生物反馈疗法等。

11. **传统疗法**　针灸对肢体瘫痪、失语、感觉障碍及二便功能障碍有独特的康复治疗效果。推拿、中药、气功、调摄情志及饮食疗法也有一定的疗效。

（四）后遗症期的康复护理

一般病程经过大约 1 年后，患者经康复治疗或未经康复治疗，可能留有不同程度的后遗症，如肌力减退、痉挛、关节挛缩畸形、姿势异常甚至软瘫状态。此期的康复治疗目的是继续训练和利用残余功能，防止功能退化；尽可能改善患者的环境条件以适应残疾，争取最大限度的日常生活自理。根据患者的情况，酌情进行职业康复训练，使其能够回归社会。此期可采取的康复措施有：

1. 进行维持性康复训练，防止功能退化。

2. 加强健侧训练，充分发挥健侧代偿作用。

3. 适时并指导患者正确使用辅助器，如手杖、步行器、轮椅、支具等，以补偿患肢的功能。

4. 对家庭环境做必要和可能的改造，如去除门槛，台阶改成坡道或加栏杆，蹲式便器改成坐式便器，厕所、浴室、走廊加扶手等。

5. 强调对患者的情感支持、心理指导，鼓励患者积极进行职业康复训练。

（五）常见并发症的康复护理

1. **肩关节半脱位**　在偏瘫患者中很常见。发生的原因主要是由偏瘫侧上肢的三角肌、冈上肌为主的肩关节、肩胛骨周围肌肉瘫痪及肩关节囊松弛所致。早期患者可无任何不适感，部分患者当患侧上肢在体侧垂放时间较长时可出现牵拉不适感或疼痛。

（1）**预防**　患者卧位时，良肢位摆放，在给患者翻身等各项护理操作中，切忌拖拉患肢；患者坐位时，患侧上肢可放在轮椅的扶手或支撑台上；患者站立时，可佩戴肩托，防止重力作用对肩部的不利影响。

（2）**手法刺激、主动活动**　康复护理人员可轻轻叩打患者肩关节周围肌肉，刺激肌肉活动；指导患者 Bobath 握手，用健侧上肢带动患侧上肢前伸、上举，以及各种肩关节主动运动，如耸肩等活动。

（3）**被动活动**　在不损伤肩关节及周围组织的情况下，维持肩关节无痛性的被动运动。注意在治疗中避免牵拉患肩。

（4）**物理因子治疗**　对三角肌、冈上肌进行功能性电刺激或肌电生物反馈等治疗。

（5）**针灸治疗**　对上肢软瘫的患者提高肌张力有一定的作用。

2. **肩痛**　是偏瘫患者常见的并发症，发生率为 50% ~ 70%。肩痛的原因很多，主要有肩关节粘连、肢体摆放不正确，不恰当地活动患肩造成局部损伤和炎症反应，以及肩关节正常活动机制被破坏等。表现为活动肩关节时出现疼痛，严重者表现为静息时自发痛。

康复护理措施：良肢位摆放，必要时应用止痛药物控制疼痛，局部可使用超短波、超声波等物理因子治疗。

3. 肩-手综合征 又称反射性交感神经营养不良，多见于脑卒中发病后1~2个月内。具体的病因至今尚不明确，可能与反射性交感神经营养不良、腕关节过度掌屈、长时间压迫等机械作用导致静脉回流障碍有关。表现为突然发生的患侧肩痛，手部肿痛、皮温上升、关节畸形，肩关节、腕关节、掌指关节活动受限。肩-手综合征的治疗原则是预防为主，早发现、早治疗，特别是发病的前3个月是治疗的最佳时期。

（1）预防措施 避免上肢、手的外伤，尽量避免在患侧手及上肢静脉输液。

（2）正确的肢体摆放 早期应保持正确的坐卧姿势，避免长时间手下垂，过度的掌屈。卧位时抬高患肢，坐位时上肢放在面前的桌子上或椅子的扶手上，保持腕关节伸直中立位。

（3）患侧手水肿处理 康复护理人员可采用1~2mm宽的长线，从远端到近端，即先拇指后其他四指、最后手掌，直至腕关节的向心性加压缠绕，松解后再缠绕，反复进行。也可采用肌内效贴布治疗，消除患手的水肿。

（4）物理因子治疗 对于患手肿胀、疼痛的患者，可采用冰水浸泡法，每日1~2次。适当配合采用如超短波、超声波等疗法进行治疗，缓解肩部疼痛。

（5）药物治疗 症状明显者可给予常规剂量的类固醇制剂治疗，对肩痛、手部肿痛有较好的效果。

（6）主动和被动活动 加强患侧上肢和手的主动和被动运动，以免发生关节挛缩。康复护理人员可辅助患者做无痛范围内的肩、腕、手指关节的主动和被动活动。

4. 痉挛 痉挛是由于上运动神经元受损后，脊髓和脑干反射亢进而出现的肌张力异常增高的症候群。脑卒中患者进入恢复期后，大部分的患者将会发生不同程度的痉挛。痉挛影响患者日常生活活动和康复训练，严重的痉挛可能是患者功能恢复的主要障碍，导致疼痛、挛缩、压疮等并发症的发生，影响患者的功能恢复，给患者带来痛苦和不利的影响，应进行积极的预防和治疗。痉挛的治疗原则以预防为主，综合评定，实施个体化、综合治疗方案。

（1）减少加重痉挛的不当处理和刺激 ①早期进行良肢位摆放。②消除加重痉挛的危险因素，如便秘、尿路感染、疼痛、情绪激动等。③慎用某些抗抑郁药物。

（2）物理治疗 ①运动治疗：采用牵伸训练、放松疗法、神经发育疗法等抗痉挛治疗。②物理因子治疗：冷疗法、电刺激疗法、温热疗法、温水浴疗法等，均有助于缓解痉挛。

（3）药物治疗 ①口服药物：如巴氯芬、安定等。②局部注射：肌内注射肉毒素、鞘内注射巴氯芬等。

（4）矫形器、支具的使用 恰当地使用矫形器、支具，控制痉挛导致的关节畸形，促进功能恢复。

【康复护理指导】

1. 预防脑卒中的发生和复发 主要是针对危险因素进行干预，对存在潜在病因的有关原发疾病进行积极的治疗，以预防脑卒中的发生和复发。常采取的具体措施为：①积极治疗原发性高血压、动脉硬化、高脂血症、糖尿病、短暂性脑缺血发作及心脏病等。②养成良好的生活方式，戒烟、戒酒、合理饮食、睡眠充足、控制体重、合理安排起居等。③保持情绪稳定、适当运动、劳逸结合，避免不良情绪刺激，保持大便通畅等。

2. 帮助患者及家属正确对待疾病及残疾 鼓励患者积极治疗疾病，对存在的功能障碍要早期进行正确的康复治疗，主动参与康复训练，防止误用综合征。让患者及家属认识到康复是一个长期的过程，康复训练要持之以恒，后遗症期要进行维持性训练，防止功能退步。对于长期卧床需要家人照顾的患者，教会家属或照顾者正确的护理方法，防止压疮、肺内感染等并发症的发生，避免废用综合征。

3. 营造良好的康复环境 ①脑卒中患者可能出现抑郁、焦虑或恐惧等心理。通过健康教育，增强患者康复的信心，调动患者及家属的积极性，并且保持积极乐观的心理状态。②病房内设置要考虑到患者的安全，方便患者的出入及家属的照顾。③家庭的环境围绕着患者能够回归家庭做适当的改造。④家人、朋友、同事、单位、社区等能够提供方便患者重返社会的条件。

4. 进行疾病自我管理的指导 本着变"代替护理"为"自我护理"的理念，指导患者和家属自我护理的技术和方法。嘱咐患者按时服药，坚持训练，定期到医院检查，提高患者自我管理疾病的能力和生活自理能力。

思考题

1. 脑卒中偏瘫患者 Brunnstrom 6 阶段评定方法的特点有哪些？
2. 脑卒中的康复治疗分期及护理措施有哪些？
3. 脑卒中常见的并发症和护理方法有哪些？

第二节 颅脑损伤

【概述】

颅脑损伤（traumatic brain injury，TBI）是指外力作用于头部所致的脑部组织结构及功能改变，引起较严重的神经功能缺损。颅脑损伤表现为不同程度的意识、运动、感觉功能障碍，同时伴有认识、语言交流、行为、心理、日常生活及社会交往等功能障碍。其发生率居全身各部位创伤的第二位，占 20% 左右，但死亡率和致残率居首位。在我国，每年新增颅脑损伤患者约 60 万人，男性发生率高于女性，两者比例为 2 : 1，男性的死亡率是女性的 3 ~ 4 倍。颅脑损伤的病因主要是暴力直接或间接作用于头部，如交通事故、工伤、失足坠落、外伤、火器、利器伤等。临床上一般分为开放性损伤和闭合性损伤；病理上分为原发性损伤和继发性损伤。我国 1960 年首次制定了"急性闭合性颅脑损伤的分型"标准，按照昏迷时间、阳性体征和生命体征将病情分为轻、中、重型，现经过两次修改后已成为国内公认标准。

【主要功能障碍】

1. 身体方面

（1）瘫痪　由负责肌张力和肌肉反射的大脑高级中枢受损所致。可累及所有肢体，初期多为软瘫，后期多出现痉挛。

（2）运动失调　肌肉收缩的不协调和速度、时间、方向上的不准确及张力异常导致运动失调。

（3）平衡功能失调　大脑中枢受损使保持平衡的姿势调整反应产生紊乱。

（4）言语功能障碍　构音障碍多见。

（5）其他　如迟发性癫痫，由于锥体外系损伤所致的震颤等。

2. 认知方面

（1）感觉障碍　由于大脑皮层的感觉区域受损引起感觉异常或缺失；还可出现触觉辨别（痛觉、温度觉、实体觉）的障碍；也可因脑部处理中枢损伤出现特殊感觉的功能障碍，如视觉、听觉、味觉、嗅觉和知觉的异常。

（2）知觉障碍　主要表现为空间关系问题、体像障碍、失认和失用。

（3）其他　表现为注意力和集中力下降、记忆力和学习能力下降。

3. 心理和社会方面　颅脑损伤的恢复早期阶段，患者可能表现出行为上的紊乱和心理社会能力方面的功能低下。包括情绪不稳、攻击性行为、冲动和焦虑不安、定向力障碍、挫败感、否认和抑郁等。

【康复护理评估】

1. 严重程度评定　根据 GCS 昏迷评分和昏迷时间长短，颅脑损伤分为：①轻度颅脑损伤：13 ~ 15 分，昏迷时间在 20 分钟以内。②中度颅脑损伤：9 ~ 12 分，伤后昏迷时间在 20 分钟至 6 小时。③重度颅脑损伤：≤8 分，伤后昏迷时间在 6 小时以上，或伤后 24 小时内出现意识恶化并昏迷达 6 小时以上。

在重度颅脑损伤中持续性植物状态（persistent vegetative state，PVS）占 10%。PVS 是大脑皮质功能丧失但存在皮质下和脑干功能的一种状态。其诊断标准为：①认知功能丧失，无意识活动，不能执行指令。②保持自主呼吸和血压。③有睡眠觉醒周期。④不能理解和表达言语。⑤能自动睁眼或刺痛睁眼。⑥可有无目的性眼球跟踪活动。⑦丘脑下部及脑干功能基本正常。以上 7 个条件持续 1 个月以上的患者为持续植物状态，即"植物人"。

2. 严重颅脑损伤预后预测　GCS 评分 >7 分，CT 扫描正常，年轻，瞳孔对光反射灵敏，Doll 眼征完整，冰水热量试验眼偏向刺激侧，对刺激有局部反应，体感诱发电位正常，损伤后健忘症持续时间＜2周者，预后较好。相反，GCS＜7分，CT扫描可见大量颅内出血或脑水肿，年老，瞳孔散大，Doll眼征受损，冰水热量试验眼不偏离，对刺激的运动反应为去大脑强直，体感诱发电位缺失，损伤后健忘症持续时间＞2周者，预后较差。

3. 颅脑损伤结局预测 可用Glasgow昏迷量表对颅脑损伤患者的恢复及其结局进行评定，根据患者的意识状态、认知水平、能否恢复工作及学习、生活能否自理等分为5个等级：死亡、植物状态、重度残疾、中度残疾、恢复良好。

4. 神经行为恢复阶段的评估 由Rancho Los Amigos医疗中心建立，描述TBI神经行为恢复顺序及在每一个阶段提出认知康复的原理。从无反应到有反应分为8个等级。

5. 其他 运动功能障碍评定、言语功能障碍评定、认知功能障碍评定和心理障碍评定，其评定方法详见第三章相关内容。

【康复护理措施】

（一）康复护理原则和目标

1. 康复护理原则 早期介入、全面康复、个体化方案、循序渐进、家属参与、康复护理贯穿始终。

2. 康复护理目标 ①急性期：稳定病情，提高觉醒能力，促进健忘症恢复，预防并发症，促进功能恢复。②恢复期：最大限度地恢复运动、认知、语言功能和生活自理能力，提高生存质量。

（二）急性期的康复护理

1. 保持良肢位 让患者处于感觉舒适、对抗痉挛模式、防止挛缩的体位。头的位置不宜过低，以利于颅内静脉回流。患侧上肢保持肩胛骨向前，肩向前，伸肘；下肢保持稍屈髋、屈膝，踝中立位。具体详见第五章第一节。

2. 促醒治疗 ①音乐刺激：选择患者比较熟悉、喜爱的音乐，调节适当的音量，让患者听音乐并通过面部表情或脉搏、呼吸、睁眼等变化观察患者对音乐的反应。②穴位刺激：头针刺激感觉区、运动区、百会、四神聪、神庭、人中、合谷、内关、三阴交、劳宫、涌泉等穴位，有助于解除大脑皮质的抑制状态，起到开窍醒脑的作用。③语言刺激：让患者亲近的人对其进行呼唤、讲话及护理，同时配合语言命令。④光电刺激：通过不断变幻的彩光刺激患者的视网膜、大脑皮质。⑤皮肤刺激：给患者皮肤以不同感觉的刺激及被动活动，提供各种感觉及运动觉的传入，如给患者梳头、洗脸、使用护肤霜、用毛巾擦汗等。

3. 被动活动 每天定期有计划地被动活动四肢，防止关节挛缩的肢体肌肉萎缩。但要注意用力要缓和，以免暴力造成骨折。

4. 高压氧治疗 高压氧治疗可提高脑组织的血氧含量，改善脑缺氧所致的脑功能障碍；还可通过增加椎动脉血流量，提高脑干部位氧分压，刺激网状结构上行激活系统的兴奋性，有利于昏迷患者的觉醒和生命活动的维持。

5. 物理因子治疗 可利用低频脉冲电疗增强瘫痪肌肉的肌张力，增强肢体运动功能。

6. 支具 利用低温热塑板材，设计、制造作用于患侧肢体各关节的矫形支具，保持关节处于最佳功能位置。

（三）恢复期的康复护理

1. 运动疗法 ①基本训练：坐位平衡训练，坐位和仰卧位间的转换训练，床－椅转移训练、站立平衡、坐位和立位的转换训练、步行训练、上下楼梯训练等。②下肢控制能力训练：卧位下肢控制能力训练、站位下肢控制能力训练等。③上肢功能训练：卧位时的训练、坐位时的活动、抑制上肢痉挛模式等。

2. 作业治疗 包括改善肩臂功能的作业活动、改善腕关节功能的作业活动、改善手指功能的作业活动、辅助手的训练、利手交换训练等。

3. 日常生活活动能力训练 床上坐位、翻身、侧卧床边坐起、床与轮椅间的转移，进食、洗漱、更衣、洗浴、如厕、家务活动，轮椅选择、坐姿、驾驶方法，手杖的选择与使用，在地面上移动及从地面上站起的训练等。

4. 认知功能障碍的康复护理 颅脑损伤后认知功能障碍严重影响患者运动功能及日常生活能力的恢复，限制患者社会交流。因此，要重视认知功能障碍的康复治疗与护理。

（1）失认症的康复护理

1）单侧忽略：①环境改变：康复护理人员及家属与患者交谈及做治疗时尽可能站在患者忽略侧，将患者急需的物体故意放在患者的忽略侧，促使其注意。②读训练：阅读时为避免读漏，可在忽略侧的极端放上颜色鲜艳的规尺，以引起患者的注意；或让患者用手摸着书的边缘，用手指沿行间移动，使视线随手指移动。③加强患侧感觉输入：康复护理人员及家属利用口语、视觉、冷热刺激、拍打、按摩、挤压、擦刷、冰刺激等感觉输入，使患者注意患侧的存在。④躯干旋转及双手十字交叉活动：利用躯干向忽略侧旋转，向健侧翻身，鼓励患者用患侧上下肢向前伸，让患者做十字交叉活动及双手对称活动，以提醒患者忽略侧的存在。

2）视觉空间失认：①色失认：用各种颜色的图片和拼板，先让患者进行辨认、学习，然后进行颜色匹配和拼出不同颜色的图案，反复训练。②面容失认：先用亲人的照片，让患者反复看，然后把亲人的照片混放在几张无关的照片中，让患者辨认亲人的照片。③方向失认：让患者自己画钟面、房屋，或在市区图上画出回家路线等。④结构失认：让患者按要求用火柴、积木、拼板等构成不同图案。⑤垂直线感异常：监督患者头的位置，偏斜时用声音给患者听觉暗示。进行镜子前训练，在中间放垂直线，让患者认识垂直线，反复训练。

3）Gerstmann综合征：①右失认：反复辨认身体的左方或右方，接着辨认左方或右方的物体。②手指失认：给患者手指以触觉刺激，让其呼出手指的名称，反复在不同的手指上进行。③失读：让患者按自动语序辨认和读出数字，让患者阅读短句、短文，给予提示，让他理解其意义。④失写：辅助患者书写字、词及短句，并解释其意义，着重训练健手书写。

4）身体失认：训练时可用人的轮廓图或小型人体模型让患者学习人体的各个部位分及名称，再用人体拼板让患者拼配；同时，刺激患者身体某一部位，让其说出这一部位的名称等。

5）疾病失认：治疗很困难，重要的是要经常提醒患者及做好监护工作，一般于病后3~6个月可自愈。

（2）失用症的康复护理　①结构性失用：训练患者对家庭常用物品进行排列、摆放，临摹平面图或用积木排列立体构造图，由易到难，可给予暗示和提醒。②运动失用：如训练刷牙，可将刷牙动作分解，示范给患者看，然后提示患者一步一步完成或手把手教患者。反复训练，改善后减少暗示、提醒，并加入复杂的动作。③穿衣失用：可用暗示、提醒的方式指导患者穿衣，甚至可一步一步地用语言指示并手把手地教患者穿衣服。最好在衣、裤或衣服左右做明显的记号以引起患者的注意。④意念性失用：可通过视觉暗示帮助患者，如泡茶后喝茶。⑤意念运动性失用：设法触动无意识的自发运动，或通过触觉提示完成一系列动作。

（3）记忆力训练　①内在记忆法：利用视觉意象方法、首词记忆法、编故事等帮助记忆。②外在辅助物记忆法：利用笔记本、时间表、地图、闹钟、手表、清单、记号、标签等帮助记忆。

（4）注意力训练　①猜测游戏：取两个杯子和一个弹球，让患者注意看着训练者将一个杯子扣在弹球上，让其指出球在哪个杯子里。反复数次，如无误差，增加难度。②删除作业：在白纸上写汉字、拼音或图形等，让患者用笔删去指定的汉字、拼音或图形，反复多次无误差后，可增加汉字的行数或词组。③时间感：给患者秒表，要求患者按指令开启秒表，并于10秒内自动按下停止秒表。以后延长至1分钟，当误差小于1~2秒时改为不让患者看表，开启后心算到10秒停止，然后时间可延至2分钟，当每10秒误差不超过1.5秒时，改为一边与患者交谈，一边让患者进行上述训练，要求患者尽量不受交谈的影响分散注意力。④数目顺序：让患者按顺序说出或写出0到10之间的数字，或看数字卡片，让其按顺序排好。

（5）解决问题的能力　①指出报纸中的消息：提问报纸中的各种信息，如标题、日期、名称、分类广告和不同专栏等，让患者回答。②排列数字：给3张数字卡，让患者按由低到高的顺序排好；或每次给一张数字卡，让患者根据数值大小插进已排好的3张卡片之间等。③问题状况的处理：如丢了钱包怎么办、如何刷牙等。④从一般到特殊的处理：从工具、动物、植物、国家、职业、食品、运动等内容中随便指出一项，如让患者尽量想出与食品有关的细项，如回答顺利，可对一些项目给出限制条件，让患者想出符合这些条件的项目；再如可向患者提出哪些运动需要跑步，哪些需要球。⑤分类：给患者一张上面有30项物品名称的清单，让其分成3类（食品、家具、衣服），完成后再对各类物品进行细分。⑥做预算：让患者假设每月开支账目（6个月或1年），找出某月最大的基本开支项目及计算各项开支每年的总消耗数等。

【康复护理指导】

1. 心理指导 不论损伤轻重，患者及家属均对颅脑损伤的恢复存在一定忧虑，担心能否适应今后的工作，生活是否受到影响。对轻型颅脑损伤患者，应鼓励其尽早生活自理，对恢复过程中出现的头痛、耳鸣、记忆力减退者应给予适当的解释和宽慰，使其树立信心。

2. 外伤性癫痫 对外伤后继发癫痫的患者应嘱咐其定期服用抗癫痫药物，不能单独外出、登高、游泳等，以防发生意外。

3. 康复训练 颅脑损伤遗留的语言、运动或智力障碍，在伤后 1~2 年内有部分恢复的可能。应树立患者的信心，同时制订康复计划，进行相应功能训练，如语言、记忆力等方面的训练，以改善生活自理能力及社会适应能力。

4. 安全教育 颅脑损伤患者预后与损伤的程度、康复治疗的介入、家庭的支持等众多因素有关。尽管有及时的康复介入和良好的家庭支持，伤者仍有 14%~18% 的永久性残疾。因此，加强安全生产和交通安全教育对减少颅脑损伤的发生是很重要的。

思考题

1. 颅脑损伤的常见功能障碍有哪些？
2. 颅脑损伤患者急性期康复护理的内容有哪些？
3. 认知功能障碍患者的康复护理措施有哪些？
4. 行为障碍患者的康复护理措施有哪些？

第三节　小儿脑性瘫痪

【概述】

小儿脑性瘫痪又称脑性瘫痪（cerebral palsy，CP），简称脑瘫，是自受孕开始至婴儿期非进行性脑损伤和发育缺陷所致的综合征，其主要表现为运动障碍及姿势异常。脑瘫发病率在世界范围内为 1.5‰~4‰，平均为 2‰。脑瘫主要致病因素是脑缺氧或脑部血液灌注不足。国内统计引起脑瘫的主要因素有：胎儿发育迟缓、胎儿宫内窘迫、早产儿、低出生体重儿、新生儿窒息、新生儿缺血缺氧性脑病、高胆红素血症和低血糖等。脑瘫主要表现为中枢运动功能障碍和姿势异常，可伴有不同程度的智力障碍、言语障碍、视听觉障碍、感知觉障碍、癫痫及心理行为异常。根据运动障碍的特征、临床表现及瘫痪部位可有如下分型：①按临床表现分为 6 型：痉挛型、不随意运动型、强直型、共济失调型、肌张力低下型、混合型。②按瘫痪部位分为 6 型：单肢瘫、双肢瘫、三肢瘫、偏瘫、四肢瘫、截瘫。

【主要功能障碍】

（一）中枢性运动障碍及姿势异常

1. 痉挛型 最常见，占 60%～70%。表现为偏瘫、双肢瘫、四肢瘫等。临床特点为肌张力增高、运动发育迟缓、肢体异常痉挛等。患儿仰卧位时呈上肢屈曲、下肢伸展痉挛模式；患儿俯卧位时，竖颈困难，四肢呈屈曲模式。

2. 不随意运动型 占 20%～25%。表现为肢体不随意动作，紧张或兴奋时不随意动作增多，安静时消失，常伴有流涎、动作不协调、头部控制能力差。原始反射持续存在并通常反应剧烈，尤其以非对称性紧张性颈反射姿势多见。特点是以不自主、无意识运动为主要症状。

3. 共济失调型 此型较少见，占 5% 左右。表现为平衡障碍、肌张力低下、步态不稳、不协调性运动等。智力以正常者为多。

4. 强直型 较少见，占 5% 左右。此型症状类似痉挛型，但程度更重。表现为锥体外系损伤症状，全身肌张力增高，肢体僵直，运动严重障碍，常伴有角弓反张、肢体无随意运动及智力低下。

5. 肌张力低下型 临床以肌张力低下为显著特征，患儿肢体肌肉松软无力，自主动作极少，关节活动度比正常儿大，抬头无力，坐或站立困难。

6. 混合型 此型患者约占发病患者的 10%，同时兼有上述两型以上的特点。

知识链接

非对称性紧张性颈反射

非对称性紧张性颈反射（asymmetrical tonic neck reflex，ATNR）表现为小儿仰卧，头居中，四肢伸展位，当旋转头部时，阳性表现为颜面侧上、下肢伸肌张力增高成伸展位，后头侧屈肌张力增强，上、下肢屈曲。正常情况下3～4个月消失，持续阳性则阻碍小儿头和四肢运动发育。ATNR 在新生儿出生后1周左右出现，2～3个月呈优势，以后受上位中枢的控制而逐渐消失，若出生后3个月仍然持续存在则为异常。

（二）伴随障碍

1. 语言障碍 表现为语言发育迟缓、发音困难、构音不清、不能正确表达等。

2. 听觉障碍 新生儿重症黄疸所致不随意运动型脑瘫患儿伴有听觉障碍，其程度从高频到低频障碍轻重不等。

3. 视觉障碍 表现为内斜视、外斜视等眼球协调障碍，其次为眼震、凝视障碍和视神经萎缩等。近视、远视、弱视者亦较多见。

4. 行为障碍 固执任性、情绪不稳定、注意力不集中、兴奋多动，有自残行为和暴力倾向。

5. 癫痫 以全身性阵挛发作、部分发作、继发性大发作为多。

6. 智能、情绪问题 并发智能低下的情况最多，多动、情绪不稳、自闭（孤独倾向）亦多见。

7. 其他认知功能障碍 常有触觉、位置觉、实体觉、两点辨别觉缺失。

【康复护理评估】

1. 健康状态评估 一般情况、母亲孕期情况、母亲分娩时情况、对康复治疗的承受能力、生长发育情况、父母一般情况及家族史等。

2. 躯体功能评估 肌力、肌张力、关节活动度、原始反射或姿势性反射、协调功能、平衡能力及步行能力等。

3. 语言功能评估 主要通过交流、观察及评估量表来判断患者有无语言功能障碍。常见的言语功能障碍包括失语症、构音障碍、言语失用等。

4. 认知功能评估 可通过温度觉、触觉、痛觉来检查确定障碍状况，也可通过询问家长，得知患儿异常程度。

5. 日常生活活动能力评估 通过观察患儿在日常生活活动中完成实际活动动作情况来评估其能力。

6. 心理社会及家庭评估 脑瘫患儿及家长常存在心理障碍，因此应对其情绪、行为、反应能力、对疾病认识程度等进行评估。

7. 智能评估 患儿合并智力落后将会影响康复护理效果，因此进行智力评估有利于制定具有针对性的康复护理措施。

【康复护理措施】

（一）康复护理原则与目标

1. 康复护理原则 早期干预、综合康复、正确指导、积极配合、持之以恒，预防继发残疾。

2. 康复护理目标 纠正患儿异常姿势，运动功能改善，活动能力提高；未出现因活动受限引起的并发症，或能及时发现和处理并发症；言语与认知功能改善；最大限度地提高躯体、心理与社会功能。

（二）康复护理方法

1. 康复环境 康复环境应宽敞、整洁、典雅、舒适、安全。患儿床应选择带有护栏的多功能床，病床之间的间距不应小于1.5m，房间内设无障碍设施，方便患儿及轮椅出入；通道应安装扶手、呼叫器；地面应防滑，以保障患儿的安全。

2. 纠正异常姿势，改善躯体活动障碍

（1）正确睡眠体位 ①痉挛型脑瘫患儿采用侧卧的睡眠体位：此卧位有利于降低

肌张力,促进动作的对称,改善痉挛。②痉挛型屈曲严重的患儿取俯卧位睡眠,在患儿胸前放一低枕,使其双臂向前伸出,当患儿头能向前抬起或转动时,可以去掉枕头。

(2) 正确的坐姿

1)伸腿坐位:伸腿坐位时,双侧髋关节屈曲、外展,膝关节伸展。可对患儿进行坐位平衡、重心移动、体轴回旋等训练(图7-1)。

2)盘腿坐位:盘腿时,髋关节屈曲、外展,膝关节屈曲状态下臀部负重(图7-2)。

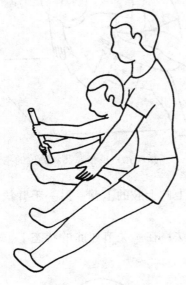

图7-1 伸腿坐位

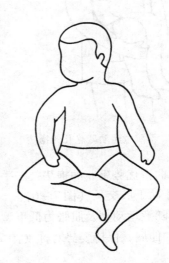

图7-2 盘腿坐位

(3) 正确的抱姿 不同类型的患儿其抱法也不尽相同。如果抱的姿势不正确将影响患儿的康复效果。

1)易出现角弓反张的痉挛型患儿的抱法:患儿双上肢放在抱者的双肩上,尽可能地环绕抱者的颈部,将患儿两下肢分开置于抱者的腰部。可降低下肢肌张力(图7-3)。

2)不随意运动型患儿或双腿交叉患儿的抱法:使患儿的髋关节充分屈曲,同时抱者用上臂抑制患儿双上肢,防止肩与上肢向后方用力,用胸部抵住患儿头部,防止头颈后仰。此姿势不宜时间过长,可在此姿势下左右摇晃患儿(图7-4)。

3)重度角弓反张患儿侧卧位的抱法:使患儿头部、肩部、髋关节及膝关节呈屈曲姿位(图7-5)。

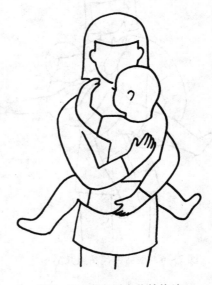

图7-3 痉挛型患儿的抱法

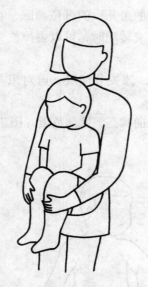

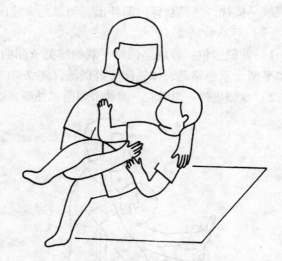

图7-4 不随意运动型患儿的抱法　　　图7-5 重度角弓反张患儿侧卧位的抱法

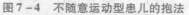

4）屈曲占优势患儿的抱法：一手扶持患儿上侧上肢的上臂，另一手臂扶持骨盆部位。可防止两下肢交叉（图7-6）。

5）不随意运动型及肌张力低下型患儿的抱法：在髋关节屈曲的状态下，促使患儿头与脊柱的伸展，保持姿势对称（图7-7）。

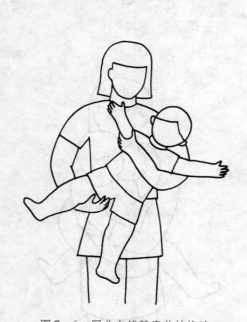

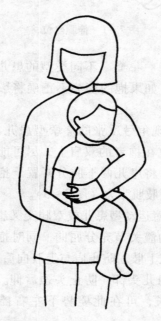

图7-6 屈曲占优势患儿的抱法　　　图7-7 不随意运动型及肌张力低下型患儿的抱法

3. 日常生活活动能力护理

（1）洗浴的护理　洗浴时应注意不加重异常姿势，体位舒适，使患儿有安全感。

对重症痉挛型患儿洗浴，可将充半量的大球放于浴盆中，患儿可坐其上或俯卧其上进行洗浴。不能取坐位的患儿可在浴盆中放一块木板洗浴。

（2）穿、脱上衣的护理　穿套头衫或背心时，先穿患侧再穿健侧，脱衣时则相反，先脱健侧后脱患侧。如果是对襟衣服，可先将其下面的纽扣扣好，根据患儿的情况，留1～2个上面的纽扣不扣，然后按照套头衫的穿、脱方法进行。

（3）穿、脱裤子的护理　取坐位，先将患侧或功能较差的下肢套入裤筒，再穿另一侧，然后患儿躺下，边蹬健足，边向上提拉裤子到腰部并系好。脱法与穿法相反。对于下肢障碍较重的患儿，也可取坐位，双腿套上裤子后，转右侧半卧位，提拉左侧的裤筒，转左侧半卧位时，提拉右侧裤筒，左右交替进行。脱法与穿法相反。

（4）进食的护理　根据患儿自身特点选择最适合患儿的进食体位：①抱坐喂食。②面对面进食。③坐位进食。④坐在固定椅子上进食。⑤侧卧位进食。⑥俯卧位进食。喂饮时应注意，勺进入口腔的位置要低于患儿的口唇，从口唇的中央部位插入，喂食者避免从患儿头的上方或侧方喂饮，防止引起患儿的头部过度伸展和向一侧回旋。坐位时要保证双脚平放于地面，膝关节屈曲90°。

（5）排泄的护理　培养定时排便的习惯。能取坐位排便的患儿应注意增加稳定性，注意座位的高度，双脚能踏到地面为宜；对较小的患儿可以放在护理者膝上，扶持患儿背部并稍向前倾。

4. 早期言语障碍的护理　脑瘫患者言语障碍的护理强调早期干预并融入日常生活活动中，指导家长可用图片进行语言输入刺激，如家长拿出苹果的图片，教患儿说苹果，要让患儿看着家长的口形发音说出来。反复的言语刺激、目光对视等有利于语言交流积极性的产生，逐渐提高语言表达能力。

5. 心理护理及增强社会交往能力　给予脑瘫儿童更多的关心和鼓励，创造机会参与社会活动，让其充分展示自己，树立"我能行"的观念，增强自信心，能够最大限度地达到生活自理，走入社会，参与社会活动，增强社会交往能力。

【康复护理指导】

1. 向患儿家长介绍脑瘫致病因素、临床表现、治疗方法、预防措施。
2. 宣传优生优育，实行婚前保健。提倡早发现、早治疗。
3. 避免早产儿、低体重儿和巨大儿出生，预防窒息、颅内出血和核黄疸，预防高热惊厥。
4. 指导患儿家长如何控制脑瘫患儿的异常姿势、如何保持患儿正确进食姿势，以及正确抱姿、正确的睡眠体位。
5. 帮助家长树立良好的心态和坚定的信念，最终使患儿学会生活的基本技能，适应环境，回归社会。

思考题

1. 痉挛型脑瘫患儿的主要的功能障碍有哪些？如何进行饮食指导？

2. 简述痉挛型与不随意运动型脑瘫患儿的抱扶方法有何区别？

第四节　脊髓损伤

【概述】

脊髓损伤（spinal cord injury，SCI）是指由各种原因引起的脊髓结构或功能的损害，造成损伤水平以下机体运动、感觉、自主神经功能障碍。颈脊髓损伤表现为四肢瘫，导致上肢、躯干、下肢及盆腔器官的功能损害。胸腰脊髓损伤表现为截瘫，累及躯干、下肢及盆腔脏器，上肢功能不受累。脊髓损伤常见原因有交通事故、暴力、高空坠落、运动损伤或自然灾害、战争创伤及一些脊髓疾病等。根据致病因素的不同，脊髓损伤分为外伤性及非外伤性，其类型分为完全性脊髓损伤、不完全性脊髓损伤。患者主要表现为活动障碍、自理能力下降或丧失、排泄功能异常，继之容易出现各种并发症，以及因疾病导致的焦虑、忧郁、悲观等心理问题。因此，脊髓损伤的康复治疗及护理很重要。

【主要功能障碍】

脊髓损伤可造成损伤平面以下的感觉、运动和反射障碍，大、小便排泄功能障碍及自主神经功能障碍等，继之出现各种并发症和心理、社会、生活及职业上诸多障碍。

1. 运动障碍　主要表现为脊髓损伤平面以下肌力减退或消失，造成自主运动功能障碍；脊髓损伤平面以下肌张力的增高或降低，影响运动功能；脊髓损伤平面以下反射消失、减弱或亢进，出现病理反射。胸段以下脊髓损伤造成躯干、下肢及盆腔脏器功能障碍而未累及上肢时称为截瘫。脊髓损伤造成上肢、躯干、下肢及盆腔脏器的功能损害时称为四肢瘫。

2. 感觉障碍　主要表现为脊髓损伤平面以下感觉（痛温觉、触压觉和本体觉）的减退、消失或感觉异常。

3. 神经源性膀胱　脊髓损伤水平不同，膀胱功能亦有不同的表现，主要表现为痉挛性或反射性膀胱、无力性或非反射性膀胱。

4. 神经源性直肠　根据脊髓损伤情况的不同，患者可发生排便反射消失，出现大便失禁或便秘。

5. 自主神经功能障碍　表现为排汗功能和血管运动功能障碍，出现高热、心动过缓、体位性低血压、皮肤脱屑及水肿、角化过度等。

6. 并发症　脊髓损伤患者可能出现一系列的并发症，如压疮、疼痛、泌尿系统感染、肺部感染、深静脉血栓形成与肺栓塞、异位骨化、骨质疏松、关节挛缩等。

【康复护理评估】

1. 脊髓损伤程度的评估　脊髓损伤后首先应判断是完全性还是不完全性脊髓损伤。

目前，临床上主要采用美国脊髓损伤学会（ASIA）的神经功能分类标准对脊髓的损伤程度进行评估（表7－3）。

表7－3　ASIA功能分类

级别	程度	临床表现
A	完全性损伤	损伤平面以下，包括S4～S5（鞍区）无任何运动及感觉功能保留
B	不完全感觉损伤	损伤平面以下，包括S4～S5（鞍区）有感觉功能保留，但无任何运动功能保留
C	不完全运动损伤	损伤平面以下有运动功能保留，但大部分的关键肌肌力小于3级
D	不完全运动损伤	损伤平面以下有运动功能保留，但大部分关键肌肌力大于或等于3级
E	正常	感觉和运动功能正常

　　2. 脊髓损伤完全性的评估　脊髓损伤是否完全以最低骶节（S4～S5）有无残留功能为准。残留感觉功能时，用针刺激肛门皮肤与黏膜交界处有痛感；残留运动功能时，肛门指诊时肛门外括约肌有随意收缩。完全损伤者骶段最下部感觉功能或运动功能丧失（S4～S5既无感觉功能也无运动功能）；不完全损伤者S4～S5有感觉功能和（或）运动功能，被认为是骶部保留。不完全损伤的骶部保留，与肢体的运动功能改善密切相关。

　　3. 脊髓损伤平面与预后的评估　脊髓损伤平面与功能预后密切相关，对指导患者的康复治疗非常重要（表7－4）。

表7－4　脊髓损伤平面与功能预后的关系

损伤平面	最低位有功能肌群	活动能力	生活能力
C1～C4	颈肌	依赖膈肌维持呼吸，可用声控方式操纵某些活动	完全依赖
C4	膈肌、斜方肌	需要用电动高靠背轮椅，有时需要辅助呼吸	高度依赖
C5	三角肌、肱二头肌	可用手在平坦路面上驱动高靠背轮椅，需要上肢辅助具及特殊轮椅	大部分依赖
C6	胸大肌、桡侧腕伸肌	可用手驱动轮椅，独立穿上衣，基本独立完成转移，自己开特殊改装汽车	中度依赖
C7～C8	肱三头肌、桡侧腕屈肌、指深屈肌、手肌	独立使用轮椅，可独立完成床至轮椅、厕所和浴室间的转移	大部分自理
T1～T6	上部肋间肌、上部背肌群	独立使用轮椅，用连腰带的支具扶拐短距离步行	大部分自理
T12	腹肌、胸肌、背肌	用长腿支具扶拐步行，长距离行动需要轮椅	基本自理
L4	股四头肌	戴短腿支具扶拐步行，不需要轮椅	基本自理

　　4. 脊髓损伤躯体功能的评估　包括关节活动度、肌力、上肢和下肢功能、心肺功

能、泌尿与性功能等多项评估。

5. 脊髓损伤心理功能的评估　脊髓损伤患者心理功能的评估可用于患者康复的各个时期，通过心理功能的评估能够准确掌握患者的心理状况，帮助患者采取积极的应对措施，调整心理环境，对患者的康复具有重要意义。心理功能评估包括患者的心理状态、性格、情绪等，此项评估由心理治疗师组织完成。

6. 脊髓损伤并发症的评估　主要对疼痛、压疮、泌尿系统感染、肺部感染、深静脉血栓、骨质疏松、关节挛缩等进行评估。

知识链接

脊 髓 休 克

脊髓休克是指脊髓受到外力作用后短时间内损伤平面以下的脊髓功能完全消失。持续时间一般为数小时至数周，偶有数月之久。脊髓休克并不意味着脊髓完全性损伤，此期间无法对损伤程度做出正确的评定。当脊髓休克期结束后，中枢神经系统实质性损害才会表现出来，此时是评定脊髓损伤的最佳时机。

【康复护理措施】

（一）康复护理原则与目标

1. 康复护理原则　①避免二次损伤。②配合物理治疗师、作业治疗师对患者进行康复训练。③开展心理疏导。④督促患者学会自我护理。

2. 康复护理目标　①避免各种并发症的发生。②达到生活自理，回归社会。③避免深静脉血栓的形成。④指导患者进行日常生活活动能力训练。⑤患者和家属能面对残疾，改善心理状态，重建生活信心。⑥出院前完成由"替代护理"向"自我护理"的过渡。

（二）脊髓损伤早期的康复护理

脊髓损伤早期一般是从受伤开始至伤后 1 个月内。

1. 现场急救　脊髓损伤的康复应从受伤现场开始。现场抢救时，要充分认识到潜在脊髓损伤的危险性。对估计可能有脊柱、脊髓损伤的患者，必须采取制动固定脊柱后再移离现场和转运。错误的搬动和移动会导致脊髓损伤或损伤加重（由不完全性损伤转化为完全性损伤），造成终生残疾。

2. 入院常规护理　①床位安排：脊柱不稳定的患者用硬板床，以防脊柱扭曲损伤脊髓。脊柱稳定的患者可使用减压床、气垫床或在一般床上加气垫，以防发生压疮。②保持良好的体位：将瘫痪肢体的关节保持功能位或对抗痉挛位，保持踝关节处于90°中立位，防止足下垂。③定时翻身：一般 2 小时 1 次，翻身时需 2~3 人为患者做轴向翻身，勿扭转躯干，以防造成新的脊髓损伤。④做好生活护理：保持局部皮肤清洁、干燥，做好二便后的清洁处理，使患者感到舒适、满意。⑤做好饮食护理：注意患者饮食的质和量，加强营养，以增强机体抵抗力。多饮水，多吃新鲜蔬菜和水果，以利大便通畅。

3. 手术前后护理 患者入院后全面做好手术前准备。按手术要求做好术后各项常规护理，特别注意瘫痪以下肢体的护理，防止各种并发症的发生。颈椎术后患者，除有手术内固定和颈部围领外固定外，翻身时一定要注意"轴向翻身"，头和躯干必须同时翻转，否则会使颈椎部位扭动，造成严重后果。

4. 二便护理 急性期输液较多，应留置导尿管，并处于开放状态，注意尿道口的清洁护理，根据导尿管的材质 1 ~ 4 周更换 1 次，尿袋应是防止反流袋，防止尿路感染。注意定时排大便，便秘者可口服缓泻剂，并在肛门内注入甘油，每次甘油量不少于20mL，一定要用力推入，以扩张直肠，引起排便反射。

5. 康复训练 配合治疗师鼓励患者早期进行床上康复训练，尤其是瘫痪肢体被动关节活动，保持躯干和肢体的正确体位，有助于预防关节挛缩和压疮。肩关节应处于外展位，以减少后期发生挛缩和疼痛。腕关节通常用夹板固定于功能位，即腕背屈、拇指外展背伸，其余四指应处于微屈位，以利于后期抓握功能训练。定时变换体位，可使髋关节伸展，防止髋关节屈曲挛缩。应用夹板或穿高腰运动鞋，使踝关节处于背屈90°，防止踝关节屈曲挛缩。截瘫的患者如果髋关节和踝关节屈曲畸形，将限制其未来的行走。如果肩、肘、膝和髋关节活动受限，还将发生异位骨化。同时配合运动疗法治疗师（PT师），经常给患者叩击胸背部，鼓励患者咳嗽、咳痰，防止坠积性肺炎。有痰时，除叩击胸部还应注意体位排痰。

（三）脊髓损伤中后期的康复护理

脊髓损伤中后期是指受伤后 2 ~ 6 个月。此期患者病情稳定，脊柱骨折已愈合，是全面进入康复训练的阶段，也为回归家庭和社会做好准备。应指导患者及家属在集中康复训练期间掌握所有康复护理内容，由"替代护理"过渡到"自我护理"；应预防各种并发症的发生，使患者重返社会。

1. 保持良好体位 脊髓损伤患者肢体运动障碍，卧床时间较长，需要为患者保持良好体位并定时变换，恢复期可每 3 ~ 4 小时变换 1 次，患者不能主动翻身时应由康复护士协助完成。良好体位有利于保持关节活动度，对预防压疮、关节挛缩和畸形的发生有重要意义。

2. 呼吸系统护理 鼓励患者多做深呼吸运动，帮助患者排除呼吸道分泌物，如叩背、定时翻身、体位引流等。痰液不易排出时，可给予超声雾化吸入或使用祛痰剂。高位颈髓损伤患者应停止吸烟，防止上呼吸道感染。

3. 循环系统的护理 ①心动过缓：心率低于50 次/分或出现头晕眼花等症状时应对症处理。②体位性低血压的预防：改变体位时，动作不要过快；可穿戴弹力袜；发生体位性低血压时，可躺下或抬高患肢，若在轮椅上应先锁住轮椅再倾斜轮椅。③水肿的预防：穿戴弹力袜有助于血液回流，每天进行关节活动度练习；已发生水肿者，多做关节活动度练习，并抬高下肢 10 ~ 15 分钟，每天做 4 ~ 5 次，起床后穿戴弹力袜。④深静脉血栓形成或肺栓塞：肺栓塞是一种严重的并发症，可危及生命，因此预防十分重要。防止静脉血栓的形成是预防肺栓塞的关键。若患者发生下列情况，需摄片排除肺栓塞：突然发生气促或伴有胸部压迫感；胸背部疼痛，呼吸时加重；突发咳嗽，常伴有红色或粉红色痰。确诊静脉血栓形成后，需防止栓子脱落和使用抗凝药物。防止栓子脱落应做到"三不"：不要增加活动量，不能做关节活动度练习，不要移动患肢。

4. 饮食护理 摄入足够营养和维生素，多吃蔬菜和水果，在后期物理治疗、文体训练时要加强高蛋白食物的摄入，以增加肌力。另外，需注意钙的摄入。

5. 二便护理 进入中后期，脊髓损伤患者的泌尿系统护理尤显重要。在早期输液结束后，留置导尿管应夹闭，每隔 4 ~ 6 小时定时开放 1 次。白天定时饮水，每小时约120mL，夜间少饮水，以训练膀胱扩张和收缩的能力。定期检查残余尿量，排尿后残余尿量大于 100mL 应及时通知医生处理。排便护理基本同早期，但要指导患者学会坐在马桶上自己注入开塞露，大便后清洁肛门。便秘者在医生指导下服用缓泻剂，多吃富含纤维素的食物，养成定时排便的习惯，有利于大便排出。

6. 康复训练 配合 PT 师对患者进行各项康复训练。脊髓损伤患者应尽早用起立床进行站立训练，倾斜的角度每天逐渐增加，在卧床时开始摇起上半身约30°，逐渐抬高至90°左右，逐步解决直立性低血压的问题；转入站立斜床训练时，患者双下肢穿弹力袜，腹部用腹带，以增加回心血量。从平卧位到直立位需 1 周时间的适应，适应时间与损伤平面有关，损伤平面越高，适应时间越长，反之则短。后期在 PT 师指导下进行肌力训练、手功能训练、平衡训练、轮椅上坐位平衡训练、行走训练和日常生活活动训练等。

7. 使用康复器具的护理 患者在中后期，将在 PT 师、OT 师（作业疗法治疗师）指导下完成床 - 轮椅、轮椅 - 坐便器等转移动作，并开始佩戴支具（自助具、下肢矫形器）和使用拐杖（腋拐、肘拐）。康复护理人员应在 PT 师、OT 师指导下，监督、保护患者完成特定动作，发现完成动作时出现的问题，及时反馈给医生、PT 师、OT 师，并且在评价会上讲述护理中出现的各种问题，以便在住院期间及时修正康复方案，让患者和家属学会"自我护理"，不遗留任何问题。

8. 日常生活活动能力训练的护理 脊髓损伤患者日常生活活动能力训练包括自行穿脱衣裤、鞋、袜，刷牙，洗脸，洗澡，自行进食等。各种生活动作由 PT 师、OT 师指导，在指定时间内按阶段完成，这是回归家庭和社会的重要前提：①四肢瘫：具有不同程度躯干和上肢障碍的四肢瘫患者，训练日常生活活动尤为重要。自理活动如吃饭、梳洗、穿上衣，完成床上活动后再过渡到轮椅水平，穿、脱裤子最好在床上完成。洗澡应在床上或在洗澡椅上由他人帮助下完成。适当地运用一些辅助用具来补偿功能性缺陷和限制运动。②截瘫：大多数的截瘫患者可独立完成修饰和个人卫生活动，首先在床上进行，然后在轮椅上进行，包括梳头、剃须、化妆、口腔卫生和剪指甲等。洗澡开始在床上在他人的帮助下进行，逐渐过渡到在洗澡椅上独立完成。

（四）脊髓损伤并发症的康复护理

1. 压疮的护理

（1）压疮重在预防，防止发生压疮的措施如下：①注意局部解压，坐位时每15分钟进行减压动作，已经坐轮椅的患者嘱其每30分钟抬高臀部1次，以缓解对尾骨和坐骨的压力。卧床者经常改变体位，一般每2小时翻身变换体位1次。②多进高蛋白食物，保证足够营养和水分的摄入，改善全身状况及皮肤血液循环。③保持皮肤清洁、干燥，转移和放置患者时要特别注意清除床面、座椅上的异物，防止局部皮肤受损。认真观察压疮好发部位的皮肤情况并做好记录。

（2）出现压疮时，首先应观察部位、程度（红肿、水疱、破溃）、疮面状态（大小、形态、有否渗出液及其性质）、疮口基底部和周围有无坏死组织、肉芽组织增生情况等。处理原则：局部出现红肿者，采取减轻受压，促进血液循环；局部出现创面者，给予消炎、预防感染治疗；局部有坏死者，清除坏死组织，配合预防治疗以促进新的肉芽组织增生和表皮生长。

2. 疼痛的护理　脊髓损伤后，相应节段的骨骼、肌肉、肌腱及韧带等因不同程度损伤所引起的疼痛，一般随着复位、固定和组织修复而逐渐好转或消失。由于损伤平面的神经根和脊髓本身的感觉改变而导致的疼痛，可突然发作，阵发性加重，也可呈持续性发作，疼痛性质可为钝痛、针刺样痛、灼痛、抽搐痛和幻觉痛。患者长期受到疼痛折磨，对身体有明显影响。护理应注意：①观察患者疼痛发作的特点（发作时间、部位、性质、有效的止痛方法），及时将情况向医生报告，并按医嘱治疗，观察治疗后的疗效。②症状较轻者，可合理服用止痛药物对症治疗。③剧烈发作、持续时间较长、影响生活者，可考虑手术治疗。

3. 泌尿系统感染的护理　患者泌尿系统感染时，按医嘱用抗生素，开放留置导尿管，注意清洁会阴部及尿道口，准确记录排尿时间和尿量、尿的外观，进行尿常规和尿细菌培养检查，发现问题及时报告医师，采取相应措施解决存在的问题。

4. 肺部感染的护理　颈髓损伤者，由于肺功能和咳嗽功能降低，容易发生肺炎或肺不张。除按医嘱给予药物治疗外，需注意呼吸训练，指导患者做深呼吸练习5~10次（为一组），每日2~3组。腹肌瘫痪者可用腹带，以增加呼吸容量。鼓励患者咳嗽以清除气道分泌物。患感冒时，有效清除气道分泌物对预防发生肺炎很关键。

5. 预防深静脉血栓的形成　①脊髓损伤患者应尽量避免在下肢静脉输液，特别是刺激性液体。②指导患者被动或主动活动双下肢，定时加压，促进血液循环，长期卧床休息时适当抬高床脚，以利静脉血液回流。③按医嘱使用溶栓剂或抗凝剂时，鼓励患者适当增加饮水。④经常活动患肢可防止深静脉血栓形成。

6. 预防骨质疏松　适当进行体育锻炼，进食富含钙和维生素D的食物，常晒太阳。

7. 预防关节挛缩　关节挛缩是脊髓损伤患者常见的并发症之一，应注意保持患者肢体的功能位，对过度紧缩的关节及时采取矫正措施，配合PT师、OT师的训练要求，增加关节活动范围，防止挛缩的发生。

（五）心理护理

脊髓损伤患者均有不同程度的心理障碍，常表现为抑郁、悲观、绝望、焦虑、烦躁等。了解患者个人、家庭、社会、经济、事业等各方面情况，在心理医生的配合指导下，适时、适度地做好耐心、细致的心理护理工作，并将心理护理贯穿于脊髓损伤患者的整个病程中去。

【康复护理指导】

1. 角色转换　教育患者和家属在住院期间完成由"替代护理"到"自我护理"的过渡，重点是教育患者如何"自我护理"，同时培养患者良好的卫生习惯，避免发生各种并发症，尤其是肺部和泌尿系感染。

2. 为回归社会做好准备　配合社会康复和职业康复部门，协助患者做好回归社会的准备，帮助家庭和工作单位改造环境设施，使其适合患者的生活和工作。告之患者要定期到当地医院复诊。

3. 学习康复技能　制定一个长远的康复训练计划，教会患者家属掌握基本的康复知识和训练技能，以及正确使用康复器具（如拐杖、助行架、轮椅等助行器），防止二次残疾。

4. 学会二便护理　加强二便管理，让患者学会自己处理大小便，高位颈髓损伤患者的家属要学会协助患者处理大小便问题。患者出院前要教会患者本人自我导尿；高位颈髓损伤患者，应教会家属导尿技术及局部消毒和无菌操作。

5. 皮肤护理　指导患者起床后检查易发生压疮的部位，临睡前检查在坐位时易受压的位置。对感觉功能完全障碍者，做减压动作以防压疮的发生。

6. 注意饮食调节　制定合理的膳食食谱，指导患者合理摄入维生素、蛋白质、钙等营养素，是增强体能、抗病能力和身体免疫能力的重要环节。充足的营养对皮肤的健康亦很重要。

7. 性教育　在康复医师协助下，给患者以性健康教育，并指导患者和家属使用药物和性工具。

思考题

1. 脊髓损伤患者出院前应做好哪些指导工作？
2. 脊髓损伤早期的康复护理措施有哪些？
3. 脊髓损伤平面与功能预后有什么关系？

第五节　周围神经病损

【概述】

周围神经病损可分为周围神经损伤和周围神经病两大类。周围神经损伤（peripheral

nerve injury）是由于周围神经丛、神经干或其分支受外力作用而发生的损伤，如挤压伤、挫伤、切割伤等，主要病理变化是损伤远端神经纤维发生 Waller 变性。周围神经病是指周围神经的某些部位由于炎症、中毒、代谢障碍等引起的病变，旧称神经炎，轴突变性是其常见的病理改变之一，与 Waller 变性基本相似。

【主要功能障碍】

1. 感觉障碍　由于传入纤维受损，受伤神经相应支配区域痛觉、温度觉及本体感觉减退或丧失，临床上出现局部麻木、灼痛、刺痛，深、浅感觉减退，感觉过敏或感觉丧失，实体感缺失，皮肤感觉减退或过度敏感等。

2. 运动障碍　受伤神经支配的肌肉无收缩功能，关节不能主动运动。出现相应神经支配区域的某些肌肉或肌肉群瘫痪，肌张力降低或消失，晚期可出现肌肉萎缩、关节挛缩和畸形。

3. 自主神经功能障碍　皮肤汗腺分泌异常，表现为局部无汗、少汗或多汗，皮肤温度异常（降低或增高），皮肤营养不良，色泽改变（苍白或发绀），指（趾）甲生长缓慢、粗糙脆裂等。

4. 反射改变　周围神经损伤后，其所支配区域的深、浅反射均减弱或消失，早期偶有深反射亢进。

【康复护理评估】

周围神经病损的患者就诊时除仔细而全面地采集病史，进行全身体格检查外，应进行功能检查与康复评估，以便正确判断功能障碍的部位和程度，有助于判断病损的预后，为制定康复治疗护理方案打下基础。

1. 感觉障碍评估　感觉障碍评估包括深感觉（位置觉、两点分辨觉及形体觉）和浅感觉（触觉、痛觉和温度觉）。评估感觉功能，有利于指导患者在感觉功能障碍的情况下，如何避免日常生活活动中的损伤，如温度觉障碍的患者如何避免烫伤，同时指导康复计划的制订。

2. 运动功能评估　根据病史和物理检查资料，对患者进行肌力测定、关节活动度测定和日常生活活动能力测定。上肢病损需进行手功能评定，注意检查手的灵活性和精细动作的能力；下肢病损应进行步态分析和平衡能力评定，同时进行患侧肢体周径测量，与健侧肢体做比较。测定时体位要标准，裸露检查部位，正确检查该肌肉的收缩活动，防止代偿运动，从而评定障碍的程度和残存的肌力，同时对肌腱反射及肌张力进行评定。评定的具体方法见相关章节。

3. 反射检查　患者入院后应进行深、浅反射检查，包括肱二头肌、肱三头肌、膝腱、跟腱反射等，需进行双侧对比。

4. 电生理学检查　进行神经肌电图、直流感应电测定、强度 – 时间曲线（I/t 曲线）检查。对周围神经病损做出客观、准确的判断，指导康复治疗并估计预后。

5. 其他评估　日常生活活动能力评定、生活满意度评定、疼痛评定等。

知识拓展

常见周围神经病损的畸形表现

常见周围神经病损的几种特殊畸形有：①臂丛神经受损：因手部各小肌萎缩，呈"鹰爪手"。②正中神经损伤：因大鱼际肌麻痹，呈"猿手"畸形，拇指不能对掌及对指，握力低下。③桡神经损伤：因伸腕肌、伸指肌群麻痹，出现腕下垂和指关节屈曲。④尺神经损伤：因第四、五掌指关节过伸，指间关节屈曲而呈"爪"形手。⑤腓总神经损伤：患者表现为足和足趾不能背屈、足下垂，呈"内翻垂足"，出现走路高举足，足尖先落地的"跨阈步态"。

【康复护理措施】

（一）康复护理原则与目标

1. 康复护理原则 除去病因，及早消除炎症、水肿；鼓励患者正视伤病，积极配合康复治疗与护理；通过各种康复治疗与训练，促进损伤神经再生；解除患者心理障碍，指导患者使用各类支具。

2. 康复护理目标 避免神经损害和卧床所带来的并发症肌肉萎缩与关节挛缩的发生；尽量达到肌力、关节活动度和感觉功能的恢复；最大限度地达到生活自理，使患者回归社会和家庭。

（二）早期的康复护理

1. 病因治疗 根据病因适当进行药物治疗，如针对病因的药物、神经营养药物及促神经再生药物等；对外伤感染及时控制，以减少对神经的损害。

2. 水肿的防治 周围神经病损后可致循环障碍、组织液渗出增多。可采用抬高患肢，弹力绷带压迫，做轻柔的向心性按摩，受累肢体的被动活动、热敷、蜡疗、红外线照射及超短波、微波等疗法，来改善局部血液循环，缓解疼痛，松解粘连，促进积液的吸收。要注意温度适宜，以免烫伤，对感觉障碍者要谨慎。

3. 物理因子治疗 对保守治疗及神经修补术后患者，应早期应用超短波、微波、红外线、超声波、磁疗等疗法，促进病损部位水肿消退、炎症吸收，改善局部血液循环及组织营养、代谢，加快周围神经的恢复与再生。

4. 运动治疗 周围神经病损早期可采用推拿按摩、被动运动、肌电生物反馈及功能性电刺激治疗，维持关节正常活动，增加感觉输入，防止或延缓肌肉萎缩，促进肌肉收缩功能的恢复。麻痹后应被动活动，即使肿胀、疼痛及炎症反应严重，也应及早做轻微运动，由被动运动转为辅助主动运动，在夜间睡眠时可以佩戴相应的功能位支具，以保持肌肉正常张力和关节活动范围。

5. 矫形器的应用 防止挛缩最好的方法是将肢体保持于良好体位，做受累肢体各关节的被动活动，每天至少1次，以保持受累各关节的正常关节活动度。对垂腕、垂足患者应使用夹板将腕关节固定于功能位、踝关节背屈90°位。

6. 防止继发性外伤　由于受累肢体的感觉缺失，易继发外伤，应注意对受累部位的保护。感觉障碍严重的患者应采取适当的保护和预防措施，避免再损伤。

7. 心理护理　周围神经病损的患者，早期由于不了解神经损伤后需要较长的时间才能恢复，对疾病的严重性认识不足，对预后过分乐观。而随着功能障碍的加重及功能恢复速度较慢，给患者的工作、学习及日常生活活动带来不便，患者就会产生忧郁、紧张、烦躁不安等心理反应。因此，要及时了解患者的心理状态，根据患者的具体情况及时进行合理解释、正确引导及心理疏导，使患者客观对待自己所患的疾病，鼓励患者积极配合各项治疗及护理，以利于身体的康复。

（三）恢复期的康复护理

急性期炎症水肿消退后，即进入恢复期。此期应根据受损部位肌力的状态，选择主动助力运动、主动运动或抗阻运动，以便有效地增加肌力。同时鼓励患者尽可能主动进行各关节的全范围活动，从而促进神经再生和运动、感觉功能恢复，改善关节活动度。

1. 物理因子治疗　可继续选用早期康复的护理方法，如有粘连或瘢痕形成，可采用直流电碘离子导入、超声波和音频电疗法，也可用新斯的明等药物和钙离子导入法，提高肌肉收缩力及张力。对麻痹肌肉可根据电诊断检查结果，选用不同波形参数的低频脉冲电刺激疗法、电针、按摩等，使肌肉产生节律性收缩，防止和延缓肌肉萎缩。用氦-氖激光沿神经走行表浅部位取穴照射与指数曲线电流刺激疗法相结合，对促进神经再生效果显著。在出现主动运动时，采用肌电生物反馈疗法，帮助恢复肌力。

2. 运动治疗　根据病损神经和肌肉瘫痪程度安排训练方法，运动应循序渐进，动作应缓慢，范围尽量大。在运动疗法前配合蜡疗、泥疗、红外线、电光浴等温热疗法效果会更佳。水中运动是将运动疗法与温水浴相结合的方法，水的温度、浮力和压力有利于肢体的锻炼活动。

3. 作业治疗　根据功能障碍的部位及程度、肌力及耐力的检测结果，有针对性地进行作业疗法训练，如进行编织、打字、木工、雕刻、刺绣、泥塑、修配仪器、踏自行车和缝纫机等练习。作业疗法可增加肌肉的灵活性和肌肉耐受力，注意逐渐增加作业难度和时间，在肌力未充分恢复之前用不加阻力的作业疗法，要防止由于感觉障碍而引起机械摩擦性损伤。

4. 矫形器的应用　神经麻痹后，肌力很弱或完全消失，造成肢体不能保持功能位，可使用器械矫治。例如上肢腕、手指可使用夹板固定；局部肌力不平衡所致足内翻、足外翻、足下垂，可用下肢短矫形器矫正；大腿肌群无力致膝关节支撑不稳、小腿外翻屈曲挛缩，可用下肢长矫形器矫正；如果已产生关节挛缩或畸形，应采取主动、被动运动和关节功能牵引。

5. 手术吻合和矫治　根据神经再生受阻的原因，可行手术吻合断裂的神经，切除损伤的骨刺、骨痂，将神经从瘢痕中松解出来。对挛缩畸形肢体进行手术矫治。

6. 感觉功能训练 在患者睁眼、先睁眼后闭眼、闭眼等情况下，用针刺或肢体触摸、抓捏物品等刺激，要求患者努力去体验和对照、比较健侧、患侧的各种刺激，训练刺激强度由强到弱：①感觉异常者：如痛觉消失或减退、麻木等，用直流电离子导入疗法及槽浴、低频电疗法、电按摩、针灸及超声波等治疗。②浅感觉障碍者：可以选择不同质地（旧毛巾、丝绸、卵石）、不同温度（凉水、冰块、温水）的物品分别刺激健侧及对应的患侧皮肤，增加感觉输入。开始训练时让患者睁眼观察、体会，逐渐过渡到让患者闭眼体会、辨别。③深感觉障碍者：在关节被动运动、肌力训练过程中，应强调局部的位置觉及运动觉训练，让患者反复体会、对照。④实体感缺失者：指尖感觉有所恢复时，在布袋中放入日常可见的物体（如手表、钥匙等），或用质地不同的布料卷成不同的圆柱体，患者用手探拿以训练其实体感觉。⑤其他训练方法：可用轻拍、轻擦、叩击、冲洗患部，让患者用患手触摸各种图案、推挤装入袋中的小球等方法进行感觉训练。

7. 日常生活活动能力训练 在进行病损部位运动功能训练的同时，应该指导患者结合自己的生活方式，在日常生活、工作过程中多使用患肢，使康复治疗贯穿于日常生活活动之中，既增加患者对康复治疗的兴趣，又能促进患者独立完成日常生活活动。

8. 心理护理 通过心理护理使患者保持良好的心理状态，全面了解周围神经损伤后可能出现的功能障碍及其恢复过程，鼓励患者主动参与康复治疗和各项康复训练，有利于病损神经的恢复与再生。

（四）疼痛的护理

周围神经病损患者常见疼痛如三叉神经痛、坐骨神经痛、枕神经痛、肋间神经痛等，可针对病因治疗和采用药物缓解疼痛。例如，可采用直流电药物离子导入法，导入的药物有普鲁卡因、可待因、草乌等止痛剂。采用经皮神经电刺激疗法（TENS）、干扰电疗法、正弦调制中频电疗法、磁疗法、激光照射以消除疼痛，亦可用针灸、温热疗法和按摩治疗。严重神经痛可用电凝固疗法或交感神经切除术。

【康复护理指导】

1. 康复训练中应注意的问题 在等待肌肉功能恢复期间不要使用代偿性运动训练；伴有感觉障碍时要防止皮肤损害；任何情况下都禁忌过伸动作；训练应适度，不可过分疲劳。

2. 避免二次损伤 注意在日常生活活动中要保护患肢，防止再损伤。患者外出时应避免他人碰撞患肢，必要时佩戴支具使患肢保持功能位。在避免再损伤患肢的前提下，指导并鼓励患者在工作、生活中尽可能地使用患肢，将康复训练贯穿于日常生活中，促进其功能早日恢复。

3. 注意营养和休息 保证患者进食充足的营养，合理的休息和睡眠均有利于神经恢复，应避免不良心理状态造成食欲不振。睡眠时注意保护患肢，使患肢处于功能位。

4. 日常生活活动自理的指导 出院前指导家属督促患者进行康复训练，并注意询问、观察患者康复训练前后的反应，发现问题及时与治疗师沟通，确保患者功能恢复。对于患肢功能障碍较严重的患者，指导患者如何进行生活方式的改变，如指导患者单手穿衣、进食、洗脸、刷牙等，最终改善患者的生活和工作能力，提高生活质量。

思考题

1. 作为一名康复护理人员，应如何做好周围神经病损患者的心理护理？
2. 如何指导周围神经病损患者进行康复训练？

第六节 颈 椎 病

【概述】

颈椎病（cervical spondylosis）是由颈椎间盘退行性变及由此继发的颈椎组织病理变化，刺激或压迫邻近的神经根、脊髓、椎动脉及颈部交感神经等组织所引起的一系列临床表现。颈椎病属临床常见病、多发病，中、老年人发病率占总人数的 10% ~ 20%，近些年其发病呈年轻化趋势。椎间盘退变是颈椎病发生发展的基本原因。颈椎有 7 个椎体，6 个椎间盘，从生物力学角度来看，C5 ~ C6、C6 ~ C7 椎间盘受力最大，因此颈椎病的发生部位在这些节段较为多见。由于椎间盘退变使椎间隙变窄，颈椎失去原有的力学平衡，椎间盘周围的骨膜与韧带受到椎间盘组织的推挤，承受的张力增加，日久则会形成骨刺。同时，椎间盘的变性，附近的组织如关节突、黄韧带等均有相应改变，最后发生脊髓、神经、血管受刺激或压迫的表现。颈椎病临床上分为 6 种类型：颈型、神经根型、椎动脉型、脊髓型、交感神经型、混合型。

知识拓展

椎间盘含水量的昼夜波动

正常情况下，作用在椎间盘上的压力会增加充满水分的髓核内的静水压。增加的内在静水压最终吸收并均匀地分散到整个椎间联合。饱含水分的椎间盘不仅保护了椎间关节，还间接保护了关节突关节。脱水变薄的椎间盘使得关节突关节负荷加大。

健康无负荷的脊柱，如卧床休息位，髓核内的压力相对较低。相对较低的压力及髓核自然吸水的特性，将水分吸入椎间盘内。因此，椎间盘在睡眠时会轻微膨胀。然而，醒后直立位则相反，重力负荷会产生穿过椎体终板的挤压力，将椎间盘的水分挤出。椎间盘膨胀和收缩的自然周期可以平均产生约占总身高1% 的昼夜节律变化。每日的变化值与年龄成反比。研究显示，只有低于35 岁的年轻人椎间盘含水量才会具有明显的昼夜节律变化。这些发现与椎间盘随着年龄的增长保水能力自然衰退相吻合。这种相对脱水也与年龄相关的椎间盘蛋白聚糖含量下降有关。相对脱水的髓核在受到挤压时，只能产生较少的静水压。一旦压力相对降低，椎间盘可能会在受到挤压时向外膨胀，就像"漏气的轮胎"。在老年人中，退化的椎间盘会使椎体和终板抵抗挤压负荷的均匀减震能力减弱。结果，椎间盘随年龄增加进一步退化，从而影响更多的 35 岁以上的人群。

【主要功能障碍】

1. 疼痛 颈椎病患者早期的主要症状是疼痛，其性质可以是酸痛、胀痛、刺痛等，部位可以局限在一个区域，如颈椎棘突旁、枕后、颞侧等，也可向远端放射至前臂、手指等，也可引起头痛等不适，严重影响患者的生活质量。

2. 活动受限 颈椎局部疼痛、僵硬，日久可导致颈椎活动受限，低头、转颈困难。部分患者出现双上肢活动受限及无力，双手精细动作障碍。

3. 心理问题 颈椎病康复周期较长，且容易反复发作，对患者日常生活产生影响，造成患者较大的心理负担。

【康复护理评估】

（一）颈椎姿势评估

1. 头颈部是否偏斜，颈椎有无后凸畸形 头颈旋转或斜颈多发于上颈椎损伤或先天性畸形，如寰椎骨折或齿状突骨折，齿状突发育不良伴寰枢椎不稳等，小儿寰枢椎半脱位常以头颈旋转畸形为首发症状。明显的颈椎畸形，常提示严重的骨折脱位或发育畸形。

2. 颈部肌肉 有无肌肉痉挛、肌肉萎缩，尤其胸锁乳突肌的不对称或单侧性萎缩常表示副神经损害。颈椎骨折脱位、软组织损伤可表现为颈部肌肉紧张。

3. 双肩高度 通常优势侧的肩部比非优势侧的略低。受到损伤时，损伤侧的肩部会被抬高提供保护。

（二）疼痛的评定

疼痛的评定可采用视觉模拟评分法（VAS）、疼痛问卷（McGill）等。治疗前后应采用同一种评定方法。具体评定内容详见第六章第一节。

（三）日常生活活动能力评定

颈椎病可导致患者无法完成日常生活活动，且影响社交，也影响整个家庭和社会。日常生活活动能力评定可了解患者患病后的生活自理能力，并能指导康复治疗。如用Barthel 指数对患者进食、洗澡、修饰、穿衣、大便控制、小便控制、使用厕所、床与轮椅转移、平地行走、上下楼梯 10 项功能进行评定，根据评定结果可确定患者属于轻度功能障碍还是中度或重度功能障碍。

（四）脊髓型颈椎病的功能评定

脊髓型颈椎病功能评定即 JOA17 分评定法（表 7 – 5），17 分为正常值，分数越低表示功能越差，以此可以评定康复疗效。

表 7 – 5　脊髓型颈椎病的功能评定（JOA17 分评定法）

内容	评分		
Ⅰ 上肢运动功能			
患者不能用筷子或匙进食	0		
患者能用匙而不能用筷子进食	1		
尽管不容易，但患者仍能用筷子进食	2		
患者能用筷子进食，但笨拙	3		
正常	4		
Ⅱ 下肢运动功能			
患者不能走路	0		
在平坦区域内患者需要支持才能行走	1		
患者在平坦处走时无需支持，但上下楼时需要	2		
患者能不用支持走路，但笨拙	3		
正常	4		
Ⅲ 感觉功能	明显	轻度	正常
上肢	0	1	2
下肢	0	1	2
躯干	0	1	2
Ⅳ 膀胱功能			
尿潴留	0		
严重的排尿紊乱	1		
轻度的排尿紊乱	2		
正常	3		

【康复护理措施】

（一）康复护理原则与目标

1. 康复护理原则　提高防病意识，增强治疗信心，掌握康复护理方法，针对各型颈椎病的特点综合康复，循序渐进，持之以恒。

2. 康复护理目标　①近期目标：减轻局部疼痛及放射痛，改善颈椎活动度，调畅情志，达到生活基本自理或部分自理。②远期目标：加强功能锻炼，减少复发，早日回归社会。

（二）物理因子治疗

物理因子具有消炎、镇痛、减轻粘连、改善局部组织的血液循环、调节自主神经功能、放松痉挛肌肉、延缓肌肉萎缩等作用。常用方法有超短波、超声波、红外线治疗及磁疗、直流电离子导入疗法、调制中频电疗法、蜡疗等，广泛适用于各型颈椎病。

（三）牵引疗法

牵引疗法具有解除颈肌痉挛，增大椎间孔、椎间隙，解除滑膜嵌顿，恢复颈椎椎间关节正常序列等作用。常用的牵引体位有坐位或卧位。牵引的角度、时间和重量是决定牵引效果的 3 个重要因素。牵引疗法适应于神经根型及颈型颈椎病，脊髓型颈椎病脊髓受压较明显者、有明显颈椎节段性不稳者禁用。

（四）运动治疗

运动治疗具有改善局部血液循环，减轻疼痛、麻木，缓解肌肉紧张与痉挛，改善关节活动度等作用。临床常用的训练方法有颈椎活动度训练、颈椎肌力训练和颈部牵伸训练等。

1. 颈椎活动度训练 患者坐位或站立，头部处于中立位，下颌略内收，躯干挺直，嘱其缓慢地做头部前屈、后伸、左右侧屈运动，尽量达到最大范围，并在运动终末位置停顿 5 秒，然后缓慢还原至中立位。此项运动可改善颈椎活动度。

2. 增强肌力训练 患者坐位或站立，头部处于中立位，下颌略内收，躯干挺直，患者以单手或双手施加阻力于额部、枕部或颞部，嘱患者抗阻做前屈、后伸、左右侧屈运动和旋转动作，整个运动过程中保持颈椎不产生活动，主要做颈部肌肉的等长收缩，以增加力量，增强局部稳定性。

3. 颈部牵伸训练 通过颈椎各方向最大活动范围终点的牵伸练习，可增加关节的活动范围，防止组织发生不可逆性挛缩，调节肌张力，缓解疼痛，并提高肌肉的兴奋性。例如，牵伸斜角肌：患者坐姿，收下颌，伸直颈椎，颈部向相反方向侧弯，并朝紧绷的肌肉旋转。治疗者位于患者后方，一手置于肌肉紧绷侧肩部，另一手绕过患者头面部，将患者头部靠在治疗者躯干上固定住。患者吸气、吐气，再度吸气时，治疗者将肩部下压以牵伸斜角肌。

（五）传统疗法

传统疗法包括针灸、推拿和中药等：①针灸疗法具有行气活血、通络止痛、解除肌肉血管痉挛等作用。常用针法有体针、耳针等。体针的常用腧穴有：风池、颈夹脊、曲池、合谷、手三里等。耳穴有皮质下、肾上腺、交感、神门等。②推拿手法有拿法、揉法、按法等放松类手法，配合颈椎旋转扳法、手法牵引等运动类手法。③中药疗法具有活血化瘀、舒筋活络、补肝益肾、强筋健骨等作用。根据辨证论治原则，颈型颈椎病采用舒筋汤加减；神经根型若以麻木为主症用黄芪桂枝五物汤加减，若以疼痛为主症用桂枝附子汤加减；椎动脉型属痰湿中阻者用温胆汤加减，属气血两虚者用归脾汤加减；脊髓型多属肝肾阴虚，用强筋健骨汤或补阳还五汤加减。

（六）颈枕的使用

颈椎姿势对颈椎病症状有明显影响，而成年人每天约有 1/3 的时间在枕头上度过，可见适合的颈枕对保护颈椎至关重要。正常情况下，颈椎的生理曲度是维持椎管内外平衡的基本条件，枕头过高或过低对颈椎都可产生不利影响。颈枕的选择要符合颈椎生理需要，一般枕头的合适高度是自己拳头的 1 ~ 1.5 倍（12 ~ 15cm）。仰卧时，枕头位于颈后而不是头后，使颈椎保持轻度后伸姿势以维持颈椎生理前凸。侧卧时枕头与肩部等高，保持颈椎中立位。若枕头过低，侧卧时肩部在下面垫起，会导致颈椎侧屈，损伤颈椎。

（七）颈围的使用

颈围主要起制动和保护作用，与其他康复疗法配合使用有助于损伤的修复，可减轻症状，但长期佩戴可导致颈部肌肉萎缩，不利于颈椎病的康复。选择颈围时颈领的高度必须合适，以保持颈椎处于中立位为宜。

【康复护理指导】

1. 指导患者纠正不良姿势。长期伏案工作者，应定时改变头的部位，调整头部与工作面的角度，同时工作中注意头、颈、肩、背姿势，头不要偏歪，脊柱不要侧弯。颈椎较为理想的工作平面是以眼睛平视的水平面为基准，其视线应是基准线向下 15°。

2. 避免不良刺激。颈椎病患者的疼痛常与受冷、气候变化有关，故应防止颈部受冷、受风。

3. 在日常生活中避免颈椎外伤，如乘车时睡觉，急刹车很可能导致颈椎外伤，故要尽量避免乘车睡觉。

思考题

1. 结合颈椎活动度训练、颈椎肌力训练方法，设计针对颈部活动受限、颈部肌力减退的颈椎训练体操。
2. 颈椎病患者牵引治疗后出现疼痛加重、手臂麻木的原因可能有哪些？
3. 生活中哪些不良姿势容易引起颈椎损伤，导致颈椎病？
4. 如何指导患者选择适合的颈枕？

第七节　腰椎间盘突出症

【概述】

腰椎间盘突出症（lumbar disc herniation，LDH）主要是腰椎间盘发生退行性变，或外力作用引起腰椎间盘内、外压力平衡失调，使纤维环破裂，导致腰椎间盘的髓核向裂隙方向移动，压迫或刺激相应水平的一侧或双侧脊神经根及马尾神经而引起腰痛、下肢放射痛等一系列症状和体征。本病属临床常见病、多发病，年龄以 20~50 岁多发，体力劳动者居多。在腰椎间盘突出症患者中，L4~L5 及 L5~S1 椎间盘突出占 90% 以上，随着年龄增大，L3~L4、L2~L3 发生突出的危险性增加。其病因主要有椎间盘退行性改变、慢性劳损、寒冷刺激等因素。其分型根据髓核突出程度分为椎间盘膨出、突出、脱出、游离；按椎间盘突出部位分为中央型、偏侧型和外侧型。临床上主要表现为疼痛和活动受限。

【主要功能障碍】

1. **躯体活动能力受限** 因腰部及下肢疼痛等导致腰部僵硬，弯腰、转身、翻身活动受限。

2. **步行受限** 因腰部疼痛、下肢放射痛及下肢麻木、肌力下降，出现步行困难，不能久行，上下楼不能，部分患者可出现间歇性跛行。

3. **日常生活活动能力受限** 穿衣、穿袜困难，不能久坐、久站，久坐后站起困难，如厕、沐浴等严重受限。

4. **心理问题** 腰椎间盘突出症康复周期较长，疼痛和日常生活活动能力受限对患者心理产生影响，部分患者有二便控制障碍，甚至不能正常社交、工作。

【康复护理评估】

(一) 疼痛的评定

疼痛的评定可采用视觉模拟评分法（VAS）、疼痛问卷（McGill）等。治疗前后应采用同一种评定方法。

(二) 功能障碍指数

评估内容包括疼痛程度、日常自理能力、提物、行走、坐、站立、睡眠、社会活动等 9 项内容，每项评分 0~5 分，总分 45 分，分数越高功能越差。

(三) Oswestry 功能障碍指数问卷表

Oswestry 功能障碍指数问卷表评估内容包括疼痛程度、日常自理能力、提物、行走、坐、站立、睡眠、性生活、社会活动和旅游，共 10 项内容，每项评分 0~5 分。记分方法是：（实际得分/5×回答的问题数）×100%，得分越高表明功能障碍越严重。

(四) JOA 下腰痛评定量表

JOA 下腰痛评定量表的内容较全面，主要从主观症状、体征、日常生活活动能力受限、膀胱功能四方面对下腰痛患者进行评定。其中主观症状最高分为 9 分，体征最高分为

6分，日常生活活动能力受限最高分为14分，膀胱功能为负分，最低为−6分（表7−6）。

表7−6 JOA下腰痛评定量表

项目	评分		
Ⅰ 主观症状（9分）			
ⅰ 下腰痛（3分）			
无	3		
偶有轻微疼痛	2		
频发静止痛或偶发严重疼痛	1		
频发或持续性严重疼痛	0		
ⅱ 腿痛或麻痛（3分）			
无	3		
偶有轻度腿痛	2		
频发轻度腿痛或偶有重度腿痛	1		
频发或持续重度腿痛	0		
ⅲ 步行能力（3分）			
正常	3		
能步行500m以上，可有痛、麻、肌无力	2		
步行500m以下，有痛、麻、肌无力	1		
步行100m以下，有痛、麻、肌无力	0		
Ⅱ 体征（6分）			
ⅰ 直腿抬高（包括腘绳肌紧张）（2分）			
正常	2		
30°~70°	1		
<30°	0		
ⅱ 感觉障碍（2分）			
无	2		
轻度	1		
明显	0		
ⅲ 运动障碍（2分）			
正常（5级）	2		
稍弱（4级）	1		
明显弱（0~3级）	0		
Ⅲ 日常生活活动能力受限（14分）	重	轻	无
卧位翻身	0	1	2
站立	0	1	2
洗漱	0	1	2
身体前倾	0	1	2

项目		评分	
坐（1 小时）	0	1	2
举物、持物	0	1	2
步行	0	1	2
Ⅳ　膀胱功能（-6分）			
正常			0
轻度失控			-3
严重失控			-6

【康复护理措施】

（一）康复护理原则与目标

1. 康复护理原则　提高防病意识，增强治疗信心，掌握康复护理方法，针对不同期腰椎间盘突出症特点，综合康复，循序渐进，持之以恒。

2. 康复护理目标　①近期目标：减轻椎间盘压力，消炎止痛，恢复腰椎周围软组织功能，调整心理状态，生活基本或部分自理。②远期目标：加强功能锻炼，减少复发，早日回归社会。

（二）卧床休息

大多数腰痛患者卧床休息可使疼痛症状明显缓解或消失。腰椎间盘内压力以前倾坐位最高，站立位次之，平卧位最低，平卧位双膝下垫薄枕几乎测不出椎间盘内压力，故卧位休息是有效的治疗手段。长期卧床可造成腰椎肌肉失用性肌萎缩，进而影响脊柱功能恢复，加重脊柱失稳，故绝对卧床不应超过 1 周。限制性活动应在症状减轻后开始。床铺宜选用硬板床上铺垫，软硬要合适，下床时需佩戴腰围加以保护，早期起床后注意立卧位交替。

（三）物理因子治疗

物理因子治疗具有消炎、镇痛、减轻粘连、改善局部组织的血液循环、调节自主神经功能、放松痉挛肌肉、延缓肌肉萎缩等作用。常用方法有超短波、超声波、红外线疗法及磁疗、直流电离子导入疗法、调制中频电疗法、蜡疗等，是腰椎间盘突出症非手术治疗不可缺少的治疗手段。

（四）牵引疗法

牵引疗法具有解除腰背部肌肉痉挛、纠正脊柱侧凸、增加椎间隙、松解神经根粘连等作用。临床有慢速牵引和快速牵引两种。慢速牵引所用时间长，故牵引量小，临床应用最为广泛；快速牵引设定牵引距离，牵引重量随腰部肌肉抵抗力的大小而改变，临床应用注意掌握适应证和禁忌证。部分患者牵引后出现腰部及下肢痛加重，还可表现出腹胀、腹痛等不适。

（五）运动治疗

运动治疗具有改善局部血液循环，减轻疼痛、麻木，缓解肌肉紧张与痉挛，整复滑膜嵌顿及小关节紊乱，改善关节活动度等作用。临床常用训练方法有腰背肌训练、腰腹肌训练和腰椎牵伸技术等。

1. 常用腰背肌训练方法

（1）五点支撑法　患者仰卧位，用头、双肘及双足着床，使臀部离床，腹部前凸如拱桥，维持 5 秒还原，重复进行。

（2）三点支撑法　在五点支撑法的基础上，待腰背肌力量稍增强后改为三点支撑法。患者仰卧位，双手抱头，用头和双足支撑身体抬起臀部，维持 5 秒还原，重复进行。

（3）飞燕式　患者俯卧位，双手后伸至臀部，以腹部为支撑点，胸部和双下肢同时抬起离开床面，状如飞燕，维持数秒，然后放松，重复 6~20 次。开始时次数应少，以后酌情增加次数。

2. 常用腹肌训练方法

（1）仰卧位，双上肢平伸，双下肢屈膝屈髋，使肩胛区离开床面。

（2）仰卧位，下肢并拢，抬起双下肢离开床面约 30°。以上姿势维持 4~10 秒，重复 4~10 次。

3. 腰椎牵伸技术

（1）牵伸腰椎竖脊肌及脊柱后的软组织（增强躯干屈曲能力）　①患者仰卧屈膝，两手抱住一侧大腿将膝关节靠至胸部，再换另一腿，将骶骨抬离治疗垫。②患者盘坐，两手置于颈后，两肩胛内收，伸展胸椎，此动作将锁住胸椎，患者将胸部朝骨盆靠下，只能屈曲腰椎。治疗者将患者髂前上棘向后拉以固定骨盆。③患者爬跪，收缩小腹，勿让胸椎隆起，维持此姿势，再放松，重复此动作。也可将臀部坐到双足上，维持，再回到爬跪姿势。注意若屈曲脊柱运动导致感觉改变或使疼痛放射至下肢，则要避免屈曲运动。

（2）牵伸腰椎前方的软组织（增强躯干伸展能力）　①患者趴卧，双手置于双肩下，撑直手肘将胸部抬离床面，但骨盆维持不动，此为趴卧挺身。为增加牵伸的力量，可将骨盆绑在治疗床上。②患者站姿，双手置于下背处，往后仰，并维持此牵伸姿势。③患者爬跪，收缩小腹，将脊柱陷下，使腰椎做出伸展动作。注意若屈曲脊柱运动导致感觉改变或使疼痛放射至下肢，则要避免伸展动作。

（六）传统疗法

传统疗法包括针灸、推拿和中药等：①针灸疗法具有行气活血、通络止痛、解除肌肉血管痉挛等作用。常用针法有针刺、电针、温针等，常用腧穴有承山、悬钟、环跳、委中、肾俞及阿是穴等。②推拿手法有拿法、揉法、按法等放松类手法配合腰椎斜扳法等。③中药疗法具有活血化瘀、舒筋活络、补肝益肾、强筋健骨等作用。根据辨证论治原则，气滞血瘀型：患者有外伤史，伤后腰部不适，疼痛难忍，用身痛逐瘀汤加减。风寒湿型：腰部冷痛，转侧不利，阴雨天加重，用独活寄生汤加减；肾虚腰痛：素体虚弱，腰痛缠绵，时轻时重，反复发作，肾阳虚用右归饮，肾阴虚用左归饮。

■ 知识拓展

脊柱稳定性

Panjabi 最早提出保持脊柱稳定性"三亚系模型"：被动亚系、主动亚系和神经控制亚系。被动亚系主要由椎体、小关节突和关节囊、韧带等成分组成，主动亚系由肌肉和肌腱组成，神经控制亚系是指神经肌肉运动控制系统，主要接受来自主动亚系和被动亚系的反馈信息，判断用以维持脊柱稳定性的特异性需要，然后启动相关肌肉的活动。主动、被动亚系与神经控制亚系协同活动，共同维系脊柱在中位区间的稳定性。三亚系分别是维持脊柱稳定性的 3 个独立性因素，通常某一因素的损害，可以由其他因素加以代偿。当各个亚系之间的功能无法代偿时，脊柱稳定性会逐渐丧失，出现各种临床症状。实验研究表明，躯干肌肉与脊柱稳定有关，上肢运动诱导的脊柱姿势变化会伴随腹横肌的激活和收缩，腹横肌收缩延迟提示脊柱稳定性和运动控制的下降。故只有核心肌肉在适当的时间被激发，躯干活动才兼具了灵活性和稳定性。核心肌群控制训练可显著提高神经肌肉间的控制，增强脊柱稳定性，是治疗腰椎间盘突出症的重要手段。

【康复护理指导】

1. 指导正确佩戴腰围 腰围的佩戴使用应根据病情灵活掌握。腰围应根据个体的体型进行选择。一般上至肋弓，下至髂嵴下，松紧适宜，佩戴后可保持良好的生理曲线。患者经大力牵引或者长期卧床治疗后，应严格遵医嘱佩戴腰围下地，以巩固疗效。当病情缓解，症状消失后，则不应对腰围产生依赖，应及时取下腰围，以自身肌肉力量加强对腰椎的支撑和保护。持续佩戴腰围时间不超过 3 个月，卧床不要戴腰围。

2. 姿势纠正 尽量减少腰椎过度弯曲，减少腰部负担，避免长时间劳作，定时改变姿势，可大大减少腰椎疾病的发生。

3. 避免不良刺激 腰痛常与受冷、气候变化有关，故应防止腰部受冷、受风，在日常生活中避免腰椎外伤。

4. 保持大便通畅 可以减少腹压增高带来的不良后果。

思考题

1. 部分腰痛患者平卧后腰痛减轻甚至消失，站立后腰痛加重，其原因是什么？
2. 生活中哪些不良姿势容易引起腰椎损伤，容易导致腰痛？
3. 如何指导腰椎间盘突出症患者选择腰椎运动锻炼？

第八节　骨　折

【概述】

骨折（fracture）即骨组织的完整性或连续性受到破坏。整个的修复过程包括3个阶段：①血肿炎症机化期，这一过程大约在骨折后2周完成。②骨痂形成期，需要4~8周完成。③骨痂塑形期，需要8~12周完成。整个的修复过程需要14~22周。临床表现为肿胀、疼痛、休克，是骨折后3个最典型的症状。部分骨折患者的体温可升高，但一般不超过38℃。体征包括畸形、异常活动、骨擦音和骨擦感，是骨折的专有体征。位置较深的骨折可有叩击痛。本节着重介绍骨折后的康复护理。

知识链接

骨折的临床愈合标准

1. X线照片显示骨折线模糊，有连续性骨痂通过骨折线。
2. 局部无异常活动。
3. 局部无压痛，无纵向叩击痛。
4. 功能测定：在解除外固定情况下，上肢能平举1kg重物达1分钟，下肢能连续徒手步行3分钟，并不少于30步。

连续观察2周，骨折处不变形，则观察的第1天即为临床愈合日期。2及4两项功能的测定必须在医生的指导下进行，以不发生变形或再骨折为原则。

【主要功能障碍】

1. **生理功能障碍**　①运动功能障碍：患者骨折处疼痛、骨折周围肌肉萎缩、长期制动造成骨质疏松，导致负重能力下降。②心肺功能障碍：骨折若发生大量失血，可致失血性休克；胸、腰椎压缩性骨折及肋骨骨折造成胸廓畸形，影响肺活量和最大换气量，患者可出现胸闷、气短、呼吸困难等症状。

2. **心理障碍**　骨折患者需要进行骨折断端固定或长期卧床，或遗留功能障碍等，患者易于产生悲观、抑郁、焦虑情绪。

3. **日常生活活动能力障碍**　骨折的患者需要长期卧床，主要表现为坐、站、行走和个人卫生等功能障碍。

4. 社会功能障碍 表现为社会参与能力和就业能力的下降。小儿可因骨折长期住院而影响上学；成人骨折若迁延不愈则不能工作；老年人骨折后并发症较多，生活不能自理，需要他人照顾。以上原因将导致骨折患者生活质量下降。

【康复护理评估】

（一）运动功能评估

1. 肢体长度和周径的测量

（1）肢体长度的测量 ①上肢总长度：从肩峰至桡骨茎突或中指指尖的距离。②下肢总长度：骨性长度测量从髂前上棘至内踝下尖的距离；表面长度测量从脐至内踝下尖的距离。

测量四肢长度时应注意：①伤肢与健肢放在相同对称的位置；伤肢测得长度与健肢长度相比；用同一骨性标志测量。②选择骨突出点，用圆珠笔划出。测量时避免皮肤移动。

（2）肢体周径的测量 选择骨突点明显处为标志，双侧均以此骨突点上或下若干厘米处量其周径作对比：①上肢周径测量：上臂可在肩峰下15cm平面测量；前臂可在尺骨鹰嘴下10cm平面测量。②下肢周径测量：大腿可在髂前上棘下20cm平面测量或髌骨上缘上10~15cm处。小腿可在胫骨结节下15cm平面测量，或者髌骨下缘下10~15cm处；脊髓前角损害或马尾不同节段受损时，检查下肢相应的神经支配区肌肉的周径。

2. 肌力 对骨折部位的周围肌肉和骨折部位上、下关节周围的肌肉采用MMT进行评价。两侧要同时对比。

3. 关节活动度 对骨折部位涉及的上、下关节的ROM进行评价。两侧要同时对比。

4. 步态 对损伤下肢的步行周期进行评价，确定支撑相或摆动相是否异常。

（二）日常生活活动能力评估

重点评价与患者日常生活活动相关的进食、个人卫生的管理和体位转移能力。

（三）影像检查

X线检查是诊断骨折和指导骨折治疗及护理的最重要的检查方法，X线摄片检查能显示临床检查难以发现的损伤和移位，如不完全骨折、深部骨折、脱位时伴有小骨片撕脱或斜骨折、骨折面反旋等。对某些部位的骨折或普通X线难以对骨折做出诊断时，CT的三维成像检查往往能进一步明确诊断。

（四）肌电图、运动诱发电位检查

通过肌电图、运动诱发电位检查可判断神经、肌肉组织的损伤程度、恢复情况，以此来判断治疗效果和病情的预后。

【康复护理措施】

（一）康复护理原则与目标

1. 康复护理原则　康复护理原则为复位、固定和功能训练。康复护理应从整复固定后开始，循序渐进，由简到繁，贯穿于全部康复护理过程，直至功能恢复。

2. 康复护理目标　①早期康复目标：在骨折未达到临床愈合之前，无论采用什么方法治疗，康复治疗时都应保持远离骨折区域关节的功能活动范围、肢体的运动功能和使用能力，防止或减少这些关节和肢体的失用；对于骨折手术切开复位内固定治疗的患者，早期康复护理的任务是防止手术切口感染，消除局部的疼痛和肿胀，促进软组织修复。②后期康复目标：重点是促进骨折从临床愈合达到骨性愈合，促进伴随着骨折而损伤的软组织功能的恢复，以促进患肢整体功能的改善，对于经过康复护理仍不能改善关节功能、肢体活动能力的患者，应进行环境和个体的适应性训练，促使其回归家庭、社会。

（二）骨折愈合期的康复护理

肿胀和疼痛是骨折复位固定后最主要的症状，此期的康复治疗因骨折部位及恢复程度而异，但以促进肿胀消退、缓解疼痛、预防肌肉萎缩、防止关节粘连僵硬、促进骨折愈合、防止全身并发症发生为主要目的。

1. 抬高患肢　对于肩、肘、腕、手和膝、踝、足骨折的患者，复位固定后只要没有血液循环障碍，应抬高患肢。方法是将患肢置于高于心脏平面的位置，利用体位引流原理，促进肢体血液、淋巴回流，消除或减少肿胀的发生。

2. 物理因子治疗　①冷疗：伤后或术后早期，局部冷疗可减轻伤处出血、肿胀、疼痛及肌肉痉挛。每日3~4次，但每次时间不宜超过15分钟。②紫外线疗法：紫外线可提高机体反应性，促进骨痂生长，减轻肢体肿胀，镇痛并促进钙质沉着，从而加速骨折愈合。在患处选用1~2级红斑量，隔日1次，疗程酌情加减。③超短波疗法：骨折后早期应用超短波有利于肿胀吸收，缓解肌肉痉挛，促进骨折愈合。采用局部对置法，无热量或微热量，每日1次，每次15分钟，15次为1个疗程。

3. 运动治疗　①对于伤肢未被固定的关节，可在其各个轴位上行主动运动，必要时给予助力，上肢应注意肩外展、外旋与掌指关节屈曲，下肢应注意踝关节的背屈，老年人更应注意，以防止关节挛缩。②在骨折复位基本稳定时，进行固定部位肌肉有节奏的等长收缩训练，以改善局部血液循环，防止废用性肌萎缩，增强肌力，并使骨折断端靠近而有利于骨愈合。主要用于骨折部位因骨折而不允许进行关节活动的肌肉和因外固定不能进行等张收缩运动的肌肉。③累及关节面的骨折，为减小遗留关节功能障碍的概率，在固定2~3周后，如有可能应每日定时取下固定物，进行不负重的主动运动，并逐步增加活动范围。也可采用CPM仪对患者进行训练，在坚强内固定术后可将患肢置于 CPM 仪上，有限度、有节律地进行持续的关节被动活动，并逐步增加活动范围。④对健肢与躯干应尽可能维持其正常活动范围，每日做床上保健操以改善全身状况，防止发生并发症，尤其是年老体弱者。

4. 作业治疗 骨折后早期作业治疗主要用于骨折固定期间，目的是保持被固定部位以外的身体功能，防止这些部位功能的减弱，减少日后的生活、工作能力恢复的难度。

5. 康复工程 骨折固定后，可应用康复工程原理为患者制作适合的支具、矫形器和保护器，起到固定制动、减重助行、缓解疼痛、矫正畸形、预防骨折对位发生改变等作用。

6. 心理护理 骨折的心理护理长期以来不被人们所重视。近年来，人们越来越认识到患者症状的轻重与人的心理状态关系密切。心胸广阔、心情愉快、性格豁达者症状往往较轻，治疗效果也好；心胸狭窄、心情压抑、性格怪僻者症状常较重，治疗效果也较差。因此，骨折患者心理状态的调整必须受到重视。

（三）骨折恢复期的康复护理

1. 物理因子治疗 ①中频电疗法：在骨折恢复期可减少肌肉萎缩，减轻瘢痕与粘连。②超声波疗法：固定法时超声强度 $0.1 \sim 0.5 \text{W/cm}^2$，治疗 $3 \sim 5$ 分钟；移动法时强度 $0.6 \sim 1.5 \text{W/cm}^2$，$8 \sim 10$ 分钟，视部位大小而定。每日 1 次，$10 \sim 15$ 次为 1 个疗程。可松解粘连，软化瘢痕。③石蜡疗法：在病变局部用蜡饼法，温度为 $40℃ \sim 42℃$，每日 1 次，每次 $20 \sim 25$ 分钟，$10 \sim 15$ 次为 1 个疗程。

2. 运动治疗 此期以恢复关节活动范围和肌力、重新训练肌肉的协调性和灵活性、提高日常生活活动能力为主要目的。

（1）恢复关节活动范围 为扩大关节活动范围，需要牵伸并松解关节内外粘连、挛缩的组织，为此要进行主动及被动的牵伸运动，并配合应用其他物理因子治疗。具体做法为：①受累关节进行各方向的主动运动，以温和力量牵伸挛缩、粘连的组织。运动时以不引起明显疼痛为度，幅度应逐渐增大，根据病情决定每日的训练强度。②刚去除固定者可先采用助力运动，以后随着关节活动范围的增加而减少助力。对因组织挛缩、粘连严重而用助力运动与主动运动难以奏效者，可使用被动运动，运动方向与范围应符合解剖功能，动作应平稳柔和，不应引起明显疼痛及肌肉痉挛，避免出现新的损伤与骨化性肌炎。③对较僵硬的关节，可加做关节牵引，将受累关节近端固定，在其远端按需要的方向，用适当重量进行牵引，每次 15 分钟左右，每日可行 $2 \sim 3$ 次。重量大小以引起可耐受的酸痛感觉、不产生肌肉痉挛为宜。④当关节挛缩较顽固时，可在运动与牵引的间歇期间用夹板或石膏托固定患肢，以减少纤维组织的弹性回缩，加强牵引的效果。随着关节活动范围的逐渐增大，更换相应的夹板、石膏托。此外，亦可用特别的弹性支架做关节持续牵伸。以上方法常相互配合应用，每日多次反复进行。需要注意的是，在去除外固定以后的最初 2 周内，应避免对骨折处的骨痂做对关节有不利影响的过度活动，2 周以后再扩大关节各方向的活动范围和肌力。

（2）恢复肌力　恢复肌力唯一有效的方法是逐步增加肌肉的工作量，引起肌肉的适度疲劳：①当肌力为 0～1 级时，可采用水疗及水中运动、按摩、低频脉冲电刺激、被动运动、助力运动等。②当肌力为 2～3 级时，以主动运动为主，亦可做助力运动、摆动运动、水中运动。③当肌力达 3 级及以上时，应进行抗阻运动，以争取肌力的最大恢复。通常采用渐进抗阻练习，亦可用等速练习仪进行训练。

（3）平衡及协调性练习　机体保持平衡一方面取决于感觉功能，将外感受器、本体感受器和特殊器官如前庭的信息进行整合；另一方面依靠运动系统和固有姿势反射的整合。应运用现有功能进行平衡训练。此外，协调性练习主要有上肢、下肢和躯干的协调训练，其基础是利用残存部分的感觉系统及视觉、听觉和触觉来管理随意运动，需集中注意力进行反复正确的练习。

（4）提高日常生活活动能力　主要针对骨折患者的功能障碍，从日常生活活动、社会参与和文体活动中选一些有助于日常生活活动能力提高的作业训练，使其逐步恢复日常生活活动能力，尽可能回归家庭及社会。

3. 作业治疗　功能性作业疗法在骨折后的康复治疗中应用较多，以使患者较好地完成日常生活活动，提高生活质量，重返社会。例如，单侧上肢骨折患者需要训练单手梳洗、穿脱衣服和利用非优势手书写、拍球和开门等。对于上肢骨折的康复，除损伤的局部外，其他部位也应进行主动锻炼，以预防继发性关节僵硬和废用性肌萎缩。下肢骨折者，应着重于步态矫正训练，应用辅助器具和转移技巧的训练等。如人工髋关节置换术患者需训练转移技巧、感觉障碍患者需要采用感觉替代技术、有些患者需要辅助器具等。

4. 康复工程　可应用康复工程原理为患者制作适合的支具、矫形器和保护器，有减重助行、矫正畸形等作用。

（四）常见骨折后的康复护理措施

骨折后进行必要的康复护理，可减少骨折后的并发症和功能障碍。

1. 上肢骨折

（1）肱骨外科颈骨折　术后伤肢无疼痛的情况下即开始未固定部位的功能锻炼，4～6 周拆除外展架。因肱骨外科颈骨折容易造成肩关节周围肌肉萎缩、关节囊粘连、关节挛缩，所以早期进行功能锻炼意义很大。外固定期可以做握拳、肘关节和腕关节的屈伸运动；外展型应限制肩外展活动，内收型限制肩内收活动；解除外固定后应做肩关节各个方向的活动。配合其他物理因子治疗可加快肩关节功能的恢复，预防肩周炎和肩关节僵硬的发生。

（2）肱骨干骨折　无论使用何种方法固定，于患者无痛苦时即开始未固定关节的功能活动锻炼，并加强全身功能训练，使骨折按时愈合。肱骨中下 1/3 骨折易合并桡神经损伤，可出现典型垂腕和伸拇及伸掌指关节功能丧失，应加以注意。将腕关节置于功能位，使用可牵引手指伸直的活动支架，早期多做握拳、屈伸手指，以防畸形或僵硬，一般于 2～3 个月后无神经功能恢复表现再行手术探查；肱骨下 1/3 段骨折不易愈合，应注意复查 X 线片，及时发现断端分离，并及时矫正。康复治疗中期可增加肩、肘关节功能练习，恢复关节活动范围，预防关节僵硬发生。

（3）肱骨髁上骨折　易合并缺血或正中神经损伤，要密切观察以预防前臂肌肉缺血性坏死。一般采用手法复位、骨牵引及外固定或手术切开复位内固定的方法，伸展型骨折固定患肢于肘关节屈曲 90°位（肘屈曲功能位）；屈曲型骨折则固定患肢于肘关节伸直位；术后 4～5 天可行 CPM 训练。固定后立即做握拳、屈伸手指及肩肘关节的屈伸练习，并做其他物理治疗。4～6 周后外固定解除，可积极做肘关节的屈伸练习，禁止被动反复粗暴屈伸，以免骨化性肌炎的发生。

（4）尺桡骨干双骨折　由于骨折端可发生侧方、重叠、成角及旋转移位，复位要求较高，一般采用手法复位外固定、开放复位内固定。术后伤肢无痛苦的情况下即开始全身及伤肢的功能锻炼，充分做手指屈伸及上肢肌肉的收缩活动，逐渐开始肩肘关节的屈伸活动。解除外固定后，开始前臂的旋前旋后活动，直到前臂的旋转功能恢复。

（5）桡骨下端骨折　桡骨单骨折少见，可由直接或间接暴力引起，多见中下 1/3 骨折，治疗以手法复位外固定治疗为主。早期做屈伸手指及握拳活动，轻微的肩肘活动，4 周后做腕关节活动。解除外固定后做前臂旋转及腕关节大幅度的屈伸练习。

2. 下肢骨折

（1）股骨颈骨折　常发生于老年人，易发生股骨头坏死和骨折不愈合，多见于股骨头下骨折及股骨颈头颈部骨折，而股骨颈中部骨折及股骨头基底部骨折尚能愈合。治疗包括骨折复位、内固定等。术后可在床上活动，如股四头肌的等长收缩、踝关节屈伸运动及健侧肢体的功能练习。牵引去除后做髌骨的被动活动及髋膝的屈伸活动，动作要轻，幅度要小。1～2 周后可扶拐下地行走，但患肢不宜过早负重，宜在保护下进行逐渐分级负重行走。

（2）股骨干骨折　主要采用手术治疗。常见的术后并发症有骨折畸形愈合、骨折不连接、膝关节活动障碍。术后尽早进行股四头肌练习及膝关节的功能练习，从股四头肌的等长收缩逐渐过渡到小范围的主动伸膝，进行踝关节主动活动及髌骨被动活动。内固定后无外固定者可在膝下垫枕，逐渐加高，以扩展主动伸膝的范围。有骨折未达到骨性愈合前，应严禁做直腿抬高运动。后期可进行逐渐分级负重行走。

（3）髌骨骨折　治疗应最大限度地恢复其原关节面的形态，力争使骨折解剖复位，给予牢固内固定。早期活动膝关节，恢复其功能，防止创伤性关节炎的发生。对于无移位的髌骨骨折不需手法复位，抽出关节内积血，包扎，用石膏托或管型固定患肢于伸直位 3～4 周，其间练习股四头肌收缩，去除石膏托后练习膝关节屈伸活动；对于切开复位内固定者，应尽早做踝关节与足趾的屈伸活动，早期可做股四头肌等长收缩活动、腘绳肌群静力性收缩和髌骨侧向被动运动。粉碎性骨折待外固定解除后做膝关节屈伸练习及髌骨被动活动。对于髌骨横行骨折及下肢骨折可在术后早期开始练习屈膝。对于抓髌器固定的髌骨骨折患者，早期即可练习股四头肌收缩、负重、下地行走。

（4）胫腓骨干骨折　治疗目的是恢复小腿的承重机能，因此骨折端的成角畸形与旋转移位应给予完全纠正，以免影响膝踝关节负重。原则上来说，成年患者应注意使患肢缩短不多于 1cm，畸形弧度不超过 10°，两骨折对位至少应在 2/3 以上。治疗方法包括手法复位外固定及开放复位内固定。膝关节保持伸直中立位，防止旋转，术后 24 小时即可行 CPM 训练。近踝关节的下段骨折易发生踝关节功能障碍，固定后即可做踝关节伸屈及股四头肌练习，去除固定后，开始踝、趾各轴位、各方向的主动运动。2 ～ 3 周后做膝关节屈伸活动，待骨折线模糊后扶拐不负重行走；骨折基本愈合后，开始踝屈伸和内外翻牵引。依次做部分和全部负重的站立、步行练习。在早期治疗过程中避免平卧位练习直腿抬高和屈膝位练习主动伸膝。

3. **脊柱骨折**　脊柱是人体的主要支柱，是负重、运动、缓冲震荡和平衡身体的主要结构，除骨骼外还有强大的肌群和韧带维持其稳定性。脊柱的稳定结构有内外之分，外部主要靠腹、腰、背部的肌肉主动调节，内部主要靠骨关节、韧带进行控制。

（1）**胸腰椎骨折**　单纯性胸腰椎压缩性骨折以 T10 ～ L3 骨折最为常见，且几乎均是屈曲型损伤，伤后应仰卧木板床上，并在骨折后突处垫一约 10cm 高软枕，4 ～ 6 周后可开始做卧位保健体操，练习中应避免脊柱前屈及旋转。当急性症状缓解后约 2 周，可鼓励患者在床上做腰部过伸和翻身练习。翻身时腰部要维持伸展位，肩与骨盆同时翻转，翻身后进行俯卧位的过伸练习。6 周后可起床活动，进行脊柱后伸、侧弯及旋转练习，但要避免背部前屈的动作与姿势，待骨折愈合后应进一步进行脊柱活动范围的练习及增强背肌肌力的训练。不稳定骨折常采用手术复位及做脊柱融合术，术后卧床 3 ～ 4 周，继以弹性支架固定 3 ～ 4 个月，其后康复治疗可按稳定骨折的康复程序进行。

（2）**合并脊髓损伤的胸腰椎骨折**　①尽早处理，伤后不超过 6 小时为最理想。②减压彻底、固定稳妥，对脊髓的任何轻微压迫均可引起严重的后果，须设法消除外方的压力，并采用有效的内固定术制动。③恢复椎管形态，早期可通过闭合复位，晚期则多需以手术方式恢复与重建椎管形态。④预防并发症，常见并发症有肺炎、压疮、血栓性静脉炎、深部血栓形成、尿路感染、膀胱结石、骨化性肌炎及关节畸形等。

【康复护理指导】

1. **饮食起居**　骨折患者应注意补充富含钙质和维生素 D 类的食品，如瘦肉、禽、鱼、蛋、奶等。少吃盐，注意不要吸烟，以防影响钙的吸收。绝经期的女性可在医生的指导下，服用雌性激素防止骨质疏松。进行适度的日光浴，避免使用促进钙质流失的药物。

2. **休闲性作业训练**　遵医嘱指导患者进行及时、有规律的锻炼，伤后 1 ～ 2 周主要锻炼肌肉有节律地收缩、放松；3 ～ 6 周逐渐增加运动量，并密切观察固定部位的情况及远端肢体的颜色、感觉活动情况，如有异常现象，应及时与医生联系。在整个康复过程中，要有阶段地逐渐增加肢体负重的时间和强度。

3. **注意事项**　禁忌剧烈、长时间的运动，以免引起骨折端的负荷过重。

思考题

1. 如何理解我们常说的伤筋动骨 100 天？

2. 临床上如何进行肢体长度和周径的测量？

3. 根据骨折愈合过程，如何进行急性期的康复护理？

4. 肱骨髁上骨折的康复护理要点有哪些？

5. 胸腰椎骨折的康复护理要点有哪些？

第九节　冠状动脉粥样硬化性心脏病

【概述】

冠状动脉粥样硬化性心脏病（coronary atherosclerotic heart disease）简称冠心病，是由于血脂增高和多种危险因素的综合作用，致使脂质沉积在冠状动脉壁形成粥样硬化斑块，逐步发展为血管狭窄乃至闭塞。冠心病是最常见的心血管疾病之一，其基本病变是心肌供血不足。目前在发达国家，冠心病已成为第一位的死亡原因，同时由于心血管疾病所导致的残疾已经超过其他疾病而占首位。1979 年，世界卫生组织将冠心病分为无症状型（隐匿型冠心病）、心绞痛型、心肌梗死型、缺血性心肌病型和猝死型 5 种临床类型。临床中常分为稳定性冠心病和急性冠状动脉综合征。冠心病的诊断主要依赖典型的临床症状（胸痛、濒死感、发热、恶心呕吐等），再结合辅助检查发现心肌缺血或冠脉阻塞的证据，以及心肌损伤标志物（心肌酶、肌钙蛋白、肌红蛋白）判定是否有心肌坏死。心肌缺血最常用的检查方法包括常规心电图和心电图负荷试验、核素心肌显像，有创性检查包括冠状动脉造影和血管内超声等。心脏冠脉造影是一项微创、直观的检测手段，可明确冠脉狭窄的部位和病变的严重程度。

【主要功能障碍】

1. 心功能障碍　绝大多数冠心病患者存在不同程度的心功能障碍，表现为肺循环淤血的左心衰症状、体循环淤血的右心衰症状或者二者同时出现。

2. 肺呼吸功能障碍　当冠心病发展到一定阶段时，可导致肺循环功能障碍，影响肺血管和肺泡之间的气体交换，使肺脏的通气及换气功能发生障碍，诱发或加重低氧血症。

3. 日常生活活动能力障碍　冠心病患者心、肺功能发生障碍，患者的衣、食、住、行，独立的社区活动均受到一定影响。

【康复护理评估】

（一）生理功能评估

1. 运动试验　每位患者在进行心脏康复护理计划之前都必须进行临床评估，包括病史询问、体格检查、运动试验等。运动试验包括标准运动试验和心肺运动试验。运动可诱发心血管异常反应，而这种反应在安静时常常并不表现出来，因此常用运动试验对心功能进行评估。并由此估计在特定生活和作业情况中完成工作的可能性。运动试验能定量地了解身体和心肌的需氧代谢能力，以及在心率、血压增加时的耐受能力；为制定运动处方、指导患者恢复日常生活活动和作业性活动、决定冠心病预后、确定恢复工作和其病前所从事的活动提供客观依据。

2. 疼痛评估　心绞痛型及心肌梗死型冠心病均可出现不同程度的心前区疼痛，其疼痛性质较为剧烈，可出现濒死感。疼痛是诊断以上两型冠心病的主要症状。可采用视觉模拟（目测）评分法（VAS），这样就把主观的感觉变成了可测量的数值，便于临床的统计研究。

（二）心理评估

冠心病是终身性疾病，需要长期治疗，导致患者思想负担重，易产生焦虑、急躁、恐惧、失望、抑郁等心理。因此，需要对冠心病患者进行准确的心理评估，并进行相关干预及治疗。心理评估常使用抑郁和焦虑评估量表。

（三）日常生活活动能力及生活质量评估

无论哪一型冠心病患者，或 PTCA、CABG 等术后患者，随着病程的进展，都有可能出现心功能不全的症状，影响患者的日常生活活动能力及生活质量。日常生活活动能力评估常采用改良的 Barthel 指数和功能独立性评定。生活质量评估可采用"36 条简明健康状况调查表 SF－36"进行评估。

【康复护理措施】

（一）康复护理原则与目标

1. 康复护理原则　冠心病的康复护理原则是在药物治疗基础上，应用医疗性有氧运动，配合心理治疗、作业治疗、行为治疗、危险因素纠正等进行综合康复。康复护理应力求以最小的危险和获得最大的康复护理效果为原则。

2. 康复护理目标　冠心病的康复目标不仅是为了提高生活质量，也可通过控制危险因素而减少复发，降低发病率和死亡率。

（二）基础治疗

针对每种类型的冠心病应用相关药物，其中包括扩冠（硝酸酯类）、抑制血小板聚集（阿司匹林）、抗心律失常、纠正心衰药物等，近些年来又出现冠脉造影行 PTCA 介入治疗。另外，病情严重者还可通过 CABG 治疗。

（三）康复治疗分期

根据冠心病病理和康复治疗的特征，国际上将康复治疗分为 3 期。

I 期：指急性心肌梗死或急性冠脉综合征住院期。发达国家此期为 3～7 天。

Ⅱ期：指从患者出院开始，至病情稳定性完全建立为止，时间 5～6 周。由于急性期缩短，Ⅱ期的时间也随之逐渐缩短。

Ⅲ期：指病情处于长期的较稳定状态，或Ⅱ期过程结束。包括陈旧性心肌梗死、稳定性心绞痛及隐性冠心病患者。康复治疗时间一般为 2～3 个月，自我锻炼应持续终生。也有人将终生维持的锻炼列为第Ⅳ。PTCA 或 CABG 后的康复也属于此期。

（四）Ⅰ期康复的护理

康复目标：低水平运动试验阴性，可以按正常节奏连续行走 100～200m 或上下 1～2 层楼而无症状。运动能力达到 2～3MET，能够适应家庭生活。

目前我国采取的Ⅰ期康复现代治疗方案仍然是在 1971 年最早由 wenger 等人提出的经典方案基础经过修改而成（表 7－7）。

表 7－7 冠心病Ⅰ期康复的现代方案和 Wenger 方案

现代方案	Wenger 经典方案	活动内容
1～2	1	被动关节活动，踝关节运动，介绍康复计划，自己进食
	2	同上，加上床边腿部活动
	3	主动辅助关节活动，椅子上坐位，轻度娱乐活动，床边便台
	4	延长静坐时间，很小的身体抵抗的轻度运动，患者教育
	5	中度身体抵抗的轻度运动，不限制的静坐，坐着时日常活动
2～3	6	身体抵抗程度增加，上洗手间，站着的日常活动，1 小时的会议
	7	走 3000m，站立，热身运动
	8	加强步行，下楼梯，继续教育
	9	加强运动训练，学会能量保护及分段做事
3	10	增加轻度负重和行走的运动训练，家庭康复锻炼的教育
	11	延长运动时间
	12	上下两层楼梯，继续增加训练中的身体阻力
	13	继续训练，教育及家庭康复的教育
4～5	14	上下两层楼梯，完成家庭开展的康复计划、能量保护及分段做事的教育

1. 现代方案第 1～2 天　一旦在病情稳定之后，应尽早鼓励患者脱离病床坐在椅子上。首先做冠心病知识宣教，介绍康复计划，康复治疗师帮助患者被动活动各关节，教会患者腹式呼吸，以后逐渐过渡到患者主动助力、主动运动和轻度的抗阻运动。提肩、肩环行，手肘屈曲及伸展，臀部及双膝屈曲及伸展，足踝上下屈曲伸展的主动运动可以贯穿在每天的卧床活动中。开始重复 5～10 次，以后根据患者的耐受程度逐渐增加至 10～20 次。进食、静坐、洗漱、大小便可从床上逐渐过渡到床边即双腿垂床，再转移到座椅上完成。此期日常生活活动主要以坐位完成为主，开始坐时可有依托，如被子、枕头放在背后，将床头抬高。在依托坐位适应之后，患者可逐步过渡到无依托坐位。运动量、时间、活动内容根据患者的自我监护指南确定（表 7－8）。

表 7 - 8　患者的自我监护指南

监护指标	解释
合适的穿着	鞋子舒适，衣服宽松，根据环境温度决定厚薄
遵从活动阶段指南	遵从康复医师制定的活动程度指南，遵从自我感觉程度指南
遵从运动指南	5~10 分钟低强度的热身训练，20~30 分钟合适强度的训练，5~10 分钟低强度整理活动的训练
不良反应停止训练	心脏症状：胸痛、呼吸困难、头晕
	一般症状：关节疼痛、运动所致的晕厥
生病时不训练	疾病痊愈 2 天后才训练
恶劣环境不训练	避免特别寒冷的环境：穿暖和衣服，戴面罩，冬天在室内运动
	避免特别炎热和潮湿的环境：减缓步骤，早晨或傍晚时训练
吃饭后不训练	饭后 2 小时训练

2. 现代方案第 2~3 天　可以短距离步行，同时也可以自行洗浴。开始时可在床旁步行，逐步过渡到病房内来回步行，从每次 30m 逐渐增加至 150m。自行上洗手间解决个人卫生问题，功能状态好的患者可尝试室外走廊步行，下、上楼梯。开始尝试上、下半层楼梯，然后逐渐增加至一层楼梯，每日 1~2 次。下楼的运动负荷不大，上楼的负荷取决于上楼的速度，必须保证速度缓慢，一般上一级台阶可稍休息片刻，以保证不出现任何不良反应。此期日常生活活动主要以站位完成为主。运动量、时间、活动内容根据患者的监护自我指南确定。

3. 现代方案第 3 天　患者可以开始家庭活动计划，爬楼梯和延长步行时间都可以推荐。家庭心脏康复计划成功的一个关键因素就是患者必须做到自我监督，如同与有监护者在场时一样，所有的活动都要从伸展训练开始到热身训练，再到训练阶段，最后以缓和运动结束。此期日常生活活动主要以运动形式完成为主，可以上下两层楼梯，继续增加训练中的身体阻力。运动量、时间、活动内容根据患者的监护指南确定。

4. 现代方案第 4~5 天　患者参加一个进行危险分层的低强度的运动耐量试验，如果患者也学会了家庭康复活动方法，就可以出院。此期日常生活活动范围和运动强度可进一步加强。运动量、时间、活动内容根据患者的自我监护指南确定。

（五）Ⅱ期康复的护理

康复目标：逐步恢复一般日常生活活动能力，包括轻度家务劳动、娱乐活动等。运动能力达到 4~6MET，提高生活质量。

心脏康复的训练阶段开始于症状限制性运动耐量试验之后，或者是在完成心血管再通术的患者开始日常活动的时候。通过心脏运动测试得到的最大心率值可以用来决定有氧训练的活动强度。按运动处方执行家庭康复计划，学会自我监护。运动类型有：走步、医疗体操、气功、家务活动、就近购物等。强度为活动时心率达最大心率的 40%~50% 的水平，主观用力计分（RPE）不超过 13~15 分。每周需要门诊随访 1 次，出现任何不适均应暂停运动，及时就诊。

（六）Ⅲ期康复的护理

尽管关注度最少，维持阶段是心脏康复计划里最重要的一个部分。如果患者停止训练，前期训练的效果在随后的几周里就会慢慢消失。从心脏康复计划开始的时候起，就要不断强调持续性训练的重要性。为了保证患者对训练计划的依从性，要把训练项目和患者的生活结合起来。

康复训练应本着因人而异、主动积极、循序渐进、持之以恒、全面整体的原则进行。有氧训练的常用的方法包括：步行、登山、游泳、骑车、中医传统形式的拳或操等，常用方案为间歇跑方案。运动量是康复治疗的核心，要达到一定阈值才能产生训练效应。合适运动量的主要标志：运动时稍出汗，轻度呼吸加快但不影响对话，早晨起床时感觉舒适，无持续的疲劳感和其他不适感（表7-9）。

表7-9　常用间歇跑方案

阶段	慢跑	步行	重复次数	总时间	总距离
第一周	30秒	30秒	开始8次，以后每天增加1次，加至12次	8~12分钟	500~800m
第二周	1分钟	30秒	开始6次，以后每天增加1次，加至10次	9~15分钟	1200~2400m
第三周	2分钟	30秒	开始6次，以后每天增加1次，加至10次	15~25分钟	2400~4000m
第四周	4分钟	1分钟	开始4次，以后加至6次	20~30分钟	3200~4800m

（七）CABG 和 PTCA 术后的康复护理

1. CABG 术后的康复护理　CABG 术后只要患者的生命体征平稳，即可开始住院期间的运动性康复。由于胸部有手术切口，所以更注重上肢关节活动度范围内的训练。CABG 后的康复可以明显地改善心脏的功能容量。康复运动程序的具体方法基本同Ⅰ期康复，可分为术后的早期活动，逐渐增加的步行及日常生活活动训练，出院后的运动处方。

2. PTCA 术后的康复护理　对 PTCA 术后患者进行系统的康复训练，可使冠心病患者的体力和工作能力明显增强，改善心肌缺血状态。由于规律的有氧运动和适当的饮食控制，可使甘油三酯水平降低，减轻冠心病危险因素的作用和减缓作为基础疾患的动脉粥样硬化的进程，减少再狭窄的发生。

对急性心肌梗死后进行 PTCA 的患者，基本方案同Ⅰ期康复，对于只有心绞痛而进行 PTCA 的患者，术后即可进入住院期的运动性康复，分为3个阶段：①冠心病监护室阶段：缓慢步行，每次5~10分钟，靶心率小于症状限制心率的50%，以间歇性运动为主，每日2~3次。②普通病室阶段：进行有节律的低强度运动，步行或缓慢上下楼梯及上下肢活动和转体运动，每次5~10分钟，每日3~4次，靶心率为症状限制心率的50%左右。③出院前阶段：运动分为热身期（平地步行3~5分钟，速度由慢逐渐加快，以自我感觉有点累为度），锻炼期（运动强度以最大心率的65%~80%作为靶心率，运动时间为 20~40 分钟，运动方式为功率性自行车、手臂摇车、活动平板），恢复期（活动结束后再进行 5~10 分钟的放松运动以使血压、心率恢复至运动前热身水平），每日运动 2~3 次。出院后的康复治疗同Ⅲ期康复。

（八）心理治疗

心理治疗应贯穿冠心病康复护理的始终，冠心病患者易产生恐惧、焦虑情绪，医护人员应以热情、亲切、诚恳的态度与之接触，使患者产生安全感。鼓励患者保持良好情绪，对患者家属做好心理工作，协助医患关系，给患者营造一个舒适安逸的环境，使患者得到家庭和社会的关怀，从而降低疾病的复发率。

■ 知识拓展

预防心血管疾病的良方——有氧运动

有氧运动之父库博（Kenneth H. Cooper）常说："医生的第一个患者其实是自己。"库博原来也是一名心内科医生。刚参加工作时，不健康的生活方式使他的体重从 168 磅增至 204 磅，经常有疲劳感，身体状况越来越差。库博意识到这一点，便开始减肥。6 个月内，他成功减重。库博说："我并无神丹妙药，只是少吃多动。"后来他辞职与夫人开始发展有氧运动中心。库博出版的《有氧代谢运动》成为全世界的健康经典。人体运动是需要能量的，如果能量来自细胞内的有氧代谢，就是有氧运动。作为有氧运动，心率一般在 130 次／分为最佳。运动的前段大约 5 分钟先燃烧糖原，运动持续越久会燃烧越多的脂肪，只要持续运动半小时至 1 小时，所消耗热量的五成是由燃烧的脂肪来供应。

【康复护理指导】

1. 饮食起居　为维持患者正常的体重，减轻心脏负担，使血脂接近正常水平，防止和延缓并发症的发生，应进行低脂（脂肪占总热量的 25%~30%）、低盐（每天摄入盐小于 5g）饮食。要适当增加一些粗纤维饮食，宜多吃蔬菜和水果，保持大便通畅。合理安排作息时间，让患者培养良好的睡眠节律。

2. 自我锻炼　应该鼓励冠心病患者在力所能及的情况下适量运动，尤其是步行、慢跑、太极拳等有氧运动。但不主张晨起大量运动，因为晨起血流动力学及体内神经调整均处于不稳定状态，容易诱发心肌梗死、猝死等恶性心脏事件，可以在上午或下午、傍晚进行适量活动，但是应避免餐后立即活动，最好餐后半小时之后开始活动。

3. 戒除不良嗜好　吸烟有害健康，主要由于尼古丁的直接缩血管作用和对血管内皮的破坏作用。少量饮酒，尤其是红酒具有一定的扩张血管作用，但大量饮酒或酗酒则严重影响身体健康，所以要限制饮酒。

4. 用药指导　指导患者遵医嘱用药，患者住院期间经过药物治疗病情稳定后，要继续服药维持疗效。患者出院后不遵医嘱用药，自行决定减药或停药，是加重病情的主要原因。

思考题

1. 冠心病的康复护理原则与目标是什么？
2. 冠心病Ⅲ期康复的护理要点有哪些？
3. 对 PTCA 术后的患者如何进行康复护理训练？
4. 如何对冠心病患者进行康复护理指导？
5. 如何理解自我监督指南是心脏病家庭康复计划的关键因素？

第十节 慢性阻塞性肺疾病

【概述】

慢性阻塞性肺疾病（chronic obstructive pulmonary disease，COPD）简称慢阻肺，是一种严重危害人类健康的常见病、多发病。本病严重影响患者的生命质量，病死率高，并给其家庭和社会带来沉重的经济负担。慢性阻塞性肺疾病诊治指南（2007 年修订版）将其定义为：慢阻肺是一种以气流受限为特征的可以预防和治疗的疾病，其气流受限呈进行性发展，与气道和肺组织对烟草烟雾等有害气体或有害颗粒的慢性炎症反应增强有关。气流受限是由于气流阻力增大及肺弹性回缩力降低所致。当慢性支气管炎或（和）肺气肿患者出现气流受阻且不能完全可逆时，诊断为慢阻肺。本病主要累及肺脏，但也可以引起全身（或称肺外）的不良反应。其确切病因尚不清楚，与慢性支气管炎和阻塞性肺气肿发生有关的因素可能都参与了慢阻肺的发病。

引起 COPD 的危险因素包括：①个体因素：抗胰蛋白酶缺乏、哮喘和气道高反应性等。②环境因素：空气污染、职业粉尘和化学物质、生物燃料烟雾、感染等，两者相互影响。世界银行和世界卫生组织的资料显示，至 2020 年，COPD 将位居世界疾病经济负担的第五位。

COPD 的临床主要表现为慢性咳嗽、咳痰，劳力性气急、呼吸困难，部分患者可有胸闷、体重下降、食欲减退、精神抑郁、焦虑等。

■■ 知识拓展

世界慢性阻塞性肺疾病日

自 2002 年起，全球慢性阻塞性肺疾病创议组织（GOLD）将每年 11 月第三周的周三定为世界慢性阻塞性肺疾病日，目的在于提高公众对慢阻肺作为全球性健康问题的了解和重视程度，改善慢阻肺诊断不足和治疗不力的现状。首个世界慢阻肺日的主题为"提高疾病知晓度"，并提出了"为生命呼吸"的口号。此后，我国每年均设置主题，举行慢阻肺日纪念活动。如 2005 年的主题为"轻松呼吸不再无助"，2010 年主题为"关注您的肺健康，及早检查肺功能"，2011 年主题是"攻克慢阻肺治疗难题，改善患者生存环境"，2013 年主题为"关注慢阻肺永远不晚"。中华医学会呼吸病学分会慢性阻塞性肺疾病学组于 2002 年制定了"慢性阻塞性肺疾病诊治指南"，并于 2007 年发布该指南修订版。

73% 慢阻肺患者日常生活（如上下楼梯、洗衣、穿衣和做家务）存在困难，并已成为"不动声色"的杀手，严重影响患者的生活质量。

【主要功能障碍】

1. 气体交换障碍 COPD 一系列的病理生理改变，引起最大通气量降低，生理无效腔气量增大，肺泡通气不良，不能参与气体交换及肺泡毛细血管大量丧失，弥散面积减少，影响气体交换。

2. 出现病理式呼吸模式 COPD 患者的膈肌受过度膨胀肺的挤压而下降，膈面变平坦，活动度减弱，膈肌收缩效率降低。严重者膈肌无力，呼吸运动被迫由肋间肌和辅助呼吸肌（斜方肌、胸锁乳突肌）来负担，即以胸式呼吸代替，久而久之，形成病理式呼吸模式。

3. 机体耗氧量增加，活动能力减退 病理式呼吸模式的出现及气短、气急使患者精神紧张，颈背部肌肉紧张，均增加了机体耗氧量。另外，患者因心理等因素惧怕出现劳力性呼吸短促而减少运动，且能量摄入减少，消耗增加，引起营养障碍，全身肌肉无力，均使活动能力降低。严重者只能卧床休息，丧失日常生活活动能力和工作能力。

4. 心理障碍 COPD 病情长，日常生活活动能力受限，患者常伴焦虑和抑郁，表现为情绪低落、消极自卑、悲观失望，对治疗失去信心，对生活失去希望。

【康复护理评估】

对 COPD 的评估是根据患者的临床症状、急性加重风险、肺功能异常的严重程度和并发症等情况进行的，以确定疾病的严重程度。也包括气流受限严重程度、健康状况和未来急性加重的风险程度等，最终指导治疗和护理措施的实施。

（一）一般评估

一般评估包括病史、家族史、职业史、吸烟史、生活习惯和工作环境，以及症状、体征、实验室检查（如血气分析、血常规、生化检查）等。

（二）呼吸功能评估

1. 呼吸困难严重程度评估 呼吸困难是 COPD 患者最主要症状，也是影响患者生活质量的重要因素，因此应进行呼吸功能评估（表 7 - 10）。

表 7 – 10   呼吸困难分级

分级	特点
0 级	只在剧烈运动时感到呼吸困难
1 级	平地快步走或上缓坡时出现气促
2 级	因气短，平地走时比同龄人慢或需停下休息
3 级	平地行走约 100m 或数分钟后需停下喘气
4 级	因严重呼吸困难而不能离开家或在穿脱衣服时出现呼吸困难

2. 呼吸功能检查   包括肺容量、通气功能、小气道功能、换气功能的测定。常用指标有肺总量（TLC）、肺活量（VC）、功能残气量（FRC）、最大（用力）肺活量（FVC）、第一秒用力呼气量（FEV1）等。第一秒用力呼气容积占用力肺活量百分比（FEV1/FVC）是评价气流受限的一项敏感指标，第一秒用力呼气容积占预计值百分比是评估 COPD 的严重程度及预后的良好指标。

3. 肺功能评估   应用气流受限的程度进行肺功能分级（表 7 – 11）。

表 7 – 11   肺功能分级

分级	气流受限程度	FEV_1 占预计值百分比（%）
Ⅰ 级	轻度	≥80%
Ⅱ 级	中度	50% ~79%
Ⅲ 级	重度	30% ~49%
Ⅳ 级	极重度	<30%

4. 急性加重风险评估   上一年发生急性加重大于 2 次者，或上一年急性加重住院 1次，预示以后频繁发生急性加重的风险大。

5. 日常生活活动能力评估   见表 7 – 12。

表 7 – 12   日常生活活动能力分级

分级	表现
0 级	虽存在不同程度的肺气肿，但活动如常人，对日常生活无影响，活动时无气短
1 级	一般劳动时出现气短
2 级	平地步行无气短，较快行走、上坡或上下楼梯时气短
3 级	慢走不及百步即有气短
4 级	讲话或穿衣等轻微动作时即有气短
5 级	安静时出现气短，无法平卧

（三）运动能力评估

1. 步行试验   限时步行试验可用来反映运动能力的变化，一般有 6 分钟和 12 分钟两种。要求在规定的时间内尽可能快地行走，记录其所能行走的最长距离来衡量运动能力。

2. 心肺运动试验   是通过活动平板或功率车进行运动试验获得最大吸氧量（VO_2

max）、最大代谢当量值、最大心率、运动时间等相关量化指标来衡量心肺功能。VO_2 max 是指机体在运动时所能摄取的最大氧量，是综合反映心肺功能状态和体力活动能力的最好生理指标。% VO_2 max 表示运动强度，50% ~70% VO_2 max 是增加有氧能力取得运动效果的最合适范围。

3. 耐力运动试验 应用于训练计划开始前和完成时，运用运动耐力的标准测量进行评估。如在固定的自行车或步行器上，用最大负荷测定耐力，选用的负荷为最大负荷的 75% ~85%，记录其速度和时间。

【康复护理措施】

（一）康复护理原则与目标

1. 康复护理原则 COPD 患者的康复护理应遵循个体化、整体化、严密观察、循序渐进、持之以恒的原则。

2. 康复护理目标 COPD 康复护理目标为减轻患者临床症状，稳定或逆转肺部疾病的进展，充分利用残存的肺功能，改善心理状态，提高生活质量。

（二）保持和改善呼吸道通畅

1. 良肢位 患者采取半坐位或坐位，有利于肺扩张。

2. 有效咳痰 控制浅而频繁的咳嗽。在咳嗽前先缓慢深吸气，屏气几秒钟，快速打开声门，用力收腹，由肺内冲出高速气流，连续咳嗽 2~3 声，停止咳嗽，缩唇将余气尽量呼尽，再缓慢深吸气。重复以上动作，连做 2~3 次，咳嗽不宜长时间进行。

3. 胸部叩击 有助于黏稠、浓痰脱离支气管壁。患者取坐位或半卧位，操作者手掌呈空心状，手指并拢，腕部用力，从肺底由外向内、由下至上轻拍胸壁。同时嘱患者深呼吸，有效咳嗽，促进分泌物排出，时间 1~5 分钟。

4. 体位引流排痰 通过采取各种体位，使病变部位处于高处，引流管开口于低处，借重力作用使支气管内分泌物流向引流支开口处而被咳出。引流时配合饮水，轻叩相应部位，有效咳嗽。给予超声雾化吸入化痰和解除支气管痉挛药物以帮助分泌物排出。体位引流排痰次数为每日 2~4 次，每次一个部位 5~10 分钟，整个引流时间不宜超过 30~45 分钟。宜在空腹时进行，加强生命体征观察。体位引流排痰适用于神志清醒、体力较好、因各种原因致支气管分泌物较多的老年人。

（三）呼吸训练

1. 重建腹式呼吸模式 腹式呼吸是一种低耗高效的呼吸模式，通过增加膈肌活动度提高通气功能，降低呼吸肌耗氧量。训练时，取立位、坐位或平卧位，全身肌肉放松。患者一手放在腹部，另一手放在上胸部，先闭嘴，用鼻缓慢吸气，同时鼓腹，胸部不动，然后嘴略张开呼气，同时放在腹部的手向内上方用力按压，加强腹部回缩，尽量将气呼出。呼气时不能费劲用力和屏气，每练习 3~5 次暂停数分钟再练。每次 15~30

分钟，每日 2~3 次。反复训练，帮助患者明确并掌握腹式呼吸的方法。以后要求患者坚持进行腹式呼吸练习，逐渐改善和增加膈肌活动。

2. 抗阻腹式呼吸训练　在腹式呼吸训练时，加上阻力以增强呼吸肌的力量。方法是：卧位时在患者脐部放 1~2kg 沙袋，嘱患者练习腹式呼吸，每次 30 分钟，每日 2 次；坐位时，嘱患者将与嘴同高相距 20cm 的蜡烛火苗吹向对侧，逐渐增加吹蜡烛的距离与时间；立位时，用宽 7~8cm、长 150cm 长布带束于季肋部，两端拿在手中，吸气向远端牵拉。

3. 吹笛样呼气法　用鼻腔吸气，口呼气。呼气时将口唇缩成吹笛状并发出轻微声响，可使支气管内压增高，防止支气管过早萎缩，减少肺内残气量。吸气与呼气时间比为 1:2 或 1:3。

4. 肌肉松弛训练　全身肌肉尽量放松，尤其要放松肩、颈部的辅助呼吸肌，可减轻肌肉痉挛，减少不协调呼吸及多余的消耗量，消除紧张情绪。患者取舒适体位，坐位时身体和头前倾靠在置于前面桌上折好的被子或枕头上，以放松肩背部肌肉并固定肩带部，减少呼吸时过度活动。站立时，身体前倾，双手置于身后并稍向下拉以固定肩带，有助于腹式呼吸。

（四）运动训练

适度的运动训练可以提高肌肉的血流量和氧利用率，提高呼吸肌的运动功能，改善呼吸功能。COPD 患者在缓解期应进行适当的运动训练，以增强体质，提高抗病能力，减少疾病发作次数及减轻发作程度。主要以有氧训练为主，包括上肢耐力训练、下肢耐力训练、力量训练和呼吸肌训练。一般每周训练 3~5 次，每次持续运动 20~30 分钟，运动量为 60% VO_2max。对于不能耐受大运动量的患者，可以采取大运动量运动 2~3 分钟，休息 2~3 分钟，交替进行。上肢耐力训练方法有手摇车训练、提重物训练、用体操棒做高度超过肩部水平的各个方向及越过中线的练习等，每次练习后以仅出现轻微呼吸急促为度。下肢训练可采用快走、划船、骑车、登山等有氧训练为主，运动后不出现明显气短、气促或剧烈咳嗽为度。一次运动训练必须分准备活动、训练活动和结束活动三部分进行。根据患者的实际情况，选择运动量。重症患者可边吸氧边活动，以增强其活动信心。在运动中呼气时必须放松，不应用力呼气。

（五）心理治疗

要关心体贴患者，鼓励患者参加一些力所能及的工作和社交活动。加强人际交往，分散压抑、苦闷、悲观的情绪，培养有益身心健康的兴趣和爱好，如绘画、听音乐、养花、钓鱼等，使生活充实、有意义。

（六）营养支持

COPD 患者多伴有不同程度的营养不良，可从调整饮食习惯和结构着手。稳定期COPD 患者供能结构为：碳水化合物 50%，脂肪 35%，蛋白质 15%，每天摄入热量应是正常人静息时 1.5 倍以上。通气严重障碍或出现呼吸衰竭者可给予高蛋白（17%）、高脂肪（55%），低碳水化合物（28%）饮食。注意补充电解质、微量元素、维生素和必需氨基酸，改善营养状态，增强机体的免疫功能及呼吸肌的功能，提高患者整体健康状态。

（七）传统疗法

太极拳、五禽戏、八段锦、推拿、针灸、中药等对 COPD 有良好的治疗作用：①推拿疗法：一般可用拿提背脊、抹胸、拍肺、捶背、按揉膻中穴、推按季肋、揉风池、揉命门、捏合谷、揉血海等。②针灸疗法：可取肺俞、脾俞、膏肓、气海、足三里、太渊、太溪、命门中的 3~5 穴，用补法，隔日 1 次。耳针可取肺、脾、肾、心、气管、咽喉、神门、三焦、内分泌等穴，每周 1 次。灸法取大椎、风门、肺俞、膻中、肾俞、气海等，于盛夏三伏天施灸，每穴每次灸 3~5 壮，10 日灸 1 次，3 次为 1 个疗程。③中药辨证施治：肺虚证偏气虚者用玉屏散加减，兼肺阴虚者当合生脉散加减；脾虚证患者用六君子汤加减；肾虚证偏肾阳虚者用金匮肾气丸、七味都气丸加减，偏肾阴虚者用六味地黄丸加减。

【康复护理指导】

1. 戒烟教育 烟草的烟雾中含有大量的焦油、尼古丁、一氧化碳等刺激性物质，可损坏甚至破坏纤毛功能，损坏肺泡壁，加重低氧血症，使组织中抗蛋白酶失活，破坏了肺中蛋白酶与抗蛋白酶的平衡，导致结缔组织的基质损害。戒烟可有效免除呼吸道刺激，降低感染的危险性，减轻支气管壁的炎症。让患者了解吸烟对人体的危害及戒烟的益处，并制定戒烟计划，可采用逐渐减量法、突然停止法、尼古丁替代疗法等，持之以恒，最终达到戒烟目的。

2. 家庭氧疗 长期低流量吸氧（1~2L/min）的目的是纠正低氧血症，提高患者生存率及生活质量。在吸氧过程中禁止吸烟，以防止火灾及爆炸。保持吸氧导管清洁，每日更换鼻塞。让患者了解氧疗的副作用，预防副反应的发生。

3. 增强机体抵抗力 积极参加户外体育运动，增强呼吸道局部免疫力，提高身体素质，必要时在医生指导下选用免疫调节剂。

4. 用药指导 根据医嘱正确使用各种药物，出现呼吸道感染应尽早给予药物治疗。同时根据需要湿化空气，摄入充足的液体，促进呼吸道分泌物的清除。

5. 感冒的预防 冬季注意保暖，加强对寒冷的适应性锻炼。可采用冷水洗脸、食醋熏蒸、防感冒按摩等方法来预防感冒，如已有呼吸道感染应尽早治疗。

6. 环境保护 改善工作和生活环境，保持室内空气清新，加强通风，避免被动吸烟、粉尘及有害气体吸入。

思考题

1. COPD 患者主要功能障碍有哪些？

2. 简述 COPD 患者康复护理措施有哪些？

3. 呼吸训练的方法包括哪些？
4. 排痰训练的方法和要点包括哪些？
5. 简述对 COPD 患者的康复指导。

第十一节　老年疾病

【概述】

随着医学技术的发展和人们生活水平的提高，人的健康水平得到了明显改善。因此，人的平均寿命延长，老龄人口逐渐增加。人口老龄化及老龄问题已是一个重要的社会问题。现行国际通用标准是：凡是 60 岁以上老年人达到人口总数的 10% 或 65 岁以上老年人达到人口总数的 7%，就视为进入老龄化社会。目前，我国老年人口数量突破 2 亿，老龄化水平达到 14.8%，已进入了老龄化国家的行列。由于我国家庭代际结构（四个老人、一对夫妻、一个孩子）的变化，使得传统的家庭照顾功能不断弱化。老年人疾病的特点是患病率高、并发症多、慢性病多、残疾率高，往往使患者失去生活自理能力，给患者带来极大痛苦，给家庭和社会带来巨大负担。

知识拓展

"未富先老"

2013 年 2 月 27 日，中国社会科学院发布《中国老龄事业发展报告（2013）》（以下简称蓝皮书）。蓝皮书指出：中国将迎来第一个老年人口增长高峰，2013 年老年人口数量突破 2 亿大关。在 2025 年之前，老年人口将每年增长 100 万人。同时，劳动年龄人口进入负增长的历史拐点，劳动力供给格局开始发生转变。

由于人口老龄化超前于现代化，"未富先老"和"未备先老"的特征日益凸显，老年人面临诸多问题和困难。一是贫困和低收入老年人数量仍然较多，2012 年全国约有 2300 万人。二是城镇老年人口的宜居环境问题十分突出，七成以上的城镇老年人口居住的老旧楼房没有安装电梯，其中的高龄、失能和患病老年人出行举步维艰。三是农村老年人留守现象更加突出，2012 年约有 5000 万，其中的高龄、失能和患病老年人的照料护理问题已经引起社会各界的普遍关注。四是涉老侵权案件、老年人受害受骗事件、老年人自杀现象时有发生。五是老年群体社会管理存在真空，三成以上老年人游离于社会管理之外，少数老年人被地下宗教和非法组织利用，不利于社会和谐和政治稳定的隐患依然存在。

专家认为，综合经济社会发展水平，"未富先老"是我国的基本国情。同时，我国的人口老龄化与工业化、城镇化相伴随，与"中等收入陷阱"相遭遇，老龄问题的严峻性是世界上少有的，必须认清形势，全面应对。

【主要功能障碍】

（一）组织器官生理功能变化

1. 循环系统功能减退　随着年龄变化，心脏传导系统发生退行性改变，心率降低、心律失常。心肌收缩力减弱，心脏泵血功能减低，心脏排血量减少，心功能降低。血管因弹性蛋白减少、胶原蛋白增加而弹性减低，加上钙沉积于血管内膜导致管腔狭窄、血压增高、血管动脉硬化，使冠心病、脑血管疾病发生率增高。

2. 呼吸系统功能减退　老年人由于呼吸肌、膈肌及韧带萎缩，肋软骨钙化，肺及气管弹性减弱，通气和换气功能减退。呼吸道黏膜萎缩、变薄，润化气体的功能减弱，老年人反射性咳嗽功能降低，气管内的分泌物咳出困难，易发生肺部感染、慢性支气管炎等，严重时发生呼吸衰竭。

3. 消化系统功能减退　老年人牙龈、口腔黏膜萎缩，牙齿易松动、脱落，唾液分泌减少，味蕾萎缩，食欲减退。胃肠肌运动减弱，影响食物消化和吸收。大肠蠕动减低是导致老年人便秘的主要原因。肝细胞数量减少，血流量逐渐减少，合成蛋白质的功能减退，对药物、毒物的分解和代谢功能减退。随着机体的衰老过程，支配吞咽的神经和肌肉功能逐渐减退、失调，易出现误咽、噎呛，甚至吸入性肺炎的发生。

4. 神经系统功能减退　随着年龄的增加，脑内神经细胞的数目减少，大脑萎缩程度逐渐加快，神经元变性、减少。大脑血流量减少，脑内某些中枢神经递质减少，功能紊乱。大脑皮质的综合分析能力下降，出现认知功能的减退，反应迟钝。也由于脑退行性变化，出现精神异常、行动缓慢等症状。阿尔茨海默病、帕金森病等老年性疾病多见。

5. 运动系统功能减退　肌肉、骨骼、关节等运动系统的组织、器官老化，以及内分泌和代谢功能的改变使骨骼中的有机物质逐渐减少，骨皮质变薄、骨小梁数目减少、骨密度降低，导致骨质疏松，易发生骨折。关节软骨因滑膜钙化和纤维化而失去弹性，毛细血管硬化，使关节供血不足，逐步发生关节软骨变性。韧带、腱膜、关节囊也发生钙化和纤维化，使关节的灵活性和活动度降低。骨关节软骨发生退行性变化，其边缘出现骨质增生。随着年龄的增长，肌纤维逐渐萎缩变细，伸展性、弹性降低，易出现肌肉疲劳、活动后肌肉酸痛，肌肉力量下降。

6. 内分泌系统功能减退　老年人的腺体重量减轻，下丘脑－垂体轴的反馈受体敏感性降低，肾上腺皮质激素分泌减少，对应激的反应能力明显下降。甲状腺激素生成减少，老年人基础代谢率降低，出现怕冷、皮肤干燥、心率缓慢等症状。胰岛功能减退，葡萄糖耐量降低，不能分泌足够量的胰岛素而发生糖尿病。性腺功能减低，出现性功能和生殖功能减退、骨质疏松症等。

7. 泌尿系统功能减退　随着年龄增加，老年人心排血量减少，肾血管硬化，肾血流量及肾血管床减少，肾小球数目减少，肾小球滤过率下降。肾脏的储备能力降低，肾脏易受药物、毒素作用的损伤。老年人膀胱肌萎缩，膀胱容量逐渐减少。排尿时膀胱收缩力减弱，残余尿量增多。老年人膀胱括约肌萎缩，肌张力减低，常出现尿急、尿频及尿失禁等症状。老年男性前列腺结缔组织增多，前列腺增生容易发生尿频、排尿不畅、排尿困难等症状，严重者可导致尿潴留。

8. 其他 由于年龄增加，老年人的感觉、视觉、听觉、味觉、嗅觉及触觉等均可能发生老化现象。

（1）触觉 老年人皮肤老化现象出现较早，皮肤真皮层变薄，弹性降低，皮下脂肪、汗腺及毛细血管减少。触觉敏感性减退，皮肤对冷、热、痛的感觉反应迟钝，对外界刺激的耐受力和伤口的愈合能力都下降，易出现皮肤损伤和压疮。

（2）视觉 老年人的视敏度减低，眼底血管动脉硬化，晶体透光度及调节功能减退，色觉减退，视野逐渐缩小，易患青光眼、白内障、视网膜病等。

（3）听觉 老年人耳蜗和听神经变性，耳蜗内神经上皮、小血管萎缩，内耳骨质硬化、增生，妨碍声波的传导，易出现老年性耳聋。

（4）味觉 老年人味蕾逐渐萎缩，味阈升高，会出现味觉障碍，影响食欲。

（5）嗅觉 老年人嗅神经数量减少，嗅黏膜萎缩、变性，嗅觉敏感度降低，嗅觉功能减退，影响食欲。对一些危险环境，如煤气、烟味等分辨能力下降，继而威胁老年人的生命安全。

（二）社会心理功能变化

老年人的心理变化与生理功能的衰老过程密切相关。由于生理功能的变化可使某些心理功能减退，表现在情绪、精神、认知等方面，并且与老年人生活、工作背景、文化程度及社会地位相关。

1. 情绪、性格变化 有些老年人对机体的客观现状、环境的变化不能很快适应，表现出惊慌、紧张不安、心烦意乱、坐卧不宁、急躁易怒、失眠、健忘、注意力不集中，或沉默寡言、反应迟钝、表情淡漠等焦虑、抑郁的情绪。有些老人表现出孤独、自闭、任性、固执、偏执、爱发牢骚等自控力降低等性格变化。

2. 心理发展具有的潜能和可塑性 老年人的智力随年龄增加而出现变化。在记忆力、反应速度，以及在限定的时间内学习新知识的能力等方面减退及下降。但老年人后天获得的与文化、知识及长时间的经验积累有关的能力呈现稳定状态，有时还会有所提高。因此，为老年人创造良好的活动、学习和生活环境，合理安排老年人接触社会的机会，增加信息来源，满足老年人的需要是非常必要的。

3. 心理问题可能诱发身心疾病 心理和机体健康有着显著的联系。老年期是生活事件的多发阶段。离开工作岗位、子女成人后相继离开家庭、社交范围和社会活动减少，使老年人产生失落感，孤独寂寞，精神不振，甚至丧失自信等消极情绪。如出现机体老化、体弱多病、行动不便时，消极情绪会加重，身体的免疫功能逐渐减退，疾病的易感性增加。有些老人，由于孤独寂寞而选择了一些不良生活方式，如吸烟、酗酒、不活动等，这些问题又会诱发和加重躯体疾病，形成恶性循环。

【康复护理评估】

老年人的功能状态受躯体疾病、情绪等因素的影响，评估时要结合其机体健康、心理健康及社会健康状况进行全面衡量和考虑。康复评定是为了确定康复目标而对所有必要的资料进行收集和分析的过程，是老年疾病康复的重要组成部分，是实现康复目标和实施康复治疗的基础。康复护理人员必须了解老年期变化和病理生理改变的不同，准确客观地评定功能障碍的原因、性质、部位、范围、严重程度、发展趋势、预后和转归，还要分析功能障碍对日常生活活动和社会活动的影响，认真分析及寻找老年人重返家庭和社会的阻碍因素。

（一）日常生活活动能力评定

随着年龄增长，老年人的自理能力逐渐下降，往往是心有余而力不足，简单的日常生活活动不能独立完成，包括进食、更衣、沐浴、移动、如厕和控制大小便等方面。多采用改良 Barthel 指数（BI）和功能独立性评定量表（FIM）评定。

（二）运动功能评定

根据老年人具体情况进行相应的运动功能的评定，包括肌力评定、肌张力评定、关节活动度评定、平衡与协调功能评定、步态分析及心肺功能评定等。

（三）心理健康状况评定

老年人心理健康状况直接影响其身体健康和社会功能状态。正确评估其心理健康状况对维护和促进老年人的身心健康，有的放矢地进行康复护理具有重要的作用。情绪和情感直接反映人们的需求是否得到满足，是身心健康的重要标志。老年人的情绪纷繁复杂，焦虑和抑郁是最常见的情绪状态。

（四）社会功能评估

全面认识和衡量老年人的健康水平，除生理、心理功能外，还应评估其社会状况。社会健康评估应对老年人的社会健康状况和社会功能进行评定。

（五）生存质量综合评估

老年人的生活质量不能单纯从躯体、心理、社会功能等方面获得，评估时还要以老年人的主观和客观体验为基础进行评价。既要评定评定对象生活的客观状态，同时还要注意其主观评价。要结合实际情况选择使用合适的生存质量量表。

【康复护理措施】

（一）康复护理原则与目标

1. 康复护理原则 ①注重预防护理为主，持之以恒，保持最佳功能状态。②尽早干预危险因素及开始康复训练，循序渐进，促进功能提高。③阻止或延缓老化的发展进程，提高日常生活自理能力，提高生活质量。④保持情绪稳定，重视心理支持，改变不良生活方式。⑤选择合适的训练内容，进行积极主动的身体、心理和社会适应能力训练。

2. 康复护理目标　①促进和维护老年人健康条件，预防疾病和意外的发生。②给予心理支持，稳定情绪，减少或避免精神和心理上的伤害。③增强老年人自我照顾能力，保持最佳的功能状态。④配合疾病治疗措施，预防并发症，缩短病程，减少痛苦。⑤创造良好的生活和训练环境，实施综合的康复护理，延缓衰老进程。⑥进行健康管理指导，增强老年人社会适应能力，提高老年人的生活质量。

（二）老年人生理功能减退的调整

老年人因生理功能减退而导致的常见的健康问题，如跌倒、噎呛、尿失禁、便秘、营养缺乏及感觉障碍等，应得到有效的预防和调整。

1. 跌倒　老年人跌倒的发生率高，是老年人伤残和死亡的重要原因之一，并且有一半的跌倒事件会重复发生。跌倒可能是从一个平面至另一个平面的跌落或同一平面的跌倒。康复护理人员要做到：①了解跌倒后是否受伤，分析发生跌倒的原因。②做好跌倒后疼痛、恐惧、生活自理能力障碍的护理。③对老年人和照顾者进行相关知识的宣教，让他们理解跌倒的危险因素和不良后果，能够进行主动自我防护或照顾。④积极采取预防跌倒的对策。

2. 噎呛　随着年龄的增加，噎呛发生的风险增高。由于噎呛的结果可能会危及老年人的生命，所以康复护理人员要做到：①正确、及时评估判断是否发生了噎呛，及时处理。②进行心理调适，消除或减轻老年人焦虑、恐惧心理，缓解紧张的情绪。③教会老年人和照顾者自救的方法和预防噎呛的知识。

3. 尿失禁　尿失禁是老年人中常见的健康问题，随着年龄的增加而增高。尿失禁虽然对老年人的生命无直接的影响，但可造成身体异味、反复尿路感染及皮肤糜烂，亦是导致老年人发生抑郁、孤僻等心理问题的原因之一，严重影响老年人的生活质量。康复护理人员要做到：①了解老年人尿失禁的原因，询问是否患有老年性痴呆、脑卒中、脊髓病变等疾病，是否使用利尿剂等药物。②了解老年人是否存在心理问题等情况。③了解尿失禁的状况，包括排尿时是否伴发其他症状，如尿急、尿频、夜尿多；是否有诱发尿失禁的原因，如咳嗽、打喷嚏、大笑等；尿失禁发生的时间，有无尿意等。

根据尿失禁的类型及发生的因素，采取个体化的护理措施：①指导老年患者正确使用护垫、纸尿裤，及时更换并清洁会阴部，防止湿疹发生。②指导老年人及照顾者使用接尿器、接尿袋，并做好皮肤护理。必要时使用留置导尿。③协助康复治疗师进行行为治疗，包括生活方式干预、制定饮水计划、盆底肌肉训练、膀胱训练。④指导老年人遵照医嘱正确用药及配合功能训练。⑤对老年人进行心理调适，使其恢复社交活动。

4. 便秘　老年人便秘属于慢性便秘，是老年人的常见症状。便秘程度随着年龄的增加而加重，尤其是长期卧床的老年人高达 80% 左右，严重影响其生活质量。康复护理人员要做到：①了解老年人便秘的原因及状况，是否存在不良的饮食习惯、不良的生活方式及心理问题等。②指导老年人调整饮食结构及生活方式，养成良好的排便习惯，正确使用辅助器减轻排便的不适感。③必要时指导老年人或照顾者人工取便，口服泻药或外用通便剂。④嘱老年人多饮水，多食含粗纤维的食物，如粗粮、蔬菜和水果。⑤调节老年人的情绪，使其精神放松。

5. 营养失衡　老年人由于生理功能和代谢发生明显减退，常常会出现营养问题，即营养过剩或营养缺乏，出现肥胖或身体消瘦。

肥胖易引发高血压、冠心病、糖尿病、深静脉血栓形成、骨关节炎等疾病；而消瘦使老年人免疫力降低，加速衰老进程。对于肥胖的老年人要让其了解肥胖的危害，自觉改变饮食习惯，适当增加体力活动减轻体重，慎用减肥药物。对于营养缺乏消瘦的老年人，补充足够的蛋白质和热量，调节情绪，适度锻炼，增加食欲。

老年人的食物应以细软易消化为原则，少量多餐，多给易消化的含蛋白质、维生素的食物，如牛奶、鱼、鸡蛋、蔬菜、水果等。咀嚼困难的老年人可把蔬菜、水果切碎或制成泥状。除食物之外，可补充一定量的多种维生素和钙剂，以防止维生素和钙质的缺乏。

6. 感觉障碍　视觉功能减退的老年人要给予适宜的光线，及时佩戴和更换眼镜等。听觉功能减退老年人，要调整沟通方式，帮助老年人适应助听器。对于味觉或嗅觉障碍的老年人，温热食物和味道浓烈的食物可能有一定的帮助，但要注意应该有照顾者的保护，避免发生意外。浅感觉、深感觉减退的老年人，可指导其在日常生活中进行感觉的刺激训练，弥补感觉功能的减退，避免发生身体伤害。

（三）老年慢性疾病的改善

1. 骨性关节炎　好发于负重较大的膝关节、髋关节、脊柱等部位，主要出现关节疼痛、肿胀，关节或脊柱僵硬，活动障碍。康复护理措施有：①注意休息，保护关节功能，避免过度活动或损伤，对负重的膝、髋关节尤其重要。②日常生活中可以使用手杖或助行器行走，不仅能缓解疼痛，而且能防止疾病发展。③肥胖者应减轻体重，减轻对负重关节的负荷压力。④可采用理疗、按摩及口服药物等方法缓解疼痛。症状严重、关节畸形明显者，可行手术治疗。⑤指导患者注意补充蛋白质、钙剂，保持膳食平衡，保护关节，防止关节受伤。⑥关节、肌肉可进行适当的锻炼或做医疗体操，如游泳、蹬车、打太极拳，减少登山等运动，有助于肢体功能的恢复。

2. 前列腺增生　前列腺增生是男性老年人的常见疾病，临床主要表现为尿频、尿急、排尿困难、尿线变细、射程变短、排尿时间延长、尿后淋漓、排尿不尽感，严重者会出现尿潴留，甚至出现尿失禁。许多老年患者由于尿频、尿急等症状明显，企图通过控制日常的饮水量来减少排尿的次数，应纠正这种错误的认识，告诉老年患者饮水过少会增加尿路感染和尿路结石的危险。但不要 1 次摄入大量的水，而应该制定饮水计划少量多次饮用。

前列腺增生的护理措施有：①每天喝 2～2.5L 温开水，以冲洗泌尿道。②每天温水坐浴 1～2 次。③忌烟酒，不吃辛辣刺激性食物，以减少前列腺充血。④节制性生活，避免憋尿、长时间的骑跨、久坐等。⑤积极预防和治疗泌尿道感染。

3. 骨质疏松症 骨质疏松症（osteoporosis，OP）是一种以骨量减少和骨强度降低为特征，导致骨骼脆性增加和使患者骨折危险性增高的全身性骨代谢疾病，多见于绝经后妇女和老年男性，是老年人常见病。本病与女性绝经后雌激素分泌不足，导致骨钙丢失加速有关。另外，缺乏紫外线照射使皮肤合成维生素 D 的量减少，钙的摄入量减少等均可导致骨质疏松。临床表现为骨骼和关节疼痛、身高变矮和驼背、骨折，严重者可能出现行动困难、肌肉无力，甚至卧床不起、肌肉萎缩。

对 OP 的护理应根据老年人的身体情况，制定不同的康复计划：①对能运动的老年人，每天多参加户外活动，进行适当的体育活动以增加和保持骨量。②增加日光照射时间，在日光照射难以保证的情况下，口服适量的维生素 D。③对因为疼痛或骨折活动受限的老年患者维持关节的功能位，进行肌肉的等长或等张收缩训练。④鼓励老年人多摄入含钙和维生素 D 丰富的食物，如奶及奶制品、黄豆及豆腐、小鱼、虾米皮、海带、蛋、肝等。⑤保持正确的卧位和坐位。⑥注意家居安全，光线充足，地面干燥，无障碍物，穿防滑鞋。⑦行走不稳的患者，配备合适的助行器，预防跌倒、骨折的发生。⑧可应用物理因子及药物治疗缓解疼痛，促进骨折愈合，防止钙质的流失。

4. 老年性痴呆 老年性痴呆又叫阿尔茨海默病，是一组病因不清的原发性大脑退行性病变，老年人常见。临床表现为持续性、进行性的高级认知功能障碍的临床综合征，以智力衰退和行为及人格变化为特征，主要表现为记忆力、定向力、计算力、执行功能下降，心理及行为异常等症状。晚期患者出现生活完全不能自理，大小便失控，完全卧床。其康复护理措施有：①遵照医嘱口服药物，保持病情现状，减缓疾病的进程。②许多痴呆患者有焦虑、抑郁症状及自信心下降等表现，家人应提供足够的支持和心理护理，鼓励患者多参加集体活动或社交活动，培养其良好的情绪和乐观的精神。③对行动困难的患者，做好安全指导，防止跌倒的发生。④鼓励智力衰退的患者合理用脑、勤用脑，重视认知功能训练，防止意外损伤和外出迷失方向。外出时患者身上可带随身卡，记清家庭住址、联系人姓名、电话等。⑤注意营养膳食合理搭配，适当补充健脑食物，如鱼、蛋、核桃、松子、芝麻等。⑥保证充足的睡眠。⑦晚期的老年痴呆患者加强基础护理，保证营养摄入，定时翻身、清洁，预防压疮及肺内感染等并发症的发生。

5. 帕金森病 帕金森病（parkinson's disease，PD）又称震颤麻痹（paralysis agitans），是发生于中年以上的黑质、纹状体及其通路的神经系统变性疾病。本病以静止性震颤、运动减少、肌强直及姿势步态异常为临床特征。同时存在自主神经功能障碍，如唾液、皮脂腺分泌增多，大小便排泄困难和直立性低血压，以及认知功能、情感障碍等精神障碍。原发性帕金森病确切病因至今未明，为慢性病程，并随着年龄的增加病情越来越重，最终因全身严重肌强直卧床不起，生活完全不能自理，常死于肺炎、压疮等并发症。其康复护理措施有：①掌握疾病的相关知识和自我护理办法，做好用药指导，告知患者本病需要长期、终身服药治疗。②指导患者保持良好的身体姿势，鼓励患者积极进行康复训练、日常生活活动训练，坚持主动运动、生活自理。③做好饮食指导、皮肤护理，预防感染和外伤的发生。④加强心理护理，让患者了解疾病特点，树立信心，解除心理负担，积极配合药物、康复治疗。

（四）老年人心理和社会功能的调整

老年人心理功能随着年龄的增加而发生变化，在感知觉、记忆、智力、思维、人格、情感与意志方面均发生变化。尤其是老年人退休后，因缺少社会交往、社会地位及家庭人际关系等变化，人都会对老年产生影响。角色转变、生活变故使老年人有一种失落感，往往会感到孤独，甚至出现自闭、焦虑或抑郁症状。有些老年人会选择一些不良的生活方式，如不注意卫生、不出门、不活动等。因此，要为老年人创造良好的生活、活动和学习环境，满足老年人的各种需要。康复护理措施包括：①指导老年人保持良好的心态，学习自我疏导和自我放松，建立规律的生活活动和睡眠习惯，养成良好的生活方式，戒除不良嗜好，适当运动。②帮助老年人的子女学会谦让和尊重老人、理解老人，鼓励并倾听老人的内心宣泄。家庭成员多给予关心，每天抽出一定时间同老人交流，让儿孙多些时间陪伴老人，使其享受天伦之乐，真正从心理、精神上关心、体贴老人。③尽量避免使用或慎用可引起抑郁、焦虑症状的药物，对患有抑郁症、焦虑症的老年人应遵医嘱使用抗抑郁、抗焦虑药物。④安排老年人多与外界联系，鼓励其同邻居和社区成员在一起交谈，多参加娱乐活动。⑤与社会、单位等社会支持系统建立联系，提高老年人参与社会活动能力，倾听老年人的呼声，提高老年人的生活质量。

【康复护理指导】

1. 合理营养 根据老年人生理、病理特点及营养量的需求，合理选择营养食物。限制高热量、脂肪、糖摄入，提供优质蛋白质，如鱼、蛋、乳类、瘦肉、大豆制品及丰富的维生素。保证摄入足够的营养物质，增强机体的抵抗力，提高预防疾病的能力。

2. 积极运动 应提倡老年人进行有氧运动。有氧运动能刺激老年人血液循环总量的增加，改善心脏功能，提高血液中高密度脂蛋白的比例，降低血压和控制血糖。适当进行户外运动，增强骨骼密度，预防骨质疏松。运动还能增强胃肠蠕动，有利于食物的消化吸收和废物的排泄，减少便秘的发生。

3. 安全护理 教育老年人及其家族成员做好安全护理，防止摔伤或意外事故的发生。按习惯及省力的原则放置物品便于拿取。活动范围内要光线充足，路面平坦、防滑，无障碍物，防止跌倒。意识障碍的老年人应加床挡、防坠床、防压疮。从床上或椅子上站起时，动作应慢，防止发生晕厥。感觉障碍的老年人防烫伤，避免损伤发生。

4. 安全用药 老年人对药物的耐受性、敏感程度、代谢及排泄能力都有很大变化，易引起药物不良反应及蓄积中毒，给药时应注意观察疗效及不良反应。对患有慢性疾病的老年人，指导患者或家属遵医嘱按时服药，及时定期随诊。

5. 自我管理　老年人要学会自我管理时间、生活，纠正不良的行为方式，培养良好的生活习惯。合理安排运动、休息、参加社会活动的时间，规律生活，每天保证充足睡眠。对于患有慢性疾病，如高血压、糖尿病，生活活动能够自理的老年人，指导其进行自我健康管理，自我检测血压、血糖，并做好记录。自我观察和治疗要及时到位，预防并发症。

6. 心理护理　老年人要保持良好的心理状态，维持心理上的适度紧张和放松状态，保持乐观的情绪，人退休心不退休，人老心不老，争取老年新生。培养业余爱好，如养花、养鱼、书法、绘画等，增进生活情趣，改善心境。加强自我调节，善于调控自己的情绪，做情绪的主人。

思考题

1. 国际现行老龄化社会的标准是什么？
2. 老年期主要功能障碍有哪些？
3. 老年疾病康复护理原则及目标是什么？
4. 如何进行老年疾病康复心理指导？

附一　截　　肢

【概述】

截肢（amputation）是指通过手术将没有生命和功能或因局部疾病严重危害生命的肢体截除，包括截骨和关节离断两种。最常见的原因是严重的外伤、肿瘤、周围血管疾病和严重的感染。截肢不仅是一种破坏性手术，同时也是一种治疗性、修复性手术，它可以解除患者病痛，挽救生命。安装满意的假肢后可不同程度地修复该肢体的功能，让患者生活自理，使其早日回归家庭和社会。截肢康复涉及临床医生、康复治疗师、康复护理人员、心理治疗师、患者和家属及社会工作者等多方面的协作，康复治疗和护理是贯穿整个康复过程的重要环节。

【主要功能障碍】

1. 上肢截肢后的功能障碍　主要表现为上肢部分功能的丧失，如患肢的精细动作功能和感觉功能等丧失。

2. 下肢截肢后的功能障碍　主要是站立、步行、跳跃、跑和蹲等能力的下降或丧失。

3. 日常生活活动能力下降　截肢造成患者缺失部分肢体，相应生理功能也随之丧失，最终影响患者全身相关功能，导致患者日常生活活动能力和生活质量的下降。

知识链接

装配假肢对残肢的要求

　　截肢后并非所有患者均适合装配假肢，为了适合现代假肢的良好佩戴及发挥其最大功能，临床上对残肢有如下要求：①残肢的长度要合适：过短将无法控制假肢且容易脱落，过长由于假肢装配空间太小，装配难度较大。②残肢的外形为圆柱状。③残肢的皮肤感觉正常，皮肤完整，没有明显瘢痕，无溃烂。④残肢有适当软组织覆盖，保障残肢能操作和控制假肢。⑤残肢肌力和关节活动正常，无挛缩和畸形。⑥下肢截肢者要求残肢有良好的承重能力，装配假肢后可以行走。⑦残肢无骨刺、神经瘤和压痛。⑧无残肢痛或幻肢痛。

【康复护理评估】

　　评估是截肢康复的核心，贯穿在截肢康复全过程，在不同阶段有不同的重点，主要从以下几个方面进行评定。

（一）全身状况评估

　　全身状况评估包括一般情况，如姓名、年龄、性别、身高、体重、职业、截肢日期、截肢原因、部位、安装时间等。尤其要注意截肢的原因，是否患有其他疾病等，以判断患者能否装配假肢，能否承受装配假肢后的功能训练和有无终身利用假肢活动的能力等。

（二）残肢的评估

　　1. 残肢外形　评估有无残端畸形，如果残肢关节畸形明显，不宜安装假肢。若假肢负重力线不良或假肢接受腔不合适，会造成患者步态异常。目前残肢外形以圆柱形为佳。

　　2. 残肢长度　包括骨和软组织的长度测量。膝下截肢测量是从胫骨平台内侧至残端；膝上截肢测量是从坐骨结节至残端。残肢的长度与假肢的选择和装配有密切关联。理想的膝下截肢长度为15cm左右，膝上截肢长度为25cm左右，

　　3. 皮肤情况　检查皮肤颜色、亮度和感觉等，观察有无感染、溃疡、窦道、游离植皮、残肢皮肤松弛、皱缩及与骨残端粘连的瘢痕，这些都影响假肢的佩戴。

　　4. 肌力情况　检查全身各肌群及患肢的肌力，尤其对维持站立和行走的主要肌群更要注意，至少在3级以上肌力方可满足装配假肢的要求。

　　5. 关节活动度　检查髋、膝关节的活动范围，关节有无挛缩畸形，关节活动度受限，直接影响到假肢的代偿功能。

　　6. 残肢的畸形情况　残肢畸形如膝上截肢伴有髋关节的严重屈曲外展畸形，膝下

截肢伴有膝关节严重屈曲畸形，不宜安装假肢。

7. 残肢痛与患肢痛　引起残肢痛与患肢痛的原因很多，有自发痛、压痛、幻肢痛、神经痛。重者不能安装假肢。

（三）假肢的评估

假肢分为临时假肢和永久假肢。前者是截肢后早期，残肢状况尚未稳定所装配的假肢，主要是作为进行功能训练的接受腔；后者是在残肢状况基本稳定后，用耐久性强的材料制作的假肢。

1. 临时假肢的评估　①临时假肢接受腔合适程度：评估包括接受腔的松紧是否适宜，是否全面接触、全面承重，有无压迫、疼痛等。②假肢悬吊能力：观察是否有上下窜动。下肢假肢的悬吊能力，可通过立位残肢负重与不负重时拍摄残肢X线片，测量残端皮肤与接受腔底部的距离变化来判断。③假肢的对线情况：评估生理力线是否正常，站立时有无身体向前或向后倾倒的感觉等。④穿戴假肢后残肢情况：观察皮肤有无红肿、硬结、破溃、皮炎及残端有无接受腔接触不好，腔内负压造成局部肿胀等。⑤步态和假手功能：注意行走时的步态和假手功能，若有异常，分析其产生原因，并予以纠正。

2. 正式假肢的评估　①评估假肢部件及整体质量：使患者能获得舒适的、实用的、代偿功能好的假肢。②上肢假肢日常生活活动能力：主要评估穿脱衣服、穿脱袜子、系扣子、翻书页、钥匙的使用、书写、用筷子进食、削水果皮等。③下肢假肢日常生活活动能力：主要评估站立、上楼梯、下楼梯、粗糙地面行走、手杖的使用、单拐杖的使用、双拐杖的使用、迈门槛、平地前进、平地后退等。

【康复护理措施】

（一）康复护理原则与目标

1. 康复护理原则　以重建或代偿已丧失的功能及重视心理康复为原则。防止和减轻截肢对患者身体健康和心理活动造成的不良影响，预防各种并发症的发生。

2. 康复护理目标　①短期目标：即使用假肢前的目标，消除残端肿胀，增加健侧肢体的肌力，增加全身的体能，提高平衡能力。②长期目标：穿戴正式假肢后，提高平衡能力及步行能力，不用拐杖行走、上下台阶、迈门槛等，日常生活活动自理，并增强对意外情况做出反应的应急能力。

（二）心理护理

1. 要以高度的责任感，认真分析每位患者的心理状态，根据其年龄、性别、文化水平、职业、家庭经济条件等情况给予积极的支持和心理疏导，帮助患者解决生活上和工作上的困难。

2. 解释截肢必要性，告诉患者因为严重的外伤、疾病等原因，为挽救生命，经医师审慎评估后决定采用截肢手术。

3. 拟订个性化的心理康复计划，对患者优点和积极的处世态度予以肯定，因势利导，使患者以最佳的心理状态面对现实，树立自信心，积极配合治疗。

4. 对部分情绪低落影响饮食、睡眠者，应用药物治疗，但应注意用药安全，预防意外的发生。

5. 职业上的考虑应尽早开始，若因截肢而不能胜任以前的工作时，应选择合适的时机告知患者，让他们有一定的心理准备，做有目的的训练，以适应新的工作，协助患者重新回到社会。

（三）截肢手术前的康复护理

手术前应将手术操作方法及术后可能产生的后果（包括截肢的痛苦）告诉患者。并与患者共同讨论假肢的安装，取得患者的理解和合作。对下肢截肢者，如全身状态允许，要进行持拐健足站立训练，以便为术后早日康复打基础。为了更好地利用拐杖，需让患者进行俯卧撑、健肢抗阻训练，使上下肢有足够的肌力，教会患者持拐行走的技术。

（四）截肢手术后的康复训练

截肢术后的康复主要是功能恢复锻炼和假肢的装配。功能恢复锻炼有利于改善患者全身健康状态，促进残肢定型，增强肌力，防止肌肉萎缩、关节僵直及畸形，提高关节活动度，使装配假肢后更好地发挥代偿功能。

1. **术后尽早训练**　上肢截肢者，尤其是失去惯用一侧上臂者，应做单手日常生活活动训练，一般术后 24 小时即可在床上或离床训练，适应之后应进行改善动作、作业疗法训练。下肢截肢者术后要进行对侧下肢、两侧上肢和肩胛肌的渐进性抗阻训练，术后 24 小时即可以在床上进行训练。

2. **残肢端的包扎**　术后残肢用石膏绷带包扎，能有效地减少渗出和肿胀，有利于残肢定型，一般在术后 2 周待切口愈合拆线后改为软绷带包扎。肢体残端可用弹力绷带加压包扎，是预防或减少过多的脂肪组织、促进残肢成熟定型的关键步骤。包扎要点即从残肢远端向近端包扎，且远端包扎较紧，以不影响残端血液循环为宜，近端略松。同时予以适当的按摩，以减轻残端疼痛，促进组织恢复，防止肌肉萎缩。

3. **保持良好的残肢姿势**　截肢后，由于肢体失去平衡，如果忽略了训练及早期安装假肢，往往会引起骨盆倾斜和脊柱侧弯。变形一经固定，其安装假肢后的步态、步行能力会有很大的下降。应通过镜前矫正训练和采用早期装配临时假肢的方法解决。

4. **残肢训练护理**　尽早开始功能锻炼，对防止幻肢痛有着重要作用。小腿截肢者，应增强膝关节屈伸肌，尤其是股四头肌肌力训练；大腿截肢者术后第 6 天开始主动伸髋训练；术后 2 周，若残肢愈合良好，开始主动内收训练和髋关节的外展肌训练；髋关节离断者，进行腹背肌和髂腰肌的训练。

5. **躯干肌训练**　以腹背肌训练为主，并辅以躯干回旋、侧向移动及骨盆提举动作。

6. 健侧腿的训练　镜前做站立训练，矫正姿势，以在无支撑条件下保持站立 10 分钟为目标。连续单腿跳。站立位的膝关节屈伸运动，目标是至少连续伸膝关节 10 ~ 15 次。

（五）装配临时假肢后的康复护理

在截肢 1 周后下地即穿戴临时假肢，练习行走，不可等疼痛消除后或切口愈合后再开始，这对残肢定型、早期离床功能训练、减少幻肢感等有积极作用，否则肌肉萎缩，不利于假肢的安装。小腿以下截肢者，拆线后即可装配临时假肢练习负重，一般术后 3 周即可开始。

1. 穿戴临时假肢的训练　如小腿假肢，残肢要穿袜套。当残肢萎缩接受腔变松要增加袜套的层数。

2. 站立位平衡训练　上肢肩胛带离断者，下地活动时易失去重心平衡，身边应有人扶助。积极进行适应性锻炼，一般在双杠内进行，练习双下肢站立、健肢站立平衡、假肢侧站立平衡。

3. 迈步训练　先是假肢侧迈步，过渡到假肢侧站立，健肢迈步。

4. 步行训练　可用拐或步行器辅助，指导正确使用拐杖，以防跌倒和摔伤。最后到独立步行，还要进行转弯、上下阶梯及过障碍物训练。每天坚持 5 ~ 6 小时的各种训练。

（六）装配正式假肢后的康复护理

经过穿戴临时假肢训练，临时假肢代偿功能已达到预期目标时，术后 6 个月左右便可更换永久假肢。医护人员应提供有关假肢的医疗护理信息，主要训练对永久假肢的适应，要进行假肢的操纵控制训练，巩固强化以前的训练成果，才能达到功能的最大恢复。

1. 上肢假肢的康复训练　①假手在身体各部位的开闭动作。②日常生活活动能力训练，如穿脱衣物、洗漱等。③利手交换训练。④灵活性和协调性训练。⑤功能性操作训练，如屈肘等。

2. 下肢假肢的康复训练　①站立平衡训练：一般在双杠内进行，练习双下肢站立或重心的转移。②迈步功能训练。③步行功能练习，加强对几种特殊路面的训练：如石子路、沙地等步行训练。④强调对各种异常步态的矫正：如外展步态、划弧步态等。⑤灵活性和协调性训练。⑥对意外做出快速反应能力的训练等。

（七）幻肢痛的康复护理

幻肢痛是截肢术后常见的并发症，发生率 5% ~ 10%，目前尚没有通用的、非常有效的治疗幻肢痛的方法。康复护理人员应尽力帮助患者消除恐惧心理，使之积极配合康复治疗与护理。

1. 心理支持　给患者解释幻肢痛是一种幻觉现象，是人类在长期生活劳动中肢体在大脑皮质形成的"形象"，是主观感觉已被截除的肢体仍然存在，表现为在断肢的远端出现剧烈疼痛，这种幻觉将随着创口的愈合、残肢的锻炼和假肢的装配使用而逐渐消失。

2. 加强锻炼　患肢和正常肢体同时尽力做双侧锻炼能缓解症状，文献报道如心理支持、放松技术、催眠术、药物治疗、经皮神经电刺激、理疗、针灸等方法具有一定的疗效。

3. 药物治疗　必要时，可联合应用三环类抗抑郁药阿米替林和抗癫痫药等。避免长期使用毒麻药品，以免引起药物中毒。幻肢痛在 1~3 个月后可消失。

【康复护理指导】

1. 指导患者保持适当的体重　现代假肢接受腔形状、容量十分精确，一般体重增减超过 3kg 就会引起腔的过紧或过松，应教育患者节制饮食，保持适当的体重，避免肥胖。此外，下肢截肢穿戴假肢者体重越大，行走消耗能量越大，所以保持适当的体重非常重要。

2. 指导患者加强残肢护理　保护残肢皮肤，防止发生红肿、肥厚、角化、毛囊炎、溃疡、过敏、皮炎等，保持残肢皮肤健康。保持残肢端卫生，及时处理残端损伤，用湿毛巾擦拭、拍打痒处，避免自行涂擦药膏或用手抓。坚持残肢康复训练，防止残肢肌肉萎缩。

3. 指导患者加强假肢的日常护理　保持假肢接受腔内面的清洁。及时处理接受腔的破损。经常检查假肢各结构有无破损情况，有异常及时维修。

4. 其他方面的指导　定期随访，密切观察残肢病情变化，防止残肢并发症。注意安全，避免跌倒等意外。早日协助和训练患者利用健肢做力所能及的事情，促进其生活基本自理。提供社区护理，遵循"功能训练、全面康复、重返社会"的原则，完成患者的全面康复。休养期间应合理安排作息时间，采用多种方式充实生活内容。指导患者正确对待疾病，树立战胜疾病的信心，能够早日回归社会。

思考题

1. 假肢的装配应满足哪些条件？
2. 何谓临时假肢？装配临时假肢的目的和作用是什么？
3. 截肢患者装配假肢时对残肢有哪些要求？

附二　人工关节置换术

【概述】

人工关节置换术是用生物相容性或机械性能良好的材料，制成一种类似人体骨关节的假体来置换严重受损关节。从 19 世纪中叶，人们就开始了人工关节置换的探索。20

世纪40年代起，人工关节的研究得到了迅速发展。20世纪60年代，英国的 John Charn-ley 使用带柄的不锈钢假体替代股骨头与用高密度聚乙烯制成的髋臼假体相关节，使人工关节置换进入了新的时代。目前最成熟的两个人工关节手术是髋关节和膝关节置换术。人工关节置换术后的康复是保证关节置换手术成功必不可少的一部分。其目的是最大限度地增加患者的关节功能及日常生活活动能力，解除关节疼痛，纠正关节畸形，使关节获得长期稳定，减少术后并发症，使患者回归家庭、社会，并重返工作岗位。其中，人工髋关节置换术可用于治疗髋关节炎、股骨头缺血性坏死、髋关节肿瘤及陈旧性股骨颈骨折等疾病。下面主要介绍髋关节置换术后的康复护理。

知识拓展

骨水泥技术的发展经历

骨水泥技术发展经历了3个阶段：

第一阶段：为20世纪70年代中期。骨水泥用手搅拌，髓腔用一般水冲洗，髓腔远端不用髓腔塞，骨水泥用手填塞置入股骨髓腔内。

第二阶段：为20世纪70年代中期到90年代。骨水泥仍用手搅拌，重视髓腔冲洗，髓腔远端使用髓腔塞，骨水泥用骨水泥枪注入股骨髓腔内。

第三阶段：起于20世纪90年代。用真空或离心法搅拌骨水泥，用加压脉冲冲洗髓腔，继续使用髓腔塞，用加压水泥枪填塞骨水泥，利用中置装置使假体位于髓腔中央，用特殊工艺使假体表面预涂骨水泥，避免骨水泥 – 假体界面分离。

【主要功能障碍】

1. 疼痛 是术后最常见的症状。早期疼痛多因手术创伤引起，注意除外局部压迫、感染、下肢深静脉血栓等病因。部分患者因术后关节康复强度过大、康复计划操之过急引起。大多数患者随着手术区域瘢痕的成熟及关节功能的逐渐恢复，疼痛都能缓解。也有少部分患者出院后，在无明显原因情况下重新出现下肢疼痛，需要引起重视。其原因主要有两类：一类是由假关节本身引起，包括松动、感染、异位骨化、假体断裂和骨折等；另一类为关节外病变引起的髋关节、腹股沟和臀区疼痛，如脊柱疾病、滑囊炎和神经性病变等。

2. 运动功能障碍 主要表现为髋关节活动度减小。部分患者因术前原发病造成关节活动度受限、关节源性肌萎缩、进行性关节畸形和肌力减退等问题无法通过手术纠正所致。

3. 日常生活活动能力降低 关节严重的疼痛、肌力下降和运动功能障碍会造成患者的日常活动能力下降，如穿裤子、穿鞋、转移、行走、上下楼梯等能力下降，从而使患者丧失劳动能力。

【康复护理评估】

（一）术前评估

1. 健康史　患者年龄、职业、身高、体重、生活习惯、工作环境、既往病史等。

2. 局部及全身情况　原发疾病的症状和体征，了解有无疼痛、活动受限、局部肿块、畸形、功能障碍等。如果是股骨颈骨折，应了解骨折的部位、程度及时间；如果是髋关节骨病，应了解疾病的性质；同时应了解生命体征是否稳定，有无骨质疏松，肢体活动受限程度，全身有无急、慢性感染及心肺功能状况等。

3. 辅助检查　主要是影像学检查结果及各项生化检查结果。

4. 心理和社会支持状况　骨折或髋关节骨病给患者带来很大的痛苦，严重时可导致生活能力下降，影响正常生活、学习和工作，并由此产生一系列不良情绪。应评估患者的心理状态，评估患者的家庭及社会支持系统对本病的了解程度及对患者的支持能力等。

（二）术后评估

1. 手术情况　麻醉和手术方式；手术详细情况，包括手术入路、假体类型、术后假体位置、固定方法（骨水泥和非骨水泥），以及术中有无截骨、植骨及股骨骨折等。

2. 身体状况　动态评估患者的生命体征，引流液的性状、量，伤口情况，患肢摆放的体位，是否能按计划进行康复功能训练，有无并发症发生等。

3. 关节功能情况

（1）疼痛的评定　关节置换术后患者术前因长期患有关节疾患，如退行性骨关节病、风湿性关节炎、外伤后关节炎等，出现关节的反复、进展性及活动后加重的慢性疼痛，药物和其他保守治疗效果不明显。关节置换手术后，由于手术创伤患者也会感受较为剧烈的术后急性疼痛，术后随着时间的进展及药物、理疗等治疗会逐渐缓解。

（2）关节活动度的评定　评估患者有无关节活动受限，发现影响关节活动的原因，确定关节活动受限的程度。

（3）肌力及肌耐力评定　主要评定股四头肌、髋外展肌、腘绳肌、臀大肌和臀中肌等肌肉的肌力和耐力。

（4）步态分析与步行能力的评定　患者在术前因其原有疾病引起关节疼痛、关节活动度下降和关节畸形等，导致行走困难。髋关节置换术后，原有疼痛不能立刻缓解，而且由于术后的关节肿胀，或者由于功能训练不及时等，可能会出现关节活动范围的受限、关节周围肌肉力量不平衡及双下肢长短变化，这些都会不同程度地影响步态和步行能力。

（5）日常生活活动能力的评定　术前严重的关节疼痛和肌力下降会造成患者的日常生活活动能力下降。手术后虽然关节从结构上基本恢复正常，但是如果没有正规的康复训练，仍然很难获得功能上的良好改善。

（6）髋关节功能评定 临床常用量表进行整体功能评定，如 Harris 评价标准，包括疼痛、关节功能、关节活动度、畸形 4 个方面，满分 100 分，得分越高，髋关节功能越好。90～100 分为优，80～89 分为良，70～79 分为中，低于 70 分为差。

（7）影像学评价 X 线是评定骨水泥固定的假体松动的主要依据；CT 能清楚地显示关节内的骨赘和剥脱骨碎片，也能显示骨质改变的情况。

4. 心理和认知状况 患者及家属对术后康复治疗和护理的配合，术后并发症预防的认知和心理状况，对康复治疗和护理相关知识的了解程度等。

【康复护理措施】

（一）康复护理原则与目标

1. 康复护理原则 关节置换的康复护理应遵循早期介入、因人而异、全面训练、循序渐进的原则。

2. 康复护理目标 是预防术后并发症并使置换后的关节获得最大限度的功能重建，从而改善或提高其日常生活活动能力，最终使患者回归家庭、社会，重返工作岗位。

（二）术前康复护理措施

术前康复护理缩短术后患者的恢复过程，包括心理上、全身状况、局部条件等多方面的准备。

1. 心理护理 术前应让患者了解自己的疾病情况、此次手术的目的、术中与术后可能出现的各种问题与康复训练程序。通过细致的术前心理准备工作，帮助患者摆脱术前焦虑、紧张的情绪，树立信心。

2. 术前呼吸道准备 指导患者进行深呼吸和有效咳嗽、双上肢伸展扩胸运动，进行肺功能训练。

3. 康复训练

（1）肌力训练 进行髋关节置换的患者由于多年存在的疼痛，活动减少，肌力很可能减弱，可在术前进行简单的肌力训练，如加强髋外展肌、股四头肌等肌肉的力量。同时也应注意加强健侧下肢力量及双上肢力量，为术后使用拐杖与助行器行走做准备。

（2）卧床排便练习 指导患者进行 3 点式或 4 点式卧床排便练习。3 点式即患者头部和双肘部同时用力，4 点式即两肩背及两足同时用力，同时腹部上挺抬起臀部，每次 5～10 分钟，每日 3 次。

（3）辅助具使用练习 教会患者如何在中立位及点地负重，如何使用拐杖及助行器进行患肢的不负重行走，有利于术后步行能力的恢复，防止并发症的发生。

4. 其他 对于并发高血压、糖尿病、冠心病、脑血管病等患者，应在术前将机体的功能调整到最佳状态。对于肥胖者应通过均衡的营养饮食，合理控制体重。

（三）术后康复护理措施

1. 第一阶段（术后第 1 周） 该阶段的康复护理目标是控制疼痛和出血，减轻水肿，保护创伤部位，防止下肢深静脉血栓和关节粘连，维持关节活动度，促进伤口愈合，防止肌肉萎缩。

（1）搬运及体位 术后搬运患者时，双膝之间夹三角垫捆绑好，使髋关节外展10°~20°，防止搬运时脱位。术后麻醉恢复过程中，平卧用枕头、梯形体位垫或外展夹板放在两腿之间，将其髋关节置于外展15°中立位，防止患肢内收、内旋。

（2）止痛 适当镇静止痛，待患者清醒后，根据患者具体情况选择镇痛药物的种类或是否使用镇痛泵。

（3）并发症预防 术后患者可穿上弹力袜，在麻醉消失后即可开始踝关节的主动背屈与跖屈活动，防止深静脉血栓的形成与静脉炎的发生。鼓励患者进行深呼吸和有效咳嗽、双上肢扩胸运动。常规应用抗生素8~10天。

（4）饮食指导 指导患者多饮水、多食粗纤维食物及维生素等。

（5）康复训练指导

1）床上训练活动：术后第1天，进行深呼吸和扩胸运动，每组10次，每日2~3组。患者清醒后即开始踝关节运动，每小时15次，每个动作保持5~10秒放松。股四头肌、腘绳肌、臀大肌和臀中肌的等长收缩锻炼。患侧髋关节轻度屈曲练习，但应<70°。双上肢肌力练习，为使用拐杖做准备。

2）卧位到坐位、坐位至站位训练：①卧位至坐位训练：先将健腿屈曲，臀部向上抬起移动，将健侧下肢移动至床沿，用双肘支撑坐起，屈健腿伸患腿，将患肢移至小腿能自然垂于床边。坐起时膝关节要低于髋关节，上身不要前倾。②坐位到站位点地训练，患者健腿点地，患侧上肢挂拐，下肢触地，利用健腿和双手的支撑力挺髋站立。

3）步行训练：术后24小时，在康复治疗师的指导下持助行器下地行走。患者站稳后，健腿先向前迈进，助行器或拐杖随后前移，患腿随后或同时前迈，挺胸，双目平视前方。术后第1天，患者每次步行距离5~10m，第2天可加倍，以后逐渐增加。待助行器行走能保持平衡和稳定后，可持双拐行走。

4）负重练习：骨水泥固定型假体术后第1天，患者即借助步行器或双拐离床负重，练习床边站立、部分负重行走和上下阶梯。逐步由部分负重过渡到完全负重的步行，逐日增加行走距离，每日3次，1周后改用健侧拐杖或手拐。非骨水泥固定型假体术后第1天，患者即用助行器或双拐离床，但应避免负重。负重时间应适当推迟，在术后第3周开始，患侧足负重为体重的25%，第4周负重为50%，第6周负重为75%，第8周负重为100%，通常持续用拐杖。大粗隆截骨或结构性植骨，用双拐12周，逐渐负重。

2. 第二阶段（术后第2周） 该阶段的康复护理目标是改善关节活动度，减少疼痛和水肿，患肢在不负重情况下主动运动，增加肌力。

（1）股四头肌练习 要保持髋关节相对稳定，将硬枕放在患侧膝关节下，将膝关节伸直，助力下做下肢抬高，每组15~20次，角度<30°，每日3组。

（2）被动屈髋 角度为30°~60°，每组10~15次，每日3组。

（3）负重、步行训练 骨水泥固定型假体术者借助助行器或双拐离床负重，练习床边站立、部分负重行走和上下楼梯；非骨水泥固定型假体术患者用助行器或双拐离床，但不负重。

（4）其他　继续第一阶段的训练项目。

3. 第三阶段（术后第 3 周）　该阶段的康复护理目标是增强肌力，保持关节活动度，加强本体感觉训练、步态训练，增强日常生活活动能力。

（1）站立训练　平衡杠内做患侧少量负重站立练习，每次 15 分钟。

（2）关节活动度训练　加强髋、膝关节屈伸活动练习，保持和增加关节活动度，每组 20～30 次。

（3）肌力训练　患侧股四头肌等长收缩、等张收缩，小腿肌肉的抗阻力练习，每组 20～30 次，每日 3 组。

（4）行走训练　扶双拐练习行走，加强髋关节外展肌群外展肌力的训练和外旋及内收功能训练。

4. 第四阶段（术后第 4 周及以后）　该阶段的康复护理目标是以增强肌力为主，提高患肢负重能力，加强本体感觉训练、髋关节控制训练，改善步态。

（1）肌力训练

1）梨状肌、臀中肌、臀小肌肌力训练：取仰卧位或站立位，患侧髋关节外展10°～30°，每次保持 3～10 秒，重复 15～20 次。

2）髂腰肌、股四头肌收缩训练：将患肢伸直，直腿抬高 15°～60°，每次保持5～10秒，在不同角度各重复 10～20 次。

3）臀大肌、股二头肌收缩训练：取仰卧位，患腿伸直向下用力压床，每次保持5～10 秒，重复 20 次。也可取俯卧位，使患腿膝关节处于伸展位，将腿抬高，训练者施加阻力于患腿的大腿和小腿上，每次保持 5～10 秒，重复 10～20 次。

（2）关节活动度训练　患侧髋关节屈曲、外展、后伸训练。

（3）负重训练

1）增强抗阻力的主动关节运动：如静态自行车、上下楼梯等，在患侧大部分负重站立下主动屈髋 <90°。如功率自行车练习，上车时患肢支撑，健侧先跨上车，坐椅高度以屈髋 <90°为宜，持续 15～20 分钟。

2）髋关节的抗阻力运动训练：术后 2 个月可进行抗阻力的髋关节主动训练。

5. 术后日常生活活动指导

（1）术后 3 个月内防止髋关节屈曲 >90°，坐位时不宜坐太低的座椅或沙发。正确的坐位方式是保持身体直立，不宜前倾或弯腰。加高坐便器座位。

（2）卧位时应在两腿间放枕头，保持双下肢外展位。6 个月内禁止髋关节内收、内旋。

（3）无论是坐位、站立、卧位，不宜将膝关节靠近对侧膝关节，更不能交叉双腿或将患腿放在健腿上，不能让患腿穿过身体的中线。

（4）避免下蹲取物，必要时可让患者外展患肢下蹲，保持患侧髋关节屈曲不超过90°。

（5）不宜使身体前倾穿鞋袜，可借助特别支具或请他人帮助。

（6）不宜在短时间超强度训练，不进行慢跑、打球及其他需要髋关节承受反复冲击性负荷或达到极限位置的运动。为了延长假体的使用寿命，年龄在 50 岁以下的患者应避免参加高强度的体育运动和休闲活动。

（四）术后常见并发症的康复护理

1. 术后脱位　术后髋关节脱位是全髋置换术后常见的并发症之一。术后出现髋关节活动性疼痛，关节主动、被动运动受限，下肢异常内旋、外旋或缩短，即应怀疑髋关节脱位的可能。X 线检查可确诊。原因包括同一髋关节既往有手术史、手术入路或假体位置不当、髋关节周围肌肉萎缩及关节囊松弛、外伤或术后下肢体位不当等。术后一经发现髋关节脱位，应立刻整复。

预防的关键是准确的手术操作、稳定的假体位置及术后正确的康复治疗与护理。术后预防髋关节脱位应避免术侧髋关节过度的屈曲、内收和内旋，伸直位避免过度内收和外旋等动作。术后髋关节不稳者，立即予以外展支架固定，适当延长外制动。

2. 下肢深静脉血栓形成　是髋关节置换术后最严重的并发症之一，发生率40% ～70%，其中最主要、最致命的是继发肺栓塞。一般认为，髋关节置换术后深静脉血栓发生的高峰在术后 1 ～ 4 天内，术后 17 ～ 24 天后深静脉血栓很少发生。大部分患者症状轻微，少数患者可有疼痛、腓肠肌或大腿肌肉压痛、患侧小腿水肿、低热、脉搏加快等。静脉造影是确诊深静脉血栓最有效、最可靠的方法。其处理方法首先应抬高患肢，卧床休息 10 天，其次进行抗凝治疗，必要时可考虑应用溶栓治疗、手术治疗等。

预防的方法是将预防性抗血栓治疗视为常规方法。主要是干扰血小板活性和凝血因子的产生，对抗血液的高凝状态，如低分子右旋糖酐、华法林、普通肝素、低分子肝素、阿司匹林等。

3. 假体松动　是人工髋关节置换术后最常见的并发症，直接影响假体的使用寿命，并成为术后翻修术的主要原因。当假体固定界面承受的载荷超过其界面结合强度时，即可引起松动。应力遮挡也是引起假体松动的可能原因之一。诊断假体松动并不困难。

预防主要是通过选择合适的假体和假体的正确植入，可以减少假体撞击现象的发生。控制体重、减少大运动量活动也有利于延长假体的使用寿命。

【康复护理指导】

1. 指导患者必须使用拐杖至无疼痛及跛行时，方可弃拐。外出旅行或长距离行走时，建议使用单手杖，减少手术侧关节的磨损。

2. 避免将髋关节放置在易脱位的体位。避免在不平整的路面行走。

3. 控制合理的体重有利于术后关节功能的恢复，减轻对人工关节的压力，延长假体的寿命，减少松动等远期并发症的发生。

4. 避免重体力活动，以及参加如奔跑、跳远等需要髋关节大范围剧烈活动的运动项目，以减少发生术后关节脱位、半脱位、骨折、假体松动等。

5. 术后 6 ～ 8 周内避免性生活。性生活时要防止手术侧下肢极度外展，并避免受压。

    6. 出现手术侧髋关节任何异常情况，均应及时与手术医师联系。

思考题

1. 何谓人工关节置换术?
2. 髋关节置换术后各阶段的康复护理措施有哪些?
3. 髋关节置换术后日常生活活动指导的内容有哪些?
4. 髋关节置换术后常见并发症的预防内容措施有哪些?

主要参考书目

1. 吴军．康复护理学．北京：中国中医药出版社，2006.

2. 陈立典．康复护理学．北京：中国中医药出版社，2013.

3. 燕铁斌．康复护理学．第 3 版．北京：人民卫生出版社，2013.

4. 吴军，张维杰．物理因子治疗技术．第 2 版．北京：人民卫生出版社，2014.

5. 潘敏．康复护理学．第 2 版．北京：人民卫生出版社，2012.

6. 陈立典，陈锦秀．康复护理学．北京：中国中医药出版社，2010.

7. 唐强．中医康复学．北京：中国中医药出版社，2008.

8. 苑秀华．康复护理学．上海：上海科学技术出版社，2010.

9. 贾建平，陈生弟．神经病学．第 7 版．北京：人民卫生出版社，2013.

10. 郑彩娥，李秀云．实用康复护理学．北京：人民卫生出版社，2012.

11. 黄永禧，王宁华，周谋望．康复护理学．北京：北京大学医学出版社，2003.

12. 蔡文智，李亚洁．脑卒中的康复护理．北京：科学技术出版社，2000.

13. 杨莘．神经疾病护理学．北京：人民卫生出版社，2011.

14. 邢爱红．康复护理学．北京：人民军医出版社，2007.

15. 黄晓琳，燕铁斌．康复医学．第 5 版．北京：人民卫生出版社，2013.

16. 赵继军．疼痛护理学．北京：人民军医出版社，2002.

17. 化前珍．老年康复学．北京：人民卫生出版社，2013.

18. 宋继兰，王艳，高裕慧．实用康复护理．北京：军事医学科学出版社，2010.

19. 姚景鹏．老年护理学．北京：北京医科大学出版社，2002.

20. 鲍秀芹．康复护理学．北京：人民卫生出版社，2009.

21. 姜贵云．康复护理学．第 2 版．北京：北京大学医学出版社，2014.

22. 纪树荣．康复医学．第 2 版．北京：高等教育出版社，2010.

23. 李晓捷．实用小儿脑性瘫痪康复治疗技术．北京：人民卫生出版社，2009.

24. Frontera，W. R（美）励建安，毕胜，黄晓琳，等译. DeLisa 物理医学与康复医学理论与实践（上、下卷）．北京：人民卫生出版社，2013.

25. 李庆涛，徐东潭，徐光辉．临床骨科康复治疗学．北京：科学技术文献出版社，2009.

26. 万德森．造口康复治疗理论与时间．北京：中国医药科技出版社，2006.

27. 胡爱玲．现代伤口与肠造口临床护理实践．北京：中国协和医科大学出版社，2010.